文成天縱

中醫古籍稀見稿抄本輯刊

ZHONGYI GUJI XIJIAN GAO-CHAOBEN JIKAN

15

李鴻濤 主編

广西师范大学出版社
GUANGXI NORMAL UNIVERSITY PRESS
·桂林·

第十五册目録

傷寒論尚論篇辨似補抄不分卷

〔清〕高學山編

清同治十一年（一八七二）稿本

傷寒論尚論篇辨似補抄不分卷

本書爲中醫傷寒注釋發揮著作。高學山，字漢峙，是晚清研究仲景學説較有成就者，除本書外還著有《高注金匱要略》。本書主要評論喻嘉言《尚論篇》六經證治。《太陽篇》上、中二篇缺，下篇存二十四條文；《陽明篇》亦分上、中、下三篇；其餘每經一篇。各篇均有總論、證治大意。注文則薈萃先賢注論中之精闢見解，亦間有高氏個人辨似補遺。本書之注文選取精當，辨疑發微之處尤顯功力，是研究傷寒學説較好的參考書。

傷寒論尚論篇辨似補抄

太陽下篇

册二

傷寒尚論未編條

慈谿柯琴韻伯　編註

後脈諸寒熱

脈瞥瞥如羹上肥者，陽氣衰也。脈縈縈如蜘蛛絲者，陰氣衰也。

浮而虛大者，陽已無根。沉而虛細者，陰已無根。

其脈浮而汗出如流珠者，衛氣衰也。脈綿綿如瀉漆之絕者，亡其血也。

脈浮為陽盛，陰者無汗，而反汗出如流珠，是陽虛不能衛外而為固，絕汗出矣。陰虛不能藏精而主血，綿綿其去如瀉漆矣。

傷寒咳逆上氣，其脈散者死，謂其形損故也。

外寒傷形，內熱傷氣，咳逆不止，氣外而不下矣。形散而不收，心肺之氣已絕矣。原其咳逆之故，因於寒傷形之氣不相保耳。

補抄柯註

脈浮而洪，身汗如油，喘而不休，水漿不下，形體不仁，乍靜乍亂，此為命絕

也

脉浮而洪不是死脉而汗出如油。是心液妄脱。陽反独留之脉也。浮節

不行。倉廩不納。形神無主。無生理矣。

又未知何藏先受其害汗出髮潤喘不休者此為肺先絕也陽反獨留

形體如煙熏直視搖頭者此為心絕也脣吻反青四肢漐習者此為肝絕

也環口黧黑柔汗發黃者此為脾絕也溲便遺失狂言目反直視者此為

腎絕也

又未知何藏陰陽先絕若陽氣前絕陰氣後竭者其人死身色必青陰氣

前絕陽氣後竭者其人死身色必赤腋下溫心下熱也

五藏相生一藏受害四藏不救陰陽相決彼氣先絕。此氣不存。有司命

之責者可不調於未害未絕之先乎

右候脉

病人身大熱反欲近衣者熱在皮膚寒在骨髓也病人身大寒反不欲近衣者寒在皮膚熱在骨髓也

此属内因不是外感亦不関於七情病在形軀不涉藏府亦不犯於経絡故無六経脈證之可憑非天時寒熱所可拘也是病只在骨髓不在皮膚寒熱是指天時不是指病而身字言身當其時也若指皮膚則不可謂骨髓矣身受風寒之邪得之於驟故無定體或發熱惡寒或骨肉熱而藏府寒或手足寒而藏府腸胃熱或内外皆寒或表裏俱熱此骨髓之邪積漸使然故無定體傷寒中風之寒是時令之邪氣故盛其邪者畏而惡之此大熱大寒是時令之正氣因病非外來故反欲之傷寒中風之發熱是人身之陽氣故能与寒氣相争此骨髓之寒熱是積漸之伏邪故雖逢天令之大寒大熱亦不能除時大熱而身反欲複衣時大寒而反欲裸身此病在骨髓与病營衛者不同法當以六味八味二

補抄柯注　　二

丸補腎中之真陰真陽而骨髓之蓄熱痼寒可得漸平耳原化嗣伯水攻之法但可以資譚柄而不可為徒也

問曰病者洒淅惡寒而復發熱者何答曰陰脉不足陽往從之陽脉不足陰往乘之曰何為陽不足答曰假令寸口脉微名曰陽不足陰氣上入陽中則洒淅惡寒也曰何謂陰不足答曰尺脉弱名曰陰不足陽氣下陷入陰中則發熱也

前條病在骨髓故着而不移此病在經絡故寒熱反覆與外感之往來寒熱瘧疾之鼓寒戰慄又不同病得之外感而惡寒發熱者必見有餘之脉病得之内因而惡寒發熱者全是不足之脉見脉之不足為寒因為虛寒而熱亦為虛熱矣寸為陽所治也寸口脉微則微為無陽是陽脉不足故下焦之陰寒得以上乘陽位而但洒淅惡寒也尺為陰所治也尺脉弱為血虛是陰脉不足故上焦虛陽得以下陷陰部而發熱

也人身陰陽之氣互為之根而又以陽為主故陽脉微者陰脉亦弱其根也乘陽而惡寒陰不平而陽不秘其徒也從陽而發熱者陽為陰乘陽脉固見其不足而陰脉亦不見其有餘陽雖微而尚能發熱不終惡寒猶不失陽道宰陰道者之定局耳若亡陽則陰不能獨存矣故治之者當以挟陽為急以補中益氣之方為功最鉅也

病人脉微而濇者此為醫所病也大發其汗又數大下之其人亡血病當惡寒後乃發熱無休止時夏月盛熱欲著複衣冬月盛寒欲裸其體所以然者陽微則惡寒陰弱則發熱此醫發其汗使陽氣微又大下之令陰氣弱五月之時陽氣在表胃中虛冷以陽氣內微不能勝冷故欲著複衣十一月之時陽氣在裏胃中煩熱以陰氣內弱不能勝熱故欲裸其身又陰脉遲濇故知亡血也

先寒後熱陽微陰弱其證與上文同前條病因在血脉者此條病因在

補抄柯注　三

無汗下以致亡血而脈微濇也。夏月四句，是寫寒熱發作時狀，然而惡寒雖在盛夏，欲着複衣；發熱雖當隆冬，欲裸其身。此是設詞，句以無休止時作連綿冬夏解也。鄙者其汗以下，又重釋前義之旨足矣。此條又可分作四段。寒熱往來不休，此瘧者為一證。或陽氣內微，但惡寒不發熱，病在盛暑而欲着複衣者為一證。或陰氣內弱，但發熱不惡寒，病在隆冬而欲裸身者為一證。或其人連綿冬夏，在盛暑反惡寒，隆冬反惡熱為一證。此無從元氣之厚薄而寒熱有之淺深耳。

右寒熱症

太陽下篇

喩氏曰凡風寒兩傷營衛之症列此篇詳上中二篇之首

喩按上篇太陽中風乃衛病而營不病之証中篇太陽傷寒乃營病而衛不病之証然天氣之風寒每相因人身之營衛兩載病則俱病者恒多迨俱病則邪勢孔熾其人必增煩躁兼発汗不解故仲景取用青龍之法乃內經陽之汗以天地之雨名之之義但青龍為神物最難駕馭必審其人無少陰脉証乃可用之以少陰亦主煩躁故也因是更立真武一湯以救青龍之誤投白虎一湯以匡青龍之不逮神方畢用所謂神乎其神在矣有志精義入神之学者請自兹篇証入

喩氏曰凡風寒兩傷營衛之症列于后詳上中二篇之首

乙

太陽中風脉浮緊発熱悪寒身疼痛不汗出而煩躁者大青龍湯主之若脉微弱汗出悪風者不可服之服之則厥逆筋惕肉瞤此為逆也以真武湯

太陽下篇　一

緩之

（柯）風有陰陽。太陽中風。汗出脈緩者。是中于鼓動之陽風。此汗不出而脈緊者。中於凜冽之陰風矣。風令脈浮。浮之緊而沉不緊。與傷寒陰陽俱緊之脈有別也。發熱惡寒與桂枝症同。身疼痛不汗出與麻黄症同。惟煩躁是本症所獨。故製此方以治風熱相搏耳。熱淫于內則心神煩擾。風淫末疾。故手足躁亂。此即如狂之狀也。風盛于表。非發汗不解。陽鬱于內。非大寒不除。此本麻黄症之劇者。故于麻黄湯倍麻黄以發汗。加石膏以除煩。

凡云太陽。俱便具惡寒頭痛。若見重者。條中必更提之。凡稱中風則必惡風。桂枝症復提惡風者。見惡寒不甚。此惡寒甚。故不見其更惡風也。

大青龍爲重劑。不特少陰傷寒不可用。即太陽中風亦有不可輕用者。此條與桂枝方禁對照。脈浮緊汗不出。是麻黄症。不可與桂枝湯。以中有芍藥能止汗也。脈微弱自汗出。是桂枝症。不可與

大青龍以中有麻黄石膏故也。若脉微而悪風寒者。此陰陽倶虚。不可用
麻黄發汗。脉微弱而自汗出。是無陽也。不可用石膏清裡。何則。蓋石膏
瀉胃脘之陽。服之則胃氣不至于四肢。必手足厥逆。麻黄散衛外之陽。
服之則氣血不周于身。必筋惕肉瞤。此仲景所深戒也。且脉緊身疼宜
以汗解者。只尺中遅。即不可發汗。況微弱乎。　大青龍症之不明於世
者。許叔微為之備也。其言曰。桂枝治中風。麻黄治傷寒。大青龍治中風
見寒脉。傷寒見風脉。三者如鼎立。是三大綱所由来乎。愚請先以脉論
之。中風而脉浮緊。傷寒而脉浮緩。是仲景互文見意。要是中風脉多緩
然亦有脉緊者。傷寒脉當緊。然亦有脉緩者。蓋中風傷寒各有淺深。或
因人之強弱而變。或因地之高下而變。時之乖和而異證。固不可拘脉
即不可執也。如陽明中風而脉浮緊。太陰傷寒而脉浮緩。不可謂脉緊
為傷寒。脉緩必中風也。按内経脉滑曰風。則風脉原無定象。文盛而緊

曰服。則緊脈不專屬傷寒。又緩而滑曰熱中。則緩脈亦不專指中風矣。且陽明中風者脈浮緊者。亦有脈弦浮大者。如欲脈浮緩為中風。則二條將屬何症耶。今人但以太陽之脈緩自汗。脈緊無汗。鑿分風寒。割裂營衛。並不知他經皆有中風。即陽明之中風。無人談及矣。請以太陽言之。太陽篇言中風之脈症者二。一曰太陽中風陽浮而陰弱。陽浮者熱自發。陰弱者汗自出。嗇嗇惡寒。淅淅惡風。翕翕發熱。鼻鳴乾嘔者。桂枝湯主之。一曰太陽中風。脈浮緊。發熱惡寒。身疼痛。不汗出而煩躁者。大青龍湯主之。以二症相較。陽浮見寒之輕。浮緊見寒之重。汗出見寒之輕。不汗出見寒之重。嗇嗇淅淅見風寒之輕。翕翕見發熱之輕。發熱惡寒覺寒熱之俱重。鼻鳴見風之輕。身疼見風之重。自汗乾嘔見煩之輕。不汗出煩躁見煩之重也。言傷寒脈症者二。一曰太陽病。或未發熱。或已發熱。必惡寒。體痛嘔逆。脈陰陽俱緊者。名曰傷寒。一曰傷寒脈浮自

汗出小便數心煩微惡寒脚攣急以二症相較但微惡寒見必惡寒之
証。但辨痛覺攣急之輕。自汗出小便數心煩見傷寒之輕。或未發熱見
發熱之雖。必先嘔逆見傷寒之証。脈浮見寒之輕。陰陽俱緊見寒之重
也。中風傷寒多有輕重如此。今人必以傷寒為重。中風為輕。但知分風
寒之中傷。而不辨風寒之輕重。于是有傷寒見風中風見寒之遁詞矣。
合觀之。則不得。以脈緩。自汗。為中風。定局。更不得。以脈緊。無汗。為傷寒。
而。非。中。風。矣。由是推之。太陽中風以火發汗者。無汗可知。其脈緊亦可
知。太陽中風下利嘔逆。其人漐漐汗出。其脈緩亦可知也。要知仲景憑
脈辨症。只審虛實。不論中風傷寒。脈之緊緩。但於指下有力者為實。脈
弱無力者為虛。不汗出而煩躁者為實。汗出多而煩躁者為虛。症在太
陽而煩躁者為實。症在少陰而煩躁者為虛。實者可服大青龍。虛者便
不可服。此最易曉也。要知仲景立方因症而設。不專因脈而設。大青龍

太陽下篇　三

此為風寒在表而兼熱中者設，不是為無汗而設。故中風有煩躁者可用，傷寒而煩躁者亦可用。蓋風寒本是一氣，故湯劑可以互投。論中有中風、傷寒互稱者，如青龍是也；中風、傷寒並提者，如小柴胡是也。仲景但細審脈症而施治，何嘗拘拘于中風、傷寒之名是別乎？若仲景既拘（且既立麻黃主治寒，桂枝湯治風，則中風見寒、傷寒見風者，曷不用麻黃桂枝各半湯，而更推大青龍為主治耶？曷不是既）拘于中風、傷寒之別，即不得更有中風見寒、傷寒見風之混矣。夫風為（有中風惡風不惡寒，傷寒惡寒不惡風之說，則大青之說，之惡寒主傷寒，麻主治之，惡風主中風，桂枝治之，惡寒傷惡風者，主中風見寒，傷寒見風者）陽邪，寒為陰邪，雖皆因于時氣之寒，而各不失其陰陽之性，故傷寒輕者全似中風，獨腳攣急不是。蓋腰以上為陽，而風傷于上也。中風重者全似傷寒，而煩躁不是。蓋寒邪嘔而不煩，逆而不躁也。然陰陽互根，煩為陽邪，煩極致躁，躁為陰邪，躁極致煩，故中風輕者煩輕者，而重者煩躁；傷寒重者煩躁，輕者微煩，微煩則惡寒亦微，陽足以勝微寒，故脈浮不緊。仲景製大青龍，全為太陽煩躁而設，又恐人快用青龍，不特為脈（風氣）浮汗出者禁，而在少陰尤宜禁之。蓋少陰亦有發熱惡寒身疼無汗而煩躁之症乃陰極似陽寒極反見熱化也慎用之則厥逆筋惕肉瞤所必致矣故必審其症之非少陰則為太陽煩躁無疑太陽煩躁為陽盛也既大青龍不解故不特脈浮緊之中風可用即浮緩而不微弱之傷寒亦可用也不但身疼身重者可用即不身疼与身重而乍有輕時者亦可用也蓋胃脘之陽內鬱于胸中而煩外擾于四肢而躁若但用麻黃發汗于外而不加石膏洩熱于內至熱併陽明而斑黃狂亂是乃不用大青龍之過耳

大青龍湯

此即加味麻黃湯也証症全似麻黃而有喘与煩躁之不同喘者是寒鬱其氣升降不得自如故多杏仁之苦以降氣煩躁是熱傷其氣無津不能作汗故特加石膏之甘以生津然其質沉其性寒恐其內熱頓除而外之表邪不解變為寒中而協熱下利是引賊破家矣故必倍麻黃以發汗倍甘草以和中更用姜棗以調營衛一汗而表裡雙解風熱兩除此大青龍清內攘外之功所以佐

麻桂二方之不及也。　麻黄湯症熱全在表，桂枝症之自汗，大青龍之煩躁，皆兼裡熱。仲景于表劑中便用寒藥以清裡。蓋風為陽邪，惟煩是中風而有。自汗乃煩之兆。躁乃煩之徵。汗出則煩得泄。故不躁。宜微酸微寒之味以和之。汗不出則煩不得泄。故躁。必甘寒大寒之品以清之。夫芍藥、石膏俱是裡藥。今人見仲景入表劑中。因疑而畏之。故不敢用。當用不用。以至陽明熱實，斑黄狂亂也。夫青龍以發汗名。其方分大小。在麻黄之多寡。而不在石膏。觀小青龍之不用可知。石膏不能驅在表之風寒。獨能清中宮之燔灼。觀白虎湯之多用可知。世不審石膏為治煩用。竟以為發汗用。十劑云輕可去實。豈以至堅至重之質。而能發散哉。汗多亡陽者。知過在麻黄耳。用石膏以清胃火。是仲景于太陽經中預保陽明之先着。加姜棗以培中氣。又慮夫轉屬太陰也。

（喻）天地鬱蒸，得雨則和，人身煩躁，得汗則解。大青龍湯証為太陽無汗而

以陰陽分煩躁必可
其躁属陰須見陰大
為用故能擾乱動揺
若曰寒躁陽中用姜
附恐不能何用石膏之
寒薬耶筋惕肉瞤止
可探患陽躁可探其乎

證与麻黄湯證何異因有煩躁一證兼見則犯汗法不解盖風為煩寒
為躁故用之発汗以解其煩躁也究竟本方原於悪汗者取微似汗者
有汗者之煩躁全非欝蒸之比其不藉汗解甚明加以悪風脈微弱則
是少陰亡陽之證若脈微弱汗出悪風而不煩躁即是太陽中風之證
皆与此湯不相渉也誤服此湯寧不致厥逆惕瞤而速其陽之亡耶仲
景不能必用法者盡如其法更立真武一湯以救其誤学者能識其鄭
重之意即否用不丟一自誤矣特為剖晰疑義相与明之按解肌兼
發汗而取義於青龍者龍升而雲興雲興而雨降欝熱頓除煩躁乃解
匪龍之為靈何以得此乎観仲景製方之意本是桂枝麻黄二湯合用
但因芍薬酸收為興龍致雨所不宜故易以石膏之辛甘大寒辛以散

石膏之能專在清熱其
無散意而能出之意亦在
他物豈可以散称之不過
比芍薬少酸收之性耳

風甘以散寒寒以勝熱一薬而三善具備且能助青龍升騰之勢所以
為至當至神之法也然而去芍薬之酸收増石膏之辛散外攻之力猶

太陽下篇　五

而雖制在寒多風少及風寒兩停之證則用當而通神其有風無寒之
証及微弱之脉若不知此而誤用之者厥逆惕瞤而亡陽原此疎庸之
輩所為而理而畏之寧誰知仲景於風多寒少之証而見微弱之脉者用
桂枝二越婢一之法桂枝全方不去芍藥取用其二全是不欲發汗之
意復取麻黄一湯為越婢一又略用麻黄石膏二物示微發於不發之
中再夫婢女子之卑者也女子固以順為正況於婢則唯所指使更無
專擅矣以大青龍之升騰變化不可駕馭之物弱是用之乃玉性因而
婢之卑柔此仲景通天手眼也只一方中忽焉去芍藥為大青龍而升
天興雲雨忽焉存芍藥為小青龍而蟠泥潤江海忽焉用桂枝二越婢
一而細雨濕泥沙精義入神之道比仙經般若矣後人不窺作者之藩
安望其能用之也哉　再按誤服大青龍湯厥逆筋惕肉瞤者既有亡
陽之逆矣亡陽即當用四逆湯以回陽乃置而不用更推重真武一湯

請看將用青龍之先
如何先與真武之水
汀齋

以救之於其義何居蓋真武乃北方司水之神龍惟藉水乃能變化而
水在真武之所司也設真武不与之以水青龍之不能奮然升天可知
矣故方中用茯苓白朮芍藥附子行水收陰醒脾崇土之功多于回陽
名之曰真武湯乃收拾分馳離絕之陰陽互鎮于少陰北方之位其所
收拾者全在收拾其水使龍潛而不能見也設有一毫水氣上逆龍即
得遂其升騰變化縱能用附子乾薑以回陽其如魄汗不止何哉厥後
晋旌陽祖師以仙術斬蛟擒玉蛟龍遁跡之所戒其家勿蓄勺水乃已
從硯水中遁去可見水運怪原有尺水丈波之能向非真武坐鎮北方
天壤間久為龍蛇之窟矣即此推之人身陽根於陰其亡陽之證乃少
陰腎中之真陽飛越耳真陽飛越亟須鎮摂歸根陽既歸根陰必翕然
從之陰從則水不逆矣陰從則水不逆矣陰從則陽不孤矣豈更能飛
越乎故舍天人一致之理以談醫者非其至也　後賢用附子為主以

太陽下篇　六

止陰躁名曰霹靂散果雖善而名則可笑夫陰躁正厥逆胸滿之候而霹靂又青龍行雨之狀以是名方其違聖悖理可勝道哉

（高）脈浮緊發熱惡寒身疼痛詳見已不汗出而煩躁者皆風欲外洞而寒持其表之症不主麻黃而主大青龍者猶謂麻黃湯治單傷寒而桂湯治風寒兩傷也蓋太陽一經並無獨傷陰寒之症皆係兩傷風寒雖已別見今再暢之夫太陽本經風為陽邪多在衛寒為陰邪多在營故除卻單傷風之宜桂枝湯外凡風寒兩傷風表寒裡有汗而惡風者宜桂枝湯若重風寒倒置風裡寒表風欲出而寒持之則無汗而惡寒總名風因便宜麻黃湯至于本條原與麻黃症相似而必用大青龍者蓋以其人平日湊理甚密而其受風寒之邪又重且寒表風裡互相把持寒邪凭湊理之堅固益住風邪而風邪以陽熱之性遂外鼓之勢如因而逼入胸中以亂陽明之府故于麻黃湯中倍加麻黃所以破其堅城使

以表裏論風寒之別

是一番門户

遺邪煩躁

風邪因之而出也，加石膏者，所以風邪之陽熱在内，以甘寒者救之實，以重墜之性鎮麻黄之發越耳。名之曰大青龍者，經曰陽之汗猶天地之雨也。大概麻黄為頭，桂枝為項，杏仁為身，甘草為尾，姜棗為風雲，石膏其馭龍之神乎。至若脉微弱者，是陽氣不能内鼓，汗出惡風，是衛氣不能守禦，正宜桂枝加附子湯為是，使誤投大青破壁洩陽之劑，為不厥逆筋惕肉瞤而亡陽者乎。喻氏曰：誤服青龍而亡陽，不用四逆等湯，乃更推真武一湯者，以真武為北方司水之神，龍惟藉水以變化，真武不與之以水，其不能奮飛可知。故用茯术芍附，斂水收陰，醒脾崇土之功，多于回陽，名曰真武，全在收其坎水，使龍潜而不能見也。傷寒而獨用姜附以回陽，其如魄汗不止何哉。此論極當。

真武湯方

肺有伏邪而不能容，故以欬逆之，然而欬則肺氣常脹張也，五味斂其張氣，細辛通其伏邪，而以甘乾姜之辛以解之，具以温補之耳。小便利而去茯苓本恐過洩膀胱之氣也，下利去芍藥，本惡其性之下斂而益其利，加乾姜之義，凡辛者俱旁散，且取其溫以提氣也，嘔去附子，恐其助上逆之氣耳，即如加減數證，便具許多少法門，誰謂百十三方，止是傷寒栗耶。

二 傷寒脈浮緩身不疼但重乍有輕時無少陰證者大青龍湯主之

（柯）寒有重輕，傷之重者，脈陰陽俱緊而身疼，傷之輕者，脈浮緩而身重，亦有初時脈緊漸轉爲緩，初時身疼繼而但重者，診者勿執一端以爲拘也，本論云，傷寒三日，陽明脈大，少陽脈小，脈弦細者屬少陽，脈浮緩者係太陰，可以見傷寒無定脈矣，然脈浮緊者必身疼，脈浮緩者身不疼，中風傷寒皆然，又可謂之定脈定證矣，脈浮緩下，當有發熱惡寒無汗煩躁等證，蓋脈浮緩身不疼，見表證同輕，但身重乍有輕時，見表證將罷，以無汗煩躁，故合用大青龍，無少陰證，仲景正爲不汗出而煩

見是脈証即用是藥，是其本意

躁之證因少陰亦有發熱惡寒無汗煩躁之症与大青龍同法當臨辨
若反与麻黄之散而青之寒真陽立亡矣必細審其所不用然後不失
其所當用也　前條是中風之重症，此條是傷寒之輕症，仲景只為補
出無少陰句与上文煩躁互相發明耳，意不重在傷寒蓋煩躁是陽邪
傷寒之輕者有之重者必喘逆矣

此條脈證列無少陰症近日庸醫亦不敢用大青於喻氏曲護翕錢文不立意見隨文敷衍可惜笑哉氏夢瑶喻書尤是夢中說夢耶

(諭) 前條太陽中風四字括上篇而言，此條傷寒二字括中篇而言風寒
之脈證錯出，則桂枝湯与麻黄湯為不可用，不待言矣，故二條反覆互
明大青龍湯，允為風寒兩兼的对之藥也，無少陰證成註謂不久厥吐
利，無少陰裡證，夢瑶喻之，誤人最大，仲景本文但重乍有輕時六字早
已挈明，言但身重而無少陰之欲寐，其為寒固可審，況乍有輕時，不似
少陰之晝夜俱重，又兼風因可審，所以敢恣行無忌，為驅其在表之風
寒，若脈微弱身重欲寐，則内顧少陰且不遑矣，敢發之乎，細玩二條

又意傷風脉本浮緩反見浮緊是為傷風見寒傷寒見風兩無疑矣既
傷寒脉本浮緊反見浮緩
無可疑又當辨無少陰症相雜則用青龍若帶若當矣故脉見微弱即
不可用大青龍湯以少陰病脉必微細也方往泥弱字牽入中風之脉
陽浮陰弱為解殊失仲景叮嚀貴戒之意不思中風之脉以及誤汗等
證太陽上篇已悉本文但物重分別少陰以太陽膀胱經與少陰腎經
合為表裏膀胱邪勝腎切震鄰其在陰精素虛之人表邪不俟傳經徑
從膀胱之府襲入腎藏者有之況兩感夾陰等證臨病尤當細察設少
陰不顧表邪安能飛渡而見身重欲寐等證耶故有少陰證者不得已
而行表散自有溫經散邪兩相彼照之法豈可徑用青龍之猛烈孤
陽之根乎仲景於此二義用法之妙已竭盡無餘後人顛倒無憶妄行
註釋致今察脉辨證之際惝恍不識要妙祗覺仲景之書無階可升其
治虛勞發熱骨蒸多汗每輒用升柴總行表散遵依東垣升陽散火迺

至百不救一，今与英賢商確仲景法，豈非民生之一幸歟。

〔高〕此條雖同是大青龍湯，比前條又另是一宗用法。前條爲寒表風裡寒，蓋信風中爲風表寒裡，風寒並入，寒邪撇却風性之浮，而有內沉之勢，所以脈於浮變見緩，則於沉見緊可知。身不疼者，以外無寒邪抑之而無風邪擾之也。但重二字，跟上句來，言身不疼，但覺重耳。此寒邪內沉，陽氣抑鬱之象。然若全重，則寒已入內，而爲少陰之症矣。今乍有輕時，則知陽氣未服，猶有互相勝負之機，然必相其無向壁踡臥喜寐等症，則宜大青龍無疑矣。夫風在表之表，此爲賊之淺而易制；寒在表之裡，誠爲賊之首而可慮。恐人從脈之浮緩起見，悞服解肌之桂枝湯，則擊其尾而入益疾，將身重無乍輕時矣。又恐人從身重爲無陽起見，悞服辛熱之姜附等湯，則扶其陽者益其勢，將狂躁無暫安時矣。即麻黃一湯，亦屬似是而非者，以麻黃之發越，未及青龍之辛，服之不逼揚邪在表而不解遂反致脉之浮緩變浮緊身之不疼變疼而成壯熱無汗之傷寒矣不如大青龍一發而解之為便也　中風傷寒之名原不可截然分開亦就其病因之大者言之耳前條脉症俱之在傷寒却曰中風蓋就身疼一因知風深入而將為寒所蓋也此條之脉症頗亦似中風却曰傷寒蓋就身重一因知寒深入而氣困頓其陽也否則兩條之脉症又從何安而定其為似傷寒之中風似中風之傷寒耶夫仲景統中風之條而總曰傷寒可以識喻氏分太陽三篇之誤矣

三

太陽病脉浮緊無汗發熱身疼痛八九日不解表症仍在此當發其汗服藥已微除其人發煩熱目瞑劇者必衄衄乃解所以然者陽氣重故也麻黄湯主之

(按)脉症同大青龍所异者外不惡寒内不煩躁耳發於陽者七日愈八九日不解其人陽氣重可知然脉緊無汗發熱身疼是麻黄症未罷仍

喻氏於本論中單改寒字為痰字竄氏已駁之今又將內經秋傷於濕之字改為燥字易立燥症一門愚以為固燥而歸瘍焉

与麻黃只微除其在表之風寒而不解內擾之陽氣其人發煩目瞑見陽重之狀可知陽絡受傷必迫血上行而衂矣血之与汗異名同類故不得汗必得血。不從汗解而從衂解。更可必矣。此与熱結膀胱血自下々乃解者。同一局也。太陽脈起自目內眥納陽明脈于鼻々者陽也。目者陰也。血雖陰類。從陽氣而升。則從陽竅而出。故陽盛則衂。陽盛則陰虛。陰虛則目瞑也。解後復煩々見於內。此餘邪未盡。故用桂枝更汗。微除發煩。是煩見於外。此火邪已解。故不可更汗。仲景每有倒句法。前輩隨文衍義。謂當再用麻黃以散餘邪。不知得衂乃解句何處着落。

(喻)此風多寒少之証。服藥已微除。則藥不勝病可知。發煩者。熱蒸而鬱煩也。目瞑者。熱持榮血。肝氣不治也。劇則熱甚於經。必迫血妄行而為衂々則熱隨血散而解也。陽氣重者。風屬陽而入衛。氣為寒所持。故重

太陽下篇　十

肺者因嗽因湿而肺事
不清寧豈肺實之嗽乎
既指内經湿而侍寫之沉
冒不將本文衄乃解下
麻黄湯主之句删之而
強解曰雖得衄解仍主
麻黄湯以發其未盡之沉
滞耶喜氏經隨文而釋
為衄者不解者是或有
之症然猶主麻黄湯繁
此尤甚也於以見柯氏三
綱論未詳議衄解者
出千古矣

也所以雖得衄解仍主麻黄湯以發其未盡之沉滞而大變乎中風之
例也
（直）疼在痛而不知責所在痛則着意在是也煩於于疼而為風躁起
于痛而為寒熱而風寒相因故經之症則互見目瞑者二者雖甚微甚
症懸絕一則眉低目重而從上合下者為少陰欲寐之象一則眉張目
豁而從下合上為太陽鬱熱之徵喻注風多寒少等語殊鑿蓋風寒兼
見寒表風裡之症凡陽盛者俱能如此不論風多寒少也　脈浮緊身
疼痛麻黄症也八九日不傳經而常在表麻黄症也何計不出此而服
他藥以致不能解而僅微除其風為日既久風寒化熱且為因表藥而
（而煩熱目瞑經熱不能從汗而洩必血去以宣瀉而衄之則經）
升鬱上浮因衄之熱既平故与汗者同解也總言此症前後俱宜麻黄
湯所謂衄解之後必主之也　喻注雖得衄血仍主麻黄湯以發其未
盡之沉滞深甚以其不解下二條之旨明矣

四 太陽病脉浮緊發熱身無汗自衄者愈

五 傷寒脉浮緊不發汗因而致衄者麻黃湯主之

（村）汗者心之液。是血之變見于皮毛者也。寒邪堅斂于外。腠理不能開發。陽氣大擾于内。不能出元府而為汗。故迫血妄行。而假道于肺竅也。今稱紅汗。以其有効。 脉緊無汗者。當用麻黃湯發汗。則陽氣得泄。陰血不傷。所謂奪汗者無血也。不發汗。陽氣内擾。陽絡傷則衄血。是奪血者無汗也。若用麻黃湯再汗。液脱。則斃矣。言不發汗。因致衄。豈有因致衄。而更發汗之理乎。觀少陰病無汗而強發之。則血從口鼻而出。或從目出。而成下厥上遏竭之逆。能不慎哉。愚亟為之校正。恐悞人之多耳。

（喻）此即前條風多寒少之証。但無身疼痛。則寒証輕。又無發煩目瞑則陽氣亦不重。自衄即愈。比前衄乃解亦易矣。所以既衄則不更主麻黃湯也。 此寒多風少之証也。寒多不發汗。所以致衄。既衄則風邪得

解所以非用麻黃湯以發其未散之寒而但從傷寒之例也

（高）二條俱中風者也衄之義上條言愈不言湯蓋謂衄解者可以不服麻黃湯矣此條不言愈而言湯蓋謂陽邪重而衄出不解者猶當主麻黃湯也則未嘗衄者更可見矣　喻注風邪得解再用麻黃湯以發其未散之寒是謂中風之風熱能衄而傷寒之化熱每衄也卯柳亦中風能解於衄而傷寒不能解於衄耶

六

太陽病得之八九日如瘧狀發熱惡寒熱多寒少其人不嘔清便欲自可一日二三度發脈微緩者為欲愈也脈微而惡寒者此陰陽俱虛不可更發汗更下更吐也面色反有熱色者未欲解也以其不能得小汗出身必癢宜桂枝麻黃各半湯

（柯）太陽病七日以上自愈者以行其經盡故也七八日不解惡寒發熱如瘧是將轉係少陽矣太陽以陽為主熱多寒少是主勝而客負此為

將解之症。若其人不嘔。是胃無寒邪。固便是胃無熱邪。脉微緩是脉有
胃氣。一日二三度發。是邪無可容之地。斯正勝而邪却。可勿藥也。若其
人熱多寒少。脉甚微而無和緩之意。是弦多胃少。曰脾病。傳至陰盡矣。
但惡寒而不惡熱。是二陽虛矣。陰陽俱虛。當調其陰陽。陰陽和而病自
愈。不可更用汗吐下法也。若其人熱多寒少。而面色緣緣正赤者。是陽
氣怫鬱在表而不得越。當汗不汗。其身必痒。汗出不徹。未欲解也。可小
發汗。故將桂枝麻黃二湯各取三分之一。合爲半服。而與之。所以然者
以八九日來。正氣已虛。邪猶未解。不可更汗。又不可[illegible]不汗。故立此法
耳。　麻黃桂枝各半湯　桂枝湯三合。麻黃湯三合。併爲六合。頓服
後人算其分兩。合作一方。大失仲景偶方之意
（喻）此亦風多寒少之証。以其風雖外薄。爲寒所持。而不能散。所以面顯
怫鬱之熱色。宜總風寒而兩解之也
太陽下篇

土

〔高〕人身之陽氣有起有伏，陽氣起則邪退，陽氣伏則邪進，理之常也。今太陽病至八九日，是過六七日自愈之期，而為將作陽明之候，乃不過如瘧狀而發熱惡寒，且熱多寒少，是病邪之勢頗減，而陽氣時時有自振之機也。不嘔者，無裡邪也。平便當作平聲，猶言清寧安便也。此句形容病後初起之情真者，化工之妙，正如難除亂定之人，其情趣自是有如此也。瘧之寒熱作于背之骨節，行有常度，故發有定期，一日二三度發者，是知非瘧而但如瘧也。脈微緩者，邪去而氣血安定之應，故知欲愈。下文三句，正言欲愈之病，不可妄功生事耳。面色以下等句，又頂首五句來，言如瘧而熱多寒少之人，倘面上反有潮紅之熱色，又是初病至此，曾未以小汗遣之之故，其所感之風邪雖微，總是寒持其風而未欲解也。驗其身癢，則知寒蔽風因，而致氣鬱微熱，桂麻各半湯為的對矣。蓋於桂枝既恐不能發其衛氣，于麻黃又恐大傷營血，故合二湯而

各取其半則和營衛而輕重得宜矣

太陽病發熱惡寒熱多寒少脉微弱者此無陽也不可更汗宜桂枝二越婢一湯

柯　此條與上條中節同義　本論無越婢證亦無越婢湯方金匱要略有越婢湯方世本取合之即是也仲景言不可發汗則不用麻黃可知言無陽則不用石膏可知若非方有不同也抄錄者誤耳寧闕其方勿留之以滋惑也　此熱多是指發熱不是內熱無陽是陽已虛而陰不虛不煩不躁何得妄用石膏觀麻黃桂枝各半桂枝二麻黃一二方皆當汗之症此言不可發汗何得妄用麻黃凡讀古人書須傳信闕疑不可文飾況爲性命所關者乎且此等脉症最多無陽不可發汗便是仲景法旨柴胡桂枝湯乃是仲景佳方若不頭項強痛並不須合桂枝矣讀書無目至于病人無命愚故表而出之

聹積

喻：此亦風多寒少之證。無陽二字，仲景言之不一，後人不解，皆置而闕疑，不知乃亡津液之通稱也。故以不可更汗為戒。然亂汗則風寒終不解，惟取桂枝之二以治風，越婢之一以治寒，乃為合法。越婢者，石膏之辛涼也，胃得之則熱化津生，以此兼解其寒，柔緩之性，比女婢猶為過之，可用之無恐矣。

高：熱多寒少，明係風邪比寒邪較重，而寒蔽風因也。無陽二字，與他處不同，他處之無陽指陽液虛少而言，此却指陽氣虛微耳。試看脈微弱句，自見更字，對無陽說，乃重發汗之謂。蓋熱多寒少，脈宜大而且實，今見微弱，是陽氣不能鼓動之病，倘發汗而傷其陽，恐致亡陽之逆。故以桂枝之二，旁為解肌；越婢之一，略為發表之意云。越婢之義，喻氏謂石膏辛涼，得之而生津化熱，比婢女尤為過之。程氏以桂枝湯斂縛正陽為主，越婢中之石膏取其陰涼之性，如奴蓄之耳。俱解不到，更以熱

多之故取其辛涼雖亦有之不如今為脈微弱三字起見特用其重墜

用意雖深亦積
不着仲景心裡

之性而已蓋寒閉風因不用麻黄則風無出路而桂枝湯不動也若用
麻黄則陽虚之脈甚而頗慮不得已而用甘寒重鎮之品獨与輕浮飛
越之麻黄同煮則發揚之性已被重墜者坚住一半而成欲出不出之
情状如婢女之羞澁欲前且却者殊庶可防亡陽之逆故名之試看麻
黄止十八銖而加石羔四分之一且湯後復以綴數語是二味另煮一
湯而与桂枝合飲之者可以悟仲景名湯之深意矣

八

服桂枝湯大汗出脈洪大者与桂枝湯如前法若形如瘧日再發者汗出
必解宜桂枝二麻黄一湯

柯服桂枝湯取微似有汗者佳若大汗出病必不除矣然服桂枝後大
汗仍可用之更汗非若麻黄之不可復用也即大汗出後脈洪大大煩
渴是陽邪内陥不是汗多亡陽此大汗未止内不煩渴是病猶在表桂

枝症未罷也當仍與桂枝湯啜熱稀粥乘其勢而更汗之汗自熱之邪自不留矣是法也可以發汗之生於穀故也邪可以止汗精勝而邪却也若不知發汗是止汗之義而不用此法使風寒乘汗客于玄府必復惡寒發熱如瘧狀與瘧發作有時日不再發此則風寒留其变故日再發耳必復加桂枝以解肌少與麻黃以開表所謂奇之不去則偶之也因不知通因通用之妙更假力于麻黃湯此又服桂枝後少加麻黃之一法

【論】此亦風多寒少之證服桂枝湯治風而遺其寒汗反大出脉反洪大似乎風邪再襲故重以桂枝湯探之若果風邪之故立解矣若形如瘧日再發則邪本欲散又且淺而易散其所以不散者終為微寒所持故必兼治寒而汗出必解也

【方】桂枝湯下原有如水淋漓病必不除之戒故脉仍洪大服桂枝如前

法者一則禁大汗再則原可更作服也如瘧以下又承大汗句来言夫汗後脉不洪大而但再发如瘧此固当仍用桂枝但取其二以合麻黄之一以去其微寒如喻氏所云耳　此亦風表寒裡故先服桂枝不爲逆而且可復加麻黄之一也

九

傷寒不大便六七日頭痛有熱者与承氣湯其小便清者知不在裡仍在表也當須發汗若頭痛者必衄宜桂枝湯

柯　此辨太陽陽明之法也太陽主表頭痛爲主陽明主裡不大便爲主然陽明亦有頭痛者濁氣上衝也太陽亦有不大便者陽氣太重也六七日是解病之期七日来仍不大便病爲在裡則頭痛身熱屬陽明此外不解由于内不通也下之裡和而表自解矣若大便自去則頭痛身熱病爲在表仍是太陽宜桂枝汗之若汗後熱退而頭痛不除陽邪盛于陽位也陽絡受傷故知必衄衄乃解矣　本條當有汗出症故今

用桂枝承氣者熱當作身熱大便圊從宋本訂正恰合不大便句見他
本作小便清者誤宜桂枝句直接發汗來○仲○景○用○桂○枝○發○汗○不○是○用○桂○
枝○止○衄○是用在未衄前○亦有用在已衄後也○古文每多倒句法○讀者勿
以詞害義可耶○

（尚）六七日不大便明係裡熱○況有熱以証之更可無疑○故雖頭痛可用
承氣下之○若小便清者邪未入裡即不可下仍當發汗以散表邪然頭
痛者熱多是風邪上壅勢必致衄若兼寒邪則必如第三項之身疼痛
目瞑何以但頭痛而無身目之証耶故惟用桂枝湯以解風邪與用麻
黃湯之法各別也

（真）足陽明隧道起于頭維胃中燥氣上攻亦能頭痛府熱襯托經氣亦
能致熱頭痛有熱○非是由于表邪也○況六七日不大便乎故宜承氣下
之小便清者知邪未入裡而頭痛一症又屬經邪熱甚故知必衄宜桂

反當与柯字有待

枝而不主麻黄者想六七日之前必曾經發過汗矣不然所痛有熱之表症現在何竟而公然下之耶豈非汗後下之之不爲過乎故只消用桂枝者遵麻黄湯後其症不解之例乎

十服桂枝湯或下之仍頭項強痛翕翕發熱無汗心下滿微痛小便不利者桂枝湯去桂加茯苓白朮湯主之 此下其本有小便利則愈五字

柯 汗出不徹而遽下之心下之水氣凝結不散故反無汗而身不解心下滿而微痛也然病根在心下而病機在膀胱若小便利病爲在表仍當發汗如小便不利病爲在裡是太陽之本病而非桂枝症未罷也故去桂枝而君以苓朮則薑芍即散邪行水之佐甘草助培土制水之功此水結中焦只可利而不可散所以與小青龍五苓散不同法但得膀胱水去而太陽表裡之症悉除所謂治病必求其本也

俞 服桂枝湯治風而遺其寒所以不解而證變設更下之則邪勢乘虛

入裏蓋誤矣在表之風寒未除而在裏之水飲上逆故變五苓而解表
裏之法而用茯苓白朮爲主法去桂枝者以已誤不可復用也然桂枝
雖不可用其中部下諸藥皆所必需倘併不用芍藥以收陰甘草薑棗以
益營而和脾胃其何以定誤汗誤下之變耶故更一主將而一軍用命
甚矣仲景立方之神也

（高）此風者濕病而兼風症者也仍字直貫至微痛句蓋謂未服藥之先
原如是也即頭項強痛翕翕然熱原似桂枝湯症今服桂枝而無汗仍然
痛表如故心下滿痛原似下症今下之而裏痛如故知明係濕氣在表
枝表藥之熱于營分故強痛而熱猶之寒邪之蔽風因也濕氣在裏聚
下藥之寒於胃中故心下滿微痛猶之濱邪之作痞也況有小便不利
一症可驗故於桂枝湯中單去桂枝而淡滲之茯苓解内濕理脾之白
朮解外濕留芍藥者歛悞表之陽藥所以解強痛而熱也不去薑棗溫

誤下之寒熱所以解微滿而痛也至于去水之劑多用生津之棗療滿之藥偏留微緩之甘草補陽液以驅冷飲救中氣以消積滿又庸工之所不知者也　喻注治風遺寒者既治風前此之風因胡為不解既曰遺寒後此之方藥胡為竟漏卻妄矣

十一

傷寒脉浮醫以火迫劫之亡陽必驚狂起卧不安者桂枝去芍藥加蜀漆龍骨牡蠣救逆湯主之

柯　傷寒者寒傷君主之陽也以火迫劫汗并亡離中之陰此為大逆矣妄汗亡陰而曰亡陽者心為陽中之太陽故心之液為陽之汗也驚狂者神明擾亂也陰不藏精驚發于內陽不能固狂發于外起卧不安者起則狂卧則驚也凡發熱自汗者是心液不收桂枝方用芍藥是酸以收之也此因迫汗津液既亡無液可斂故去芍藥加龍骨者取其鹹以補心重以鎮怯澀以固脱故曰救逆也且去芍藥之酸則肝家得辛甘

之補○加牡蠣之鹹腎家有既濟之力○此虛則補母之法及五行承制之妙理也蜀漆不見本草未詳何物若曰常山苗則謬矣

（喻）此條文義甚明後人不識作者之意雖有良法而不能用昔將南之蕭首誤服大青龍湯厥逆筋惕肉瞤而亡陽者乃汗多所致故用真武湯救之此以火迫劫而亡陽者乃方寸元陽之神○被火迫劫而飛騰散亂○故驚狂起臥不安者如此也○少緩須臾駟馬莫追神丹莫挽矣故用此湯救之桂枝湯中除去芍藥人皆不知其故或謂惡其酸收非也夫神散正欲其收何為見惡而設不宜於芍藥之酸又何宜於龍骨牡蠣之濇耶學者於此等處當猛下一參透此一關勝讀方書千卷蓋陽神散亂當求之於陽桂枝湯陽藥也然必去芍藥之陰重始得疾趨以達於陽位既達陽位矣其神之驚狂者漫難安定更加蜀漆為之主統則神可賴之以攸寧矣緣蜀漆之性最急丹溪謂其能飛補是也更加龍

骨牡蠣有形之骨屬爲之舟楫以載神而反其宅亦於重以鎮怯濇以固脫之內行其所用如是而後天君復辟幸追晉重耳越句踐返國之良圖矣仲景製方豈易識哉

〔高〕脉浮原該發汗對症服藥則陽氣浮動陰津流洩而有雲行雨施之妙今以火偪劫之或胸或背必極至無可如何而後[illegible][illegible]躁擾一時陰津陽氣如隨駕之臣奉之而出奔耳夫心中之陽於火爲丁宜溫而不宜熱也宜潤而不宜燥也且宜內守而不宜出舍也故一切腎中亡陽之藥皆所不取特用此湯者蓋以山龍之陽靈附於骨牡蠣之陰神包于殼故多用之以爲招拂神靈之主又恐重濇之性頗滯而以性快能劫瘧之常山爲使者其兼程飛渡也用其苗者本天生親上之意然後以桂甘薑棗歸臣陽液之兵聽令于斂澀之主將則聚而不散正所以補其心液耳去芍藥者非謂其味酸性陰也不規芍藥甘草湯以伸其

脚攣則芍藥之下引已失心君之部位且充蜀漆之散聚也較之柴胡龍骨牡蠣湯無表邪之論故不用柴胡大黃無裡陰之虚故不用茯苓半夏論方不須整於理会焉是以語長沙之神髓也哉

應先錄柯与喻註
今先錄高註註也

十二 火逆下之因燒鍼煩躁者桂枝甘草龍骨牡蠣湯主之

高 言脉浮宜汗之病。因以火熨之。而表邪盡逆於裡。火毒挾邪。久則或便膿血。或腰以下重而痺。故宜下之。若未經火灸。但用燒鍼。亦非細故。蓋人身有不畏鍼者。況復燒之。畏則心神已動。而燒鍼之熱。淫而傷之。則心神與陽火。有爍爍不安之勢。故煩躁。所以亦宜用龍牡之斂津液神氣為主。而以甘桂緝其胸中之真陽也。去姜棗。以其尚未迫劫出汗。故不必以生津為急耳。

桂枝縮入龍牡之下。已充解肌之性。喻謂解外者業為大謬。蓋以火逆下之四字。謂是誤而又懷。是竟將仲景一條救火逆之法抹壞。良可哀也。考上篇二十四條。熨其背而大汗出。火勢入胃

火逆下之都是套講言火逆自宜下之若因燒針之逆而僅煩躁者則當以桂枝甘草龍牡湯主之高氏言宜在名火逆也下亦確

胃中水竭躁煩必發譫語十餘日自下利者爲欲解此證火逆下之之義。但彼症因大汗胃乾。故不敢下。而候其自利。若幸而大汗未出胃中未乾。火勢表邪。而逆於陽明胃腑。則一下自解。何得謂之又誤耶。按此條文義。並非譫語氣。且與下文燒鍼不接。則火逆下之四字。確宜在中篇第六條名火逆也之下。不知何故而錯入於此。高明者當以余言爲不謬耶。

柯　三番誤治陰陽俱虛竭矣煩躁者驚狂之漸起臥不安之象也急用桂枝甘草以安神龍骨牡蠣以救逆

喻　此證誤而又誤雖無驚狂等變然煩躁則外邪未盡之候亦真陽欲亡之機故但桂枝以解其外龍骨牡蠣以安其內不用蜀漆者以元神未至飛越無取急迫以滋擾也　高註錄在前

主　傷寒脈浮自汗出小便數心煩微惡寒脚攣急反與桂枝湯欲攻其表此

太陽下篇

十九

誤也得之便厥咽中乾煩躁吐逆者作甘草乾姜湯與之以復其陽若厥愈足温者更作芍藥甘草湯与之其脚即伸若胃氣不和譫語者少与調胃承氣湯若重發汗復加燒鍼者四逆湯主之

柯 此證桂枝症而形似桂枝症碔砆類玉大宜着眼 桂枝症以自汗出為提綱然除頭痛發熱惡寒惡風及鼻鳴乾嘔外有一件不合桂枝証便非桂枝証即不得以自汗出為主證矣此條中種種似桂枝証只脚攣急一件不合桂枝症便當於不合處推求不頭痛不發熱不惡風微惡寒又不鼻鳴乾嘔則種種皆不是桂枝証非自汗出是合桂枝症便當于自汗出處推求太陽有自汗症陽明亦有自汗症則心煩微惡寒是陽明表証小便數脚攣急是陽明裏症便當認為陽明傷寒而非太陽中風矣然症不在表不當用桂枝症不在裏不當用承氣証在半表半裏法當去桂枝姜棗之散而任芍藥甘草之和矣芍藥酸寒用以

止煩斂自汗而利小便。甘草甘平用以瀉心散微寒而緩攣急。斯合乎
不謬標本從乎中治之法也。反用桂枝湯攻表。津液越出。汗多亡陽。脚
攣急者因而厥逆矣。咽乾煩躁吐逆。皆因胃陽外亡所致。然甘草乾姜
湯救桂枝之悞。而先復其胃脘之陽。陽之復則厥愈而足温矣。変症雖除。
而芍薬甘草之症未罷。更行芍薬甘草湯以滋其陰。而脚即伸矣。或
胃実而譫語。是姜桂遺熱所致也。少与調胃承気和之。使硝黄以対待
乎姜桂。仍不失陽明燥化之治法耳。　問曰。六経皆明于足。脚攣急独
陥陽明者何。曰。陽明主血所生病。血虚則筋急。且攣急為燥症。燥化又
属陽明故也。曰。太陽主筋所生病。非太陽乎。曰。太陽脉盛於背。故背中
脉太陽居其四行。陽明脉盛于足。故両足脉陽明居其六行。内経曰。身
重難以行者胃脉在足也。是脚攣急当属陽明矣。故頭項強。項背強。腰
脊強。凡身以後者属太陽。頸動几几。脚攣急。凡身以前者属陽明而也
太陽下篇　二千

痙病項強急時頭熱獨頭動搖卒口噤背反張者太陽也胸滿口噤臥
不著席必齘齒脚攣急者陽明也。愚謂仲景雖病論亦應分六經也
此數是厥自汗心煩惡寒皆陽虛證獨以脚攣急認是陰虛咽乾煩躁
皆陽盛證雖以厥逆為亡陽獨虛藏奸惟仲景偏能看破 曰反與曰
少與是用成方曰作曰更作是製新方 兩若字者不必然之意若厥
愈而足伸則不必更作芍藥甘草湯若陽復而胃和則不必再與調胃
承氣湯 問曰仲景每用桂附以回陽此只用芍藥乾姜者何曰斯正
仲景治陽明之大法也太陽少陰從本從標其標在上其本在下其標
在外其本在內所謂亡陽者亡胃中之元陽也故必用桂附之下行者
回之從陰引陽也陽明居中故不從標本從乎中治所謂陽者胃脘之
陽也則用甘草乾姜以回之從乎中也然太少之陽不易回回之則諸症
悉解陽明之陽雖易回回之而諸症仍在變症又起故更作芍藥甘草湯

從之。少與調胃承氣和之，是亦從乎中也。此兩陽合明，氣血俱多之部，故不妨微寒之而微利之。與他經亡陽之治不同，此又用陰和陽之法。桂枝辛甘，走而不守，即佐以芍藥，亦能亡陽。乾薑辛善守而不走，故君以甘草，便能回陽。芍藥親下而主裡，以酸收之性協甘草之平降，佐用力均，則直走陰分，故脚攣可愈。甘草乾薑湯理中之半，取其守中不取其補中。芍藥甘草湯桂枝之半，用其和裡，不許其攻表。

(柯)重發汗而病不解，則不當汗矣。復加燒針以迫其汗，寒氣內侵，當救其裡。燒針下疑有闕文。

(喻)此段辨証用法最精最詳。從前不得其解，今將明之。脈浮自汗，固是在表之風邪，而小便數、心煩，則邪又在裡，加以微惡寒，則在裡為寒邪，更加脚攣急，則寒邪頗重矣。乃用桂枝獨治其表，則陽愈虛，陰愈無制，故得之便厥也。桂枝且誤，麻黃更可知矣。大青龍更可知矣。陰寒內凝，總無攻表之理也。甘草乾薑湯復其陽氣，即所以散其寒也。厥愈足溫，不但不必治寒，且慮前之辛熱有傷其陰而足攣轉錮，故隨用芍藥甘草以和陰而伸其脚設胃氣不和而譫語則胃中津液亡為亭燥所耗故少與調胃承氣湯以和胃而治其譫多服則為下而非和矣若不知此證之不可汗而重發其汗復加燒鍼則陽之虛造於亡陽之無陰制者必無犯上焦等此則用四逆湯以回其陽尚恐不勝況可兼陰為治乎

（高）此條當細審脈證其悞用桂枝湯要自見大統其病曰傷寒似宜主麻黃湯標其脈證曰單浮自汗出又似宜主桂枝湯錯揭其病脈證也○正主桂枝湯之疑案也○然復曰小便數心煩其人陰液素短可知曰微惡寒脚攣急則不但裡陰虛而陽氣之衰弱又可知是則據其脈證相其陰陽桂枝湯中加以當歸附子未始不可乃單就脈浮自汗起見徒用桂枝湯以疏其表則陽從汗越而陽氣愈微故厥逆而躁汗因強責而津液欲竭故咽中乾而煩悞表而氣上吐逆也○猶之誤下而氣陷下

剂也現其救逆湯煮甘草乾姜以復陽芍藥甘草以和陰調胃以存津
液四逆以通陽氣去之可以識單用桂枝湯之誤矣

問曰症象陽旦按法治之而增劇厥逆咽中乾兩脛拘急而譫語師言夜
半手足當溫兩脚當伸後如師言何以知此答曰寸口脉浮而大浮則為
風大則為虛風則生微熱虛則兩脛攣病症象桂枝因加附子參其間増
桂令汗出附子溫經亡陽故也厥逆咽中乾煩躁陽明内結譫語煩亂更
飲甘草乾姜湯夜半陽氣還兩足當熱脛尚微拘急重與芍藥甘草湯爾
乃脛伸以承氣湯微溏則止其譫語故知病可愈

柯訣

(喻)附答門人問詞求正四方道契　門人問曰證象陽旦成注謂是桂
枝之别名方注謂陽以風言旦曉也以中風分曉以不重中風故設難
詳申其義一主藥一主證二家未知孰是答曰主藥則既名桂枝云何

别名陽旦是必一百一十三方方方皆有别名然後可主證則既名似
中風後云不審中風果為何證且訓旦為曉尤為牽强不通二家於此
等大関係處尚且昏昏後学安得不面墻耶夫仲景之圓机活法如在
陽旦陰旦二湯陽旦者天日晴煖以及春夏温熱之稱也陰旦者風雨
晦寒以及秋冬涼寒之稱也只一桂枝湯遇時令温熱則加黄芩名陽
旦湯遇時令涼寒則加桂名陰旦湯後世失傳訛訛謂桂枝不宜於春
夏者皆由不識其義耳即如此證既象陽旦又云按法用之即是按用
桂枝加黄芩之法也所以病人得之便厥明明誤在黄芩助其陰寒若
単服桂枝湯何至是耶故仲景即行陰旦之法以救其失觀増桂令汗
出一語豈不明明耶陰旦不足更加附子温經即咽中乾陽明内結譫
語煩亂渾不為意且重飲甘草乾姜湯以俟夜半陽回足熱後果如其
言豈非先有所試乎惟黄芩入口而便厥未幾即以桂附乾姜尾其後

因知其厥必不久所以可斷云夜半手足當溫況咽乾詀語熱語相錯
其死重陰沍寒可知故緣乃經溫即便以和陰為務何其審乎今與二
三同調抵掌談仲景當年治病機宜愧無旨恐滿浮大白耳
（案）此條當日救誤之逆藥也有此一条故兼為上條之法則上條宜是
此條之後為是細細對讀之自見桂枝加附是救誤之主湯甘草乾薑
芍藥甘草調胃承氣三湯乃隨病善後之劑上條変一四逆湯又從重
汗燒鍼棄外立法之意　陽旦喻氏謂成氏方氏之說俱非而以桂枝
湯中加黃芩為陽旦更出不經之名以附子加入桂枝湯中為陰旦夫
桂枝加附有湯而無此名陽旦之說有名而無其方即如喻言桂枝去
芍為何名去芍加附又何名耶且即陽旦之名而撰陰旦何妨就青龍
白虎而添出滕蛇朱雀陽手撫何可笑之甚也要之太陽氣。如天如日。
風邪犯之。者晦暝而失其高明之象。煩熱鬱之。者蒼茫而失其清爽之

太陽下篇　　　　　　　　　　　　廿三

神桂枝湯之解肌乃雲間風静一時晴明曙色復還太虛不比麻黃大
青之以大雨鼓解躁熱此曰陽旦之義也大陰晦為天地之病機何取
於旦為也成注桂枝湯之別名為是

十四

發汗若下之病仍不解煩躁者茯苓四逆湯主之

柯 未經汗下而煩躁為陽盛汗下後而煩躁是陽虛矣汗多既亡陽下
多又亡陰故熱仍不解姜附以回陽參苓以滋陰則煩躁止而外熱自
除此又陰陽双補法

喻 煩躁本大青龍証然脉弱汗出惡風者誤服之則厥逆筋惕肉瞤首
條已詳之設戒矣此條復申其辯見汗下不解轉增煩躁則真陽有欲
亡之機而風寒之邪在所不計當用人參茯苓乾姜附子溫補兼行以
安和其欲越之陽俾虛熱自退煩躁自止乃為合法若因煩躁更加散
邪則立斃矣夫不汗出之煩躁與發汗後之煩躁毫厘千里不汗出之

煩躁不辨脈而誤投大青龍尚有亡陽之虞是則發汗後之煩躁即不
誤在藥已誤在汗矣此仲景所爲見微知著做其武之例更加人參之
補以埋一杜其危於下後煩躁救未下之煩躁亦殊

(高)此條之戒人要全在病仍不解四字庸工誤而再汗再下則亡陰亡
陽而死者多矣甚河之慧眼獨認真定煩躁二字蓋未汗下之先煩躁爲
病邪之煩躁既經汗下之後則煩爲多陰躁爲多陽之候假有發熱之
表病不解乃虛陽浮越之症陰塞之理病不解乃殘邪上陵之症故以
姜附之辛熱補陽以解躁參甘之甘溫生津以解煩然後大加參連之
發參下水消陰則療乎坎水止於北方而孤陽不受扛撓之陵偪而亡
藏則陰獨守之可表病可解陽氣安靜則發越等之表病可解及
越矣然而陰氣伏其成功又不止於治煩躁而已此聖人製方如常山
之蛇首尾相應者矣　喻注單言回陽而不言補陰屬

太陽下篇

十五
傷寒胸中有熱胃中有邪氣腹中痛欲嘔吐者黃連湯主之

（柯）此熱不發於表而在胸中。是未傷寒前所蓄之熱也。邪氣者即寒氣。夫陽氣受於胸中。其人胸中有熱。上形頭面。故寒邪從脅入胃。內經所謂中於脅則下少陽者是也。今胃中寒邪阻隔。則胸中之熱不得降。故上炎作嘔。胃脘之陽不外散。故腹中痛也。此熱不在表。故不發熱。寒不在表。故不惡寒。胸中為裏之表。腹中為裏之裏。此病在焦府之半表裏。非形軀之半表裏也。若往來寒熱者。此邪由頰入經。病在形身之半表裏。如五六日而胸脅苦滿心煩喜嘔。此傷于寒而傳為熱。非素有之熱。或腹中痛者。是寒邪自胸入腹。與此由脅入胃不同。故君以黃連。而大變柴胡之制。亦可以佐柴胡之不及也。欲嘔而不得嘔。腹痛而不下利。似乎今人所謂乾霍亂絞腸痧等症。（黃連湯方）此亦柴胡加減方也。表無熱。腹中痛。故不用柴芩。君黃連以瀉胸中積熱。姜桂以驅胃中寒邪。佐甘棗以緩腹痛。半夏除嘔。人參補虛。雖無寒熱往來于外。而有寒熱相

於于中仍不能少陽之治法耶　此与瀉心湯大同而不名瀉心者以
胸中素有之熱而外寒熱相結于心下也。看其君臣更換意大有分寸。
（喩）胸中有熱風邪在上也。胃中有邪氣寒邪在中也。腹中痛陽邪欲下
而不得下也。則嘔吐陰邪則上而不得上也。此所以知其熱邪中上寒
邪中下陰陽各不相入失其升降之恒。故用黄連湯以分陰陽而和解
之也。嘗因此法而推及臓結之証。云上有胎。又為寒反在上熱反在
下。陰陽悖逆。既成危候。仲景但戒以不可攻。未言治法。然先之以和
解。将立起其死乎。学者請於黄連湯着眼。
（高）此上中二焦之真陽俱虚以致標熱乎胸。本寒犯胃之症也。夫上焦
之陽貯於胸中。胸中之真陽充足。太陽之表熱雖易不能易入。今胸中
以陽虚之故而在表之標熱則得偏入而成虚極乾熱之勢。故胃中者
雑症則必見痰欬或煩喘或渇或而飲水。僅一二匙已耳。中焦之陽貯

太陽下篇　芸

於胃中。胃中之真陽充足，縱使太陽傳入陽明之經，其府猶或不受邪。今胃中以陽虛之故，而致邪盛之本寒不從經傳經，直入胃府，故胃中有寒邪，腹中痛欲嘔吐，正其見症耳。蓋腹痛為胃中之寒邪旁及他府，而嘔吐為胃中之寒邪將上干胸分也。此種症候最是掣肘，不但攻寒礙熱，攻熱礙寒，將來兩處皆成危候。一則陽液直格于上，陽火迫熄于下，而莫可挽；一則并胃中之寒鬱久成化熱，與胸熱連成一片，陰陽之液兩耗俱虛而不任下，則危矣。故即此而以黃連、桂枝清解胸中之熱，乾薑、甘草溫散胃中之邪。四味平用，尤恐牽其性而於清熱散寒者或偏也。然後以益氣生津之人參、大棗統率于止逆之半夏，尤因胃中之邪由于虛，而腹痛嘔吐又由于胃氣之遏邪而將竄也，故於清熱解邪之中兼用補虛止逆之品，殆亦資其自汗之劑耶。喻氏不知胸中之熱為傷寒之標熱犯胸，胃中之邪為傷寒之本寒犯胃，且皆由于陽虛之

故而但曰風邪在上寒邪在中陽邪不得下陰邪不得上等語俱是隔靴搔癢

十六 傷寒腹滿譫語寸口脉浮而緊此肝乘脾也名曰縱刺期門

柯 腹滿譫語得太陰陽明内証脉浮而緊得太陽之明表脉陰陽表裡疑似難明則証当詳辨脉宜類推脉法曰脉浮而緊者名曰弦也弦為肝脉内経曰諸腹脹大皆属于熱又曰肝氣盛則多言是腹滿由肝火而譫語乃肝旺所發也肝旺則侮其所勝直犯脾土故名曰縱刺期門以瀉之庶不犯厥陰汗下之禁

上條（指厥陰之）是肝乘心此條是肝乘脾下條（指太陽下十五即下條）是肝乘肺肝為相火有瀉無補此數是也

喻 肝脉乘肺金名曰横者熱濇濇悪寒乃太陽之本証也大渴飲水者木盛則熱熾而求水以潤之也木得水助其勢益横反侮所不勝而上乘乎肺水勢泛溢其腹必滿然肺金素無他病乃必能暗為運布或自

太陽下篇　共

此在下條須寫在此

汗而水仍外滲或小便利而利水仍下行其病欲解也亡雖但腹滿而不譫語故易解耳　直貫上下曰縱脈亘而旁曰横木本尅土而乘乎土其乎直故為縱木受制於金而反乘金其乎不直故曰横直則難愈不直則易安理之常也然縱横之證不同而同刺期門穴者以賊土侮金皆由木盛腹滿譫語證涉危疑故亟以瀉木為主治也

審　脾陽不能運動故腹滿胃液不能灌溉故譫語喻氏曰寸口即氣口脾胃脉之所主浮而且緊即弦脉也乘即乘機乘其之義因脾胃之土氣自削弱故肝木得挾有餘之氣而乘其隙也獨言脾者即藏以槩府也以木尅土其理似直故曰縱期門穴是厥陰太陰陰維之會肝之募也在乳外用同身寸之一寸半又再下一寸半之骨縫即是銅人鍼四分所以瀉肝氣之有餘也然視脾陽胃液之虛以來肝木之外侮則刺之之後當服藥以補脾胃可知矣　按同身寸法凡量腧以上者以兩乳

十七 傷寒發熱嗇〻惡寒大渴欲飲水其腹必滿自汗出小便利其病欲解此
肝乘肺也名曰横刺期门

析作八才

(衍)發熱惡寒。〻為在表。渴欲飲水。熱為在裡。其腹因飲多而滿。非太陰
〻腹滿。亦非厥陰〻消渴矣。此肝邪挾火而尅金。脾精不上歸于肺。故
大渴。肺氣不能通調水道。故腹滿。是侮所不勝。寡于畏也。故名曰横。必
(刺)期门。随其實而瀉〻。汗自汗則惡寒發熱自解。小便利則腹滿自
除矣。

此在上條誤寫在此

(衍)肝木乘脾土。名曰縱。其證腹滿譫語。其脉寸口浮而緊。寸口即氣口。
脾胃脉之所主也。浮而且緊。即弦脉也。肝木過盛。所以脾胃之土受制
也。 期门二穴在不容兩旁各去同身寸之一寸五分。肝之募也。

(商)肝木之邪不特乘脾。又有一種不尅而乘肺者。其發熱惡寒大渴飲

太陽下篇 芒

水太陽病中往往有之何以知其病之爲肝乘肺乎蓋以其腹滿知之支太陽壯熱之病大渴飲水一則内熱生以消之再則肺強足以運之故其腹多不滿今據其腹滿一病則知中土無消水之邪必肺部無運水之權力而大渴飲水爲肝火凌金肺引外水以自救之徵而發熱惡寒又因肺與太陽同主皮毛之令故寄病于太陽耳喻氏曰或因汗而水得外洩或小便利而水得下行則肺金猶有分布之力故欲解此說誠是其謂肺金素無他病則然蓋肺金素無他病布其清肅之化則本邪惟有俯首退避耳敢凌之乎且於乘字之義無取矣以下犯上其情縱肆故曰横然後三句當遥接腹滿來言若不解亦宜刺法穴以洩木邪然解後刺之也

二條宜入厥陰次法無謂

十八

傷寒表不解心下有水氣乾嘔發熱而嗽欬或渴或利或噎或小便不利小腹滿或喘者小青龍湯主之

柯 發熱是表未解乾嘔而咳是水氣為患水氣者太陽寒水之氣也太
陽之化在天為寒在地為水其傷人也淺者皮肉筋骨重者害及五藏
心下有水氣是傷藏也水氣未入于胃故乾嘔欬者水氣射肺也皮毛
者肺之合表寒不解寒水已留其合矣心下之水氣又上至于肺則肺
寒内外合邪故咳也水性動其變多不可拘水氣下而不上則或渴或
利上而不下則或噎或喘留而不行則小便不利而小腹因滿也製小
青龍以两解表裏之邪復立加減法以治或然之症此為太陽樞机之
劑　水氣畜于心下尚未固結故有或然之症若悞下則硬滿而成結
胸矣　小青龍湯　若渴去半夏加括蔞根三兩若微利去麻黄加蕘
化如雞子大熬令赤色若噎者去麻黄加附子一枚炮若小便不利少
腹滿者去麻黄加茯苓四兩若喘者去麻黄加杏仁半升去皮尖表雖
未解寒水之氣已去營衛故於杏桂枝湯去姜棗加細辛乾姜半夏五

太陽下篇　廿

味辛以散水氣而除嘔酸以收逆氣而止咳治裡之味多于發表者小青龍与小柴胡俱為樞机之劑故皆設或然症因各立加減法蓋表症既去其半則病机偏于向裡故二方之症多屬裡仲景多用裡藥少用表藥未離乎表故為解表之小方然小青龍主太陽之半表裡當用麻黃桂枝。還重視其表。小柴胡主少陽之半表裡。只用柴胡生姜。但微表解其表而已。此緣太少之陽氣不同。故用表藥之輕重亦異。

小青龍設或然五症加減法內即備五方小柴胡設或然七症即且加減七方此仲景法中之法方外之方何可以三百九十七一百十三拘之

喘

風寒不解心下有水氣水即飲也水寒相搏必傷其肺或為多証者人身所積之飲或上或下或中或熱或冷各不相同而肺同為總司但有一二証見即水逆之應也於散風寒滌水飲藥中加五味子之酸以收肺氣之逆乾姜之辛以瀉肺氣之滿名曰小青龍湯蓋取其翻波逐

浪以納江海不欲其興雲升天而爲溪雨之意也後人謂小青龍湯爲
發汗之猛劑毋乃昧其旨矣

(高)傷寒表不解亞發熱而欬者爲小青龍之正病下文渴利五症爲小
青龍之變症細看加減自見表不解即下文發熱是也心下有水氣在
脾肺兩家之間不足以致不能分布水氣而屯積於心下也然其症之
表不解非風寒之邪不解於表蓋因水氣屯積心下將胸分之陽格鬲
而不容寬展于是偏之外浮上鬱而成表之熱耳胃既不能受水且
又以陽虛而不能送之上滲故乾嘔水寒之氣偏陽虛于上故痞而肺
金逆熱故欬也此種症條最難辨認若因表不解而悞以表藥發其表
則成上篇十一條吐下不止之逆矣詳十一條下然其不用五苓而用
此湯者蓋因彼以膀胱爲熱邪所閉從下而上逆故只消用淡滲之劑
水去而熱亦解此症是脾肺無陽而不能運水故不得不取辛甘溫熱

太陽下篇　廿九

之劑，助脾肺發舒之氣，然後水氣得行，而嘔欬可除，浮陽伏而表熱亦因之可解矣。至其用藥之精義入神，真有不可思議之妙。請得約畧言之，以佐穎悟者之舉一反三也。蓋麻黃之能汗，為發越肺家之表藥，今以芍藥五味之酸收者斂之，則欲其搖動肺氣而不使發汗可知。乾姜甘草之溫中土，既以芳香之桂枝醒之，復以下降之半夏墜之，則鼓舞其脾陽，又是不欲其上炎，而貴於下潤更可知。然後以通腎氣之細辛為使，則仲景精義之所貫，歷歷如目前矣。夫興雲致雨，為在天之飛龍，故曰大。此則水中之蛟而已，土中之龍蛇而已，名之曰小，不亦宜乎。喻氏曰：酸以收肺之逆，辛以瀉肺之滿，遺脾而單言肺，固是漏處，即其收瀉二字論之，肺氣如是而收之瀉之柔。至其謂小青龍為滌飲之藥，服膺千古，惜其未能暢發所以然之理，而竟將後人謂為發汗之輕劑全然抹去之，則其失之過激也。蓋小青龍湯意原欲從小便以下其水氣

然脾肺之陽一舒，送之使下者，固十之九，而解之自汗，亦寧保無十之
一矣。特於發字有礙耳。下文渴利五症，俱從水氣変出，故只消隨水以
施其神化而已。詳見加減法下。　小青龍湯方　水氣入胃，則水穀不
分，故利。微利是兆其端矣。去麻黄恐棄其利而疏洩胃與大腸之氣也。
芫花去十二水之去，則利當自止，故加之。熱煩能傷上焦之陽液，故渴。
半夏辛燥，故去之。加括蔞者，善能潤肺也。經曰：水得寒氣，冷必相搏，其
人氣饐，故噎。麻黄乃氣寒者所宜，故亦去之。加附子者，温散其寒也。小
便不利，少腹滿者，不但脾肺不能送，而且膀胱不能化矣。大發揚之藥，
終多停滞不行于下，則將洩于外矣。故亦去麻黄，而易淡滲之茯苓也。
水氣於客熱，以侵肺管，故不利而喘。麻黄能責肺液，故去之，而加潤肺
之杏仁，以利之也。要之小青龍湯注意，止是發舒脾肺之陽氣，而其心下
之水，或從小便而下，或從自汗而散，一任脾肺之自便而已。支飲嬉之

太陽下篇

三十

属泥蟠土底能通河漢隄防噓氣成雲亦使雨霖山谷此仲景名方之深意而前賢未經道破者也

十九 傷寒心下有水氣咳而微喘發熱不渴服湯已渴者此寒去欲解也小青龍湯主之

(析) 水氣在心下則咳為必然之症喘為或然之症亦如柴胡湯症但見一症即是不必悉具之義欬與喘皆水氣射肺所致水氣上升是以不渴服湯已而反渴水氣内散寒氣外散也此條正欲明服湯後渴者是解候恐後人服止渴藥反滋水氣耳故先不渴二字作服後提出渴字句以明之服湯即小青龍湯也若寒既欲解而更服之不惟不能止渴且重亡津液轉属陽明而成胃實矣 能化胸中之熱氣而為汗故名大青龍能化心下之水氣而為汗故名小青龍大青龍用麻黄六兩佐石膏生津液而上升是大發其汗小青龍用麻黄三兩與芍藥為佐

寒々去猶解何用小青龍爲哉大率二字亦不是穩定之辞乃猜辞也

且不用姜棗此之謂小發汗蓋大青龍表症多只煩躁是裡症小青龍裡症多只發熱是表症故有大小發汗之殊耳　發汗利水是治太陽兩大法門發汗分形層之次第利水定三焦之淺深故發汗有五法麻黄湯汗在皮膚乃外感之寒氣桂枝湯汗在經絡乃血脉之精氣葛根湯汗在肌肉乃精氣液之清氣大青龍汗在胸中乃内擾之陽氣小青龍汗在心下乃内畜之水氣其治水有三法乾嘔而咳是水在上焦在上者因而發之小青龍是也心下痞滿是水在中焦中滿者瀉之于内十棗湯是也小便不利是水在下焦在下者引而竭之五苓散是也其他壞症變症雖多而大法不外是矣

(書)風寒挾水飲上逆津液不下行故不渴渴則可知津液不逆爲寒去欲解之徴也寒去欲解仍用小青龍湯與上篇脈見單浮用桂枝湯中篇脈見單浮用麻黄湯同去大率以輕劑助其欲解之勢耳非桂枝麻

太陽下篇　世

黄湯無大小而青龍湯有大小者以桂枝麻黄湯之變法多大青龍之變法不過於麻黄桂二湯内施其化裁或增或去或饒或減其中神化莫可端倪又立小青龍一法散邪之功兼乎滌飲取義山澤小龍養成頭角乘雷雨而翻江攪海直奔龍門之意用以代大青龍而擅江河行水之力立法誠大備也因經叔和之編次漫無統紀爰於分篇之際皆以大青龍為綱於中桂麻諸法悉統於青龍項下擬為龍背龍腰龍腹然後以小青龍尾之或飛或潛可彌可伏用大用小曲暢無遺居然仲景通天手眼馭龍心法矣更復顧名思義借其血脈於青龍尾後方徵白虎為之對待俾觀者知神用無方與我有會表章之餘聊資啟發云

或問青龍自為一隊而白虎且別出另峙其後然則脈絡之經緯何與青龍予聞答曰此等奧義惟作者知之傷寒多有忽然自汗突尔亡陽之候雖不用青龍之藥而已犯青龍之逆者矣況腹滿則陰盛可知諸

語則陽虛可慮仲景特揭縱橫以名之者豈無說耶蓋屈蟠者龍之所以伏也縱橫者龍之所以飛也縱橫之脈證不同刺穴同用期門期門乃肝木所主東方青龍之位也刺其穴者正所以制龍木而預弭亢陽之變耳故一青龍方中張大其施則天行而為霖雨狹小其制則鼓浪而奔江海馴其性能則踰越女婢之畀要刺其經穴則銷弭雲行於寂若仲景於其奮翼升天者雖把捉之術尚以真武一法坐鎮北方之水俾地氣不上天氣不下所謂其雨其雨果果日出龍之既升於天者且不得不復返於淵況未及升騰可馴可擒飲無法以制伏之耶此余所為有會於縱橫之義也儻不其然匪但無與青龍之事並無與傷寒之事矣昔有善畫龍者筆纔思而青天忽生風雨無不知仲景製方之時其為龍乎其為仲景乎然有倏焉雷雨滿盈倏焉密雲不雨倏焉波浪奔騰倏焉天日開朗以應其生心之經綸者神於青龍等方即擬

太陽下篇　　卅一

為九天龍經可矣　婁東胡卣臣先生昌所賢與大夫也風寒痰飲為患夏月地氣上升痰即內動設小有外感觸間痰即不行兩三日寢後當膺當結小痞無医不詢無方不考乃至夢寐懇求大士救療因示閱疾思其深入三摩地位證分治病手眼今且仁智兼收矣昌昔謂膀胱之氣化大行地氣不升則天氣常朗其偶受外感則仲景之小青龍一方與大士水月光中大圓鏡智無以異也蓋無形之感挾有形之痰互為膠漆其當胸窟宅適在太陽經位惟於麻桂方中倍加半夏五味以滌飲而收陰加乾姜細辛以散結而分邪合而用之令藥力適在痰邪綰結之處攻擊片時則無形之感從肌膚出有形之痰從水道出頃刻分解無餘而膺胸空曠不復當出小痞矣若泥麻桂甘温減去不用則不成其為龍矣將恃何物為翻波鼓浪之具乎

寓心下水氣及喘咳發熱俱已息不渴者因水中有寒故格拒外飲也

服湯已者服小青龍湯也言寒水在心下服小青龍則發越其脾肺之陽鬱變為渴者是脾肺之陽已動水中之寒氣已去而變為熱飲矣夫水之排去最是與寒相結今寒去而水亦不能久存矣故曰欲解因其欲解而再服小青龍則小便与自汗一齊脾肺之自為發揮可也 按加減法当於原方中去半夏加括蔞根去麻黄加杏仁

閔士 桂枝本無渴而今大渴誠疑為瓜欲[illegible]渴不可更与桂枝因汗出過多以是知津液盡傷故渴甚故洪大此時当与白虎湯加人參者蓋矣

二十 服桂枝湯大汗出後大煩渴不解脈洪大者白虎加人參湯主之

柯 前條詳症此條詳脈 全注見桂枝篇即本篇第八

桂枝篇廿三

喻 煩渴出[illegible]

[illegible]

者寒實則表裡俱為熱極也

高 煩者乾熱而煩渴亦者乾熱而煩今從大汗出後而大煩渴則其為乾極熱極可知不解者發熱是也蓋陰虛而陽無所附者盡浮於表之

柯 經曰火生苦又曰以苦燥之香味過於苦脾氣不濡胃氣乃厚以是知甘從火化火能生土則土燥火炎非苦寒之味所能治矣經曰甘先入脾又曰以甘瀉之又曰飲入於胃輸精於脾上歸於肺水精四布五經並行以是知甘寒之品乃瀉胃火生津液之上劑也石膏大寒寒能勝熱味甘歸脾質剛而主降備中土生金之體色白通肺質重而含脂具金能生水之用故以為君知母氣寒主降苦以泄肺火辛以

太陽下篇 卅三

潤肺燥，肉肥白而外虛，充肺金之氣。生水之源也。故以石膏甘艸性涼而中寒，能土中瀉火，為中宮舟楫，寒藥得之緩其寒，用此為佐，沉降之性亦留連於脾胃之間矣。粳米稼穡作甘，味溫和，宜客年之征，為後天壽命之資，因為佐陰寒之物，庶無傷損脾胃之虞也。然湯入胃，輸脾歸肺，水精四布，大煩大渴可除矣。白虎為西方金神，用以名湯，秋金得令，而暑熱自解，此四時之序也。更加人參以補中益氣而生津，協和甘艸粳米之補，承制石膏知母之寒，瀉火而土不傷，乃操萬全之術也。

氣。知有邪也。脈洪大者，凡洪者中虛，大者裡虛，正裡陰虛極之脈，極熱極乾之症，肺金尤所不堪，故用石羔以瀉陽明胃土之火；知母以瀉少陰腎水之火，令子母兩瀉之，以解肺金燥伏之急。然後用更米甘草以保其土，母之液，則子能藉乳以內生矣。即終為肺金起見，故曰白虎。加人參者，於解熱解燥之中，隨用生津益氣之品，則不但解熱而且金風蕩嬰矣。不但解燥而且金液歸元矣。將并陰虛者而亦補之。此趁雷穿針之妙用也。或曰：先天龍雷之火，不可撲滅（撲滅 不能撓），故不用苦寒之品，而但取辛涼性，逢金則伏之理，故以白虎為名耳亦合。

傷寒脈浮滑，此表有熱而裡有寒，白虎湯主之。 寒字翼本作邪字

（析）此條論脈而不及證，因有白虎湯證而推及其脈也。勿只據脈而不審其證。脈浮而滑為陽，陽主熱，內經云：緩而滑曰熱中。是浮為在表，滑為在裡明矣。舊本作裡有寒者誤，此雖表裡並言，而重在裡熱，所謂結

（方注）浮為風也，亦不得偏於寒也。滑為裡熱，滑且浮者不得為裡也。故曰表有互熱，互表裏之謂也。裏為寒字誤，計一裡字，對表而称，以裡之裡言，並傷寒之脈本空因也。故謂裡是空指熱之所以結者言也。夫表裡俱熱而借而解之，識我[illegible]夏秋兩屆之間燥熱鬱蒸，見受風之者涼則盡屬不解也。

（又注）世本作表有熱裡有寒，必係傳寫之誤。[illegible]

又脈浮滑不但無緊且復多滑乃陽氣滲而熱甚此裡有熱也裡熱甚必格寒於外多厥逆身凉而為亢害之症此表有寒也厥陰篇中脈滑而厥者裡有熱也白虎湯主之則知此表裡二字為錯誤可知當為上下更易

寒字當解作熱字不若舛錯簡文之善也

(周注) 熱病皆傳入傷寒伏邪也至於則但熱無寒乃仲景例以傷寒括之欲謂裡之寒非自然也不忘其本也

熱在裡表裡俱熱者也

(喩) 傷寒之脈陰陽俱緊此云浮滑則兼風可知滑爲裡熱浮滑則表上熱矣裡有寒者傷寒傳入於裡更增裡熱但因起於寒故推本而曰裡有寒實則表裡俱爲熱極也

(高) 古人之書不必矜爲難解若矜爲難解則自欺以欺人者多矣此條脈與症既不對脈症與方又不對其表裡寒熱字樣俱似有舛錯者豈當日或有缺文耶當懸之以俟後之高明者辨之

十二 傷寒脈浮發熱無汗其表不解者不可與白虎湯渴欲飲水無表症者白虎加人參湯主之

(周注) 發熱汗出無本病無之所以無汗必因風邪非表寒之所宜可見与白虎渴乎此四以本條定微其邪非復汗熱邪而無疑依從表邪解而能渴稍甚之候可因邪以更耗其津液白虎湯固能解表之劑又寬有輔正之功加人參者又益其元氣元精益而後是清等

(柯) 白虎湯治結熱在裡之劑先示所禁後明所宜因見白虎爲重劑不可輕用也脈浮發熱無汗麻黃症尚在即是表不解更兼渴欲飲水又是熱入裡此謂有表裡症當用五苓多服煖水發汗矣若外熱已解是

太陽下篇

苗

無表症，但渴欲飲水，是邪熱内攻。熱邪与元氣不並立。急當救裡，故用白虎加人參以主之。若表不解而妄用之，熱去寒起，亡可立待矣。

（喻）白虎湯但能解熱，不能解表。必惡寒身疼痛之表証皆除，但熱渴而求救於水者，方可与之。

（愚）桂枝、麻黄、大青等湯各有湯禁。此白虎湯之禁也。夫白虎一湯原為熱極乾極之症，故立此大寒之劑以救之。若脉浮發熱無汗而表不解知，全賴裡陽托住表邪，推之出外也。故發表之劑多用辛温。辛温者，扶陽而暢之之義。今服白虎大寒之劑，則裡陽一伏，表邪將乘勢内入，變為呃逆等症，故不可与。喻氏但謂不能解肌表，是不知其為禁之意也。太陽表邪壯熱，亦能移入胸分而作渴，是其渴亦為外熱所移，而非實在之内熱也。今渴欲飲水而無表症，則其渴為在内之熱極乾極可知。故用白虎湯以解其乾熱，而加人參以補陰虚耳。

〔刪注〕燥渇且煩爲熱症本病而曰無大熱者何獨背微悪寒也背爲太陽行經正當大表故微悪寒要須不用補正之策於本湯中乎

廿三　傷寒無大熱口燥渇心煩背微悪寒者白虎加人参湯主之

〔析〕傷寒六七日無大熱其人躁煩爲陽去入陰此雖不躁而口渇心煩陽邪入裏明矣無大熱指表言見微熱猶在背微悪寒見悪寒将罷此雖有表裏症而表邪已軽裏熱已甚急与白虎加人参湯裏和而表自解矣

〔喩〕表裏熱極燥渇心煩全無悪寒頭疼身痛諸表証者固当行白虎矣若脈浮滑背微悪寒此爲表熱少裏熱多之證仍可与之蓋以脈滑明係裏熱而背爲至陰之地雖表退尚有餘寒不当牽泥也設脈但浮而不滑証兼頭疼身痛則雖表裏倶熱而在表之邪未退白虎湯所不可用以白虎辛涼不能解表故也　此條辨証最細脈滑而帯浮渾身無熱又不悪寒但背間微覚悪寒是表邪已将罷其人口燥渇心煩是裏熱已大熾更不可姑待而当急爲清解恐遅則熱深津竭無救于事

太陽下篇

廿五

耳門人問用白虎則表熱不解用青龍則裡熱轉增試擬議於二者之間不識當用何法答曰惟於大青龍湯中倍增石羔少減麻桂或見寒多風少則用麻杏甘石湯亦倍增石羔少減麻黄斯因圓机巧亦可為定法矣

案 若大熱就表而言蓋謂若熱甚微也燥與渴有辨渴之源在中焦飲足則解矣燥之根在上焦雖飲至腹不能容而喉緊間之枯槁如故也今藥而有汗是中焦極熱而上焦極乾之證故更見心煩背微惡寒也正長沙消息病情至微至妙處蓋陰寒之氣伏于內偏逼陽于外而為欲亡之象知先於背上作芒刺之狀而反躁今陽熱之氣伏于內偏殘陰於外而為將絶之微知亦先於背上覺單薄之狀而為微惡寒緊相對也故亡陽者用大熱之姜附等扶陽溫裡以續其陽與亡陰者用大寒之白虎湯清裡以救其陰蓋一意也

喻氏謂當有餘寒不當牽泥孔

惟夢跡抑亦犯上條貫表不解之禁矣此辨似之所以不得已也

卅四 傷寒若吐若下後七八日不解結熱在裡表裡俱熱時々悪風大渴舌上乾燥而煩欲飲水數升者白虎加人参湯主之

閱注 吐下後至七八日不解知裡熱而裡邪不為吐下少衰而吐下耗其津時悪風為陽外症舌燥而煩渴飲水至數升者係内亡也今人参白虎何以解其熱裡補其津液耶

衍 傷寒七八日当不解者当汗不汗反行吐下是治之過也吐則津液亡于上下則津液亡于下表雖不解熱已結于裡矣太陽主表陽明主裡表裡俱熱是兩陽併病也悪風為太陽表症未罷然時々悪風則有時不悪表將解矣与背微悪寒同煩躁舌乾大渴為陽明症欲飲水數升裡熱結而不散急当救裡以潤津液裡和表亦解故不須而解之法

喩 既此條表証比前較重何以亦用白虎耶本文熱結在裡表裡俱熱二句已自酌量惟熱結在裡所以表熱不除況加大渴飲水安得不以清裡為急耶白虎五証日隷青龍法中以風寒俱有故也 寒与風皆傷宜從辛甘發散矣而表与裡又俱熱則溫熱為不可用欲并風寒表裡

太陽下篇 卅六

之熱而俱解之，不其難乎？故立白虎湯一法，以輔青龍之不逮。其藥乃石羔、知母辛涼之二物也。辛者西方金也，涼者秋令也。酷熱之時，欲求金風薦爽，萬不可得。計惟虎嘯則山谷間習習風生，風生則熱解耳。所以取辛涼二物偶而成方，以象白虎之陰也。夫青龍變化莫測，方無定體，故無用制伏之法。若白虎則地獸之靈，得風從而其威愈振，亦不易制伏之物。況裡熱已極，津液垂亡，元氣所存無幾，而領西方之肅殺以入胃中，能無慮乎？於是以甘草之甘緩和其猛性，而入米同煎，以助胃中水穀之氣；虛者更加人參，以助胃中天真之氣，乃可用之而無患。制法早具於一方之內矣。世傳孫思邈有降龍伏虎之能，豈非以仲景之心法為道法耶？夫以石羔一物之微，入甘溫隊中則為青龍，從清涼同氣則為白虎，惟文武聖神之哲乃能用之恰當，與龍虎所為慶風雲之會也。設在表之風寒未除，當用青龍而反用白虎；設在裡之熱渴已

通皆用白虎而反用青龍則用者之謬竟与倒行逆施者同類寧不敗
乃事乎傷心於千古與正之際同一醫轍矣

(圖)此條爲強壯人明係汗症而誤行吐下以致奪其津液之変也太陽
不傳他經七八日已爲自愈之期矣太陽之陽邪在表原藉津液充足
作汗以逐邪解表耳今吐下兩奪其津液從至自愈之期而邪不戀表
其如津液不能作汗以逐之無怪乎表熱不解而時時惡風也又太陽
之陽邪入胸原藉津液充足居守以禦邪之内結今以吐下兩奪其津
液從至自愈之期而邪不結胃其如津液不能居守以禦之無怪乎其
裡熱達表而舌燥煩渴也与其責汗而不得汗毋寧益陰以資其自汗
乎此白虎加參之変法也然使氣血少弱則結胃傳変其爲逆豈止如
此故曰強壯人誤行吐下之変也　或問曰前條言表不解者不可与
白虎湯今表尚在而且時時惡風又何以主此而自犯其禁耶答曰讀

傷寒論凡每條必(當)先看論眼此條之眼在吐下後七八日是也蓋吐下後無他表七八日不他傳則邪已有欲解之勢而所以不解者因吐下後而火長水短。不放之解耳。然則熄火益水以資其自汗也。今白虎加參。其證任哉。

傷寒論尚論篇辨似補抄

陽明上篇

冊三

固註溫病內伏邪自內發出之逆於外表裡俱熱之勢既壯帶邪耗液於裏而口渴其先本無邪襟內方表寒故不惡寒延至三五日間或勝傳或不利其邪此症也與傷寒之先表後裡非大異然猶係太陽以表症往之症明白太陽發熱為表裡也

傷寒尚論未編條

慈谿柯琴韻伯　編註

太陽經

太陽病發熱而渴不惡寒者為溫病

太陽病而渴是兼少陰矣然太少兩感者必惡寒而且煩滿今不煩滿則不涉少陰反不惡寒則非傷寒而為溫病矣溫病內外皆熱所以別於中風傷寒之惡寒發熱也此條不是發明內經冬傷於寒春必病溫之義乃槩言太陽溫病之症如此若以春溫釋之失仲景之旨矣夫太陽一經四時俱能受病不必於冬人之病溫不必因於傷寒且四時俱能病溫不必於春推而廣之則六經俱有溫病非獨太陽一經也

發汗已身灼熱者名曰風溫

此正與內經伏寒病溫不同處太陽中暑亦只因於傷寒者雖渴而仍

補抄柯註

一

惡寒太陽溫病反不惡寒而渴者是病根不因於寒而因於風可知也發熱之病而在表法當汗解然不惡寒則非麻黄桂枝可宜之風與溫相搏發汗不如法風去而熱反熾灼熱者兩陽相熏灼轉屬陽明之兆也

太陽病関節疼痛而煩脉沉而細者此名濕痺

上條不惡寒是太陽受証此條脉沉細是太陽受脉渴是少陰証沉細是少陰脉太陽與少陰為表裏故脉証相似也然溫自內發與外感不同濕傷於下與傷上者不同故同為太陽受病而脉症與總綱異耳濕流骨節故疼痛太陽之氣不宣故煩濕第痺閉而不行故脉應其象而沉細太陽之脉從風則緩從寒則緊從濕則細傷上則浮傷下則沉當因証而無脉可據脉而斷証如病發熱頭痛脉當浮反沉是表証得裏脉故謂之反如發汗多因致痓而沉細與夏月中暑而弦細芤遲皆因

証而然不得緊謂之反

問曰病有戰而汗出因得解者何也答曰脈浮而緊按之反芤此為本虛故當戰而汗出也若脈浮而數按之不芤此人本不虛若欲自解但汗出耳不發戰也

戰即振慄之謂治病必求其本本者其人平日實氣之虛實也緊者急也與數同而又別緊見於形象數見於至數凡象多假據數多實故於緊數之間精其虛實之分又必按之芤不芤而虛實之真假畢露矣芤者有邊無中本虛之象

問曰病有不戰不汗出而解者何也答曰其脈自微此以曾經發汗若吐若下若亡血以內無津液此陰陽自和必自愈故不戰不汗出而解也

內無津液安能作汗戰因汗發無汗故不戰也漫因此處須著眼妄治之後內無津液陰陽豈能自和必當調其陰陽不致脈微而亡陽將

補抄柯注　二

轉屬陰病矣○

問曰傷寒三日脈浮數而微病人身涼和者何也答曰此為欲解也解以夜半脈浮而解者濈然汗出也脈數而解者必能食也脈微而解者必不出汗也

脈初浮數、三日而轉微、身初發熱、今三日而身涼、即傷寒三日少陽脈小為欲愈之義也○此傷寒本經、不須為六七日之證、亦不必再求其當汗○夜半時、陽得陰則解、邪自解矣○ 此下申明當汗不當汗之義、且賠補問中有不汗出句、而作三段講、言前此脈浮為陽盛、脈數為府熱、能食則水穀多、皆可汗之機、所當發汗者也○司是互文、不過引起脈微句耳、 此微與前條不同○未嘗妄治○津液未亡○故三日自解、陰平陽秘、不須汗出也○正教人不當妄汗耳○

形作傷寒其脈不弦緊而弱弱者必渴被火者必譫語弱者發熱脈浮解

之當汗出而愈
形作傷寒見惡寒體痛嘔逆矣脈當弦緊而反浮弱其本虛可知此東
垣所云勞倦內傷症也、夫脈弱者陰不足、陽爭陷於陰中故必渴、其
液者故也。若以惡寒而用火攻、津液亡、必胃實而譫語。於脈雖弱而發
熱身痛不休。宜消息和解其外。諒非麻黃所宜、必桂枝湯啜熱稀粥汗
出則愈矣、此為夾虛傷寒之脈症也。
吐利止而身痛不休者、當消息和解其外、宜桂枝湯小和之
吐利是藏府不和。非桂枝湯所治。止後而身痛不休、是營衛不和。非麻
黃湯所宜、和解其外、唯有桂枝一法、消息其宜、更有小与之法也。蓋脈浮
數身疼痛。本麻黃之任。而在吐下後。則反屬之桂枝。是又桂枝之變脈
變症。而非麻黃之本症本脈矣。
右太陽脈症桂枝症
補抄柯注

脉浮而數浮爲風數爲虛風爲熱虛爲寒風虛相搏則灑淅惡寒也
脉浮爲在表者何以表是風邪故也邪之所湊其氣必虛數本爲熱而
從浮見則數爲虛虛者風爲陽邪陽浮則熱自發數爲陽虛陽虛則惡寒
凡中風寒必發熱惡寒者風虛相搏因而然也

諸脉浮數當發熱而灑淅惡寒若有痛處飲食如常者畜積有膿也

浮數之脉而見發熱惡寒之症不獨風寒相同而癰瘍亦有是者此浮
爲表而非風數爲熱實而非虛者發熱爲陽浮而惡寒非陽虛者若能
知其不是風寒當以內外症辨之外感必頭項痛身痛骨節痛腰脊痛
非痛偏一處也內感則嘔逆或乾嘔不能食不能飲食如常者如此審
之是畜積而成癰膿者庶不致悞作風寒治舉瘡家一症例之治傷寒
者見脉症之相同皆當留意耳

寸口脉浮而緊浮則爲風緊則爲寒風則傷衛寒則傷營營衛俱病骨肉

煩疼當發其汗也

風寒本自相因必風先開腠理寒得入於經絡營衛俱傷則一身內外之陽不得越故骨肉煩疼脈亦應其象而變見於寸口也緊爲傷寒而從浮見陰盛陽虛汗之則愈矣　緊者急也即數也緊以形象言數以至數言緊則爲寒指傷寒也數則爲熱指發熱也詞異而義則同故脈浮數浮緊者皆是麻黃證　脈法以浮爲風緊爲寒故提綱以脈陰陽俱緊者名傷寒大青龍脈亦以浮中見緊故名中風則脈但浮者正爲風脈宜麻黃湯是麻黃湯固主中風脈症矣　麻黃證發熱骨節疼便是骨肉煩疼即是風寒兩傷營衛俱病先輩何故用大青龍治營衛兩傷麻黃湯治寒傷營而不傷衛桂枝湯治風傷衛而不傷營曷不以桂枝症之惡寒麻黃症之惡風一反勘耶要知冬月風寒本同一體故中風傷寒皆惡風惡寒營病衛必病中風之重者便是傷寒傷寒之淺者

補抄柯註　四

便是中風不必在風寒上細別須當在有汗無汗上着眼耳

陽明病脉浮無汗而喘者發汗則愈宜麻黄湯

太陽有麻黄症陽明亦有麻黄症則麻黄湯不得爲太陽設也見麻黄症即用麻黄湯是仲景大法

太陽病十日已去脉浮細而嗜卧者外已解也設胸滿脇痛者與小柴胡湯脉但浮者與麻黄湯

脉微細但欲寐少陰症也浮細而嗜卧無少陰症者雖十日後尚屬太陽此表解而不了了之謂設見胸滿嗜卧亦太陽之餘邪未散若兼脇痛是太陽少陽合病矣以少陽脉弦細也少陽爲樞樞機不利一陽之氣不舒故胸滿脇痛而嗜卧與小柴胡和之若脉但浮而不細是浮而有力也無胸脇痛則不屬少陽但浮而不大則不涉陽明是仍在太陽也太陽爲開開病反闔故嗜卧與麻黄湯以開之使衛氣行陽太陽仍得

表外而喜寢矣与太陽初病用以發汗不同當小其制而少奏之　麻
黃湯方　麻黃色青入肝中空外直宛如毛竅骨節狀故能旁通骨節
除身之痛直達皮毛為衛分驅風散寒第一品藥然必藉桂枝入心通
血脉出營中汗而衛分之邪乃得盡去而不留故桂枝湯不必用麻黃
而麻黃湯不可無桂枝也杏為心果溫能散寒苦能下氣故為驅邪定
喘之第一品藥　桂枝發營中汗須啜稀熱粥者以營行脉中食入於
胃濁氣歸心淫精於脉故耳麻黃湯發衛中汗不須啜粥者此汗是太
陽寒水之氣在皮毛間腠理開而汗自出不須假穀氣以生汗也
一服汗者停後服汗多亡陽遂虛惡風煩躁不得眠也汗多者溫粉撲之
此麻黃禁也麻黃湯為發汗重劑故慎重如此其用桂枝湯若不汗再
服若病重更作服若不出汗可服至二三劑又刺後可復發汗汗後可
復汗不後可復汗此麻黃湯但云溫服八合不言再服則一服汗者停

補抄柯注　五

後服汗出多者，溫粉撲之，自當例此。後大青龍煩躁在未汗先，是為陽盛。此煩躁在發汗後，是為陰虛，傷甚則陽無所附，宜白虎加人參湯。若用桂枝以回陽者，不殺人者鮮矣。

病人脈數，數為熱，當消穀引食，而反吐者，此以發汗令陽氣微，膈氣虛，脈乃數也。數為客熱，不能消穀，以胃中虛冷，故吐也。

上條因發汗而心無虛，此因發汗而胃氣虛也。與服桂枝湯而吐者不同。此因誤論脈，不是據脈誤診。未汗脈浮數，是衛氣實；汗後浮數，是胃氣虛。故切居四診之末，當因症而消息其虛實也。

指太陽中篇方

病發於陽而反下之，熱入因作結胸。若不結胸，但頭汗出，餘處無汗，劑頸而還，小便不利，身必發黃也。

寒氣侵人，人即發熱以拒之，是謂發陽，助陽散寒，一汗而寒熱具解矣。

不發汗而反下之，熱反內陷，寒氣隨熱而入，入於胸而為結者，病熱在

此結胸之因

裏故也熱氣發上不能外散故頭有汗而身無汗若小便利則濕熱下流邪亦內解不利則濕熱內蓄於藏府黃色外見於皮膚矣

右麻黃湯症

其脉沉者營氣微也營氣微者加燒鍼則血流不行更發熱而煩躁也

按流行二字必是悞此陰陽俱虛竭之候也

脉浮熱甚反灸之此為實〻以虛治因火而動必咽燥唾血

此論灸之而生變也咽燥吐血者陽盛而然也比然加熱矣當知灸法為虛症設不為風寒設故所禁如此

右火逆症

太陽病痙濕暑三症宜應別論以傷寒所致與傷寒相似故此見之

太陽主表六氣皆得而傷之三種因與傷寒不同然亦有因於傷寒者而見症與傷寒相似故論及之

補抄柯註

六

太陽病發汗太多因致痙脉沉而細身熱足寒頭項強急惡寒時頭熱面赤目脉赤獨頭面搖卒口噤背反張者痙病也

陽氣者精則養神柔則養筋發汗太多則無液養筋筋傷則攣急而反張矣〇太陽主筋斯生病也〇柔者痙之一症〇凡無因而致〇同於傷寒發汗不如法所致耳〇太陽脉本浮〇今反沉者〇營氣微也〇細者陽氣少也〇身熱而足寒者〇下焦虛也〇頭痛雖止〇而頸項強急惡寒之症未罷〇更時見面赤目赤〇是將轉屬於陽明〇然諸症皆與傷寒相似而此痙獨有頭面動搖〇卒然口噤〇背反弓張予者〇與傷寒不相似〇故名之曰痙耳〇此汗〇多〇已流〇不〇轉〇屬〇陽〇明〇而〇成〇痙〇者〇以〇發〇汗〇太〇驟〇邪〇則〇之〇津〇液〇暴〇脫〇而〇胃〇家〇津〇液〇未〇亂〇故〇宜〇見〇者〇似〇是〇太〇陽〇表〇證〇而〇治〇法〇當〇滌〇傳〇以〇急〇和〇其〇裏〇勿〇以〇以〇治細〇為〇可〇溫〇也〇炙甘草湯主之〇宜還用桂枝湯加括蔞根〇恐不勝其任〇

太陽病發熱無汗反惡寒者名曰剛痙太陽病發熱汗出不惡寒者名曰

柔痙

此以表事虛實分剛柔原其本而名之也亦可以試其人初病之輕重金事之強弱而施治矣金匱用葛根湯則謬

右痓症

病者一身盡痛發熱日晡所劇者此名風濕此病傷於汗出當風或傷寒冷所致也

汗出當風寒則汗不越反留骨節故一身盡疼玄府反閉故發熱日晡為陽明主時太陰濕土鬱而不伸故劇此雖傷於濕而實因於風寒也

金匱用麻黃杏仁苡薏甘艸湯

風濕為病脉陰陽俱浮自汗出身重多眠睡息必鼾語言難出若被下者小便不利直視失溲若被火者微發黃色劇則如驚癇時瘈瘲

脉浮為風陰陽俱浮自汗出者風濕相搏於肉也濕留骨節故身重濕

補抄柯注

七

勝衛氣則陰不得入陽故好眠也睡則氣從鼻出風邪出而濕留之呼吸不利故鼻息必鼾濕留會厭必重而難發聲如從室中言是中氣之濕也法當汗解而反下之大便利則小便必不利心肺之氣化不宣胃家之關門不利脾土之節制不行故直視失溲也若以火劫之受火氣之輕者濕不得越因熱而發黃受火氣之重者必亡陽而如驚癇狀瘛瘲而時見瘛瘲之形也

問曰值天陰雨而不止風濕相搏一身盡疼法當汗出而解醫云此可發汗汗之病不愈者何也答曰發其汗汗大出者但風氣去濕氣在是故不愈也若治風濕者發其汗但微微似欲汗出者風濕俱去也

上條備言風濕諸症未及身疼要知風濕與傷寒之身疼不同傷寒身疼無止時風濕相搏而痛多在日晡時發若更值陰雨是風濕與天氣合故疼痛更甚不必在日晡時也陰雨不止疼痛亦不止法當汗解汗

汗出濕反不去者風為陽邪其入淺濕為陰邪其入深又風傷於上濕
傷於下淺者上者易去而深者下者難出故微汗之令遍身漐漐乃佳
耳
太陽病關節疼痛而煩脈沉而細者此名濕痺濕痺之候其人小便不利
大便反快但當利其小便
內經曰風寒濕三氣雜至而成痺痛者寒氣多也煩者陽遭陰也其脈浮
為風細為濕太陽脈本浮風濕為病脈陰陽俱浮或浮虛而濇今關節
煩疼脈反沉細者是發汗不如法但風氣去濕留骨節為著痺也濕氣
流著於身形脾氣不能上輸肺氣不能下達膀胱之液不藏胃家之關
不啟故小便不利脾土上為濕化不能制水故大便反快但利其小便
安能聚水而為患哉風濕相搏者當發其汗風去濕在者當利小便此
兩大法吐下火攻非其法矣

補抄柯註　八

濕家之爲病一身盡疼發熱身色如薰黃

凡濕不得洩。熱不得越。故身黃。若傷寒發黃時身疼已解此濕流關節。

故不解也。須五苓以除其濕

濕家但頭汗出背强欲得被覆向火若下之早則噦胸滿小便不利舌上如

胎者以丹田有熱胸中有寒渴欲得水而不能飲口燥煩也

但頭汗若小便利則不發黃背强惡寒當是太陽寒濕法當汗解若下

之陽氣擾於胸中故滿中傷胃氣故噦下焦虛不能制水故小便不利

也如舌上有胎。不是心家熱。以上焦之濕不除。胸中之寒不解。惟丹田

之有熱。不安於下焦而上走空竅。故口燥煩而舌上如胎耳。不能飲水

可見濕猶在中又當從五苓去桂枝易肉桂之法矣

濕家下之額上汗出微喘小便利者死下利不止者亦死

濕痹本無死證皆因妄治而死火逆則驚癇瘛瘲下之則直視失溲舌

臍而噦皆死兆也夫額上汗出而小便不利是濕不得洩故發黃此更微喘是水氣入肺當不能通調水道而小便反利者是膀胱不藏水穀不化也若下利不止是倉廩不藏門戶不要也失守者死矣

濕家身上痛疼發熱面黃而喘頭痛鼻塞而煩其脉大自能飲食腹中和無病之在頭中寒濕故鼻塞納藥鼻中則愈

種種皆是表症鼻塞而不鳴脉大而不浮不閑風氣脉不沉細非濕痹矣腹和不滿則非瘀熱在裏重於頭面是頭中寒濕可知寒濕從鼻而入故鼻塞亦當從鼻而出内藥鼻中塞因塞用法也

右濕症

周注脉虚身無汗之傷暑人自無脉微弱耳暍也身體疼痛者水也夏因暑熱以水灌洗而得一物瓜蒂散吐之愚按仲景暍病惜無治法偶於私案其端為喜世準繩一書附其暑症傳方云言其暍中表之熱而此言水邪襲表也而成中暍也若邪襲人之皮膚而汗其因於也不可勝言取風涼以取霜者食生冷等有積熱之候要義者太陽者捲其宿邪鬱而動發

太陽中暑者身熱疼重而惡寒脉微弱此以夏月傷冷水水行皮中所致

中暑與傷寒迥别而亦只因於傷寒者太陽之氣在下為寒在地為水

但此此是其三類，皆名暍，其人全是太陽中暍之一由，或發熱或重
或表或裡，或虛或實，隨症各現，各隨其法，邪退病
除。暑雖衝何可一言？先哲許集數方，隨證選用，
殊其方本為暑中之病，屬於何因，害於何經，用何
藥，或反以主之何藥為君，何藥佐之，苟不體此，仲景書
究。吾未信其治。其方隨其切病情者也。瓜蒂一物
治其主何經邪？皆吐下之藥，止一只是自傷冷
水行皮中，而皮中乃屬表，何以用吐下之藥乎？病
中之水，不可暑熱寒飲冷，則傷肺。皮乃肺之合，胸中
乃肺之部，內外相應，其氣因此上逆胸腹，以下吐下而
冷水之在皮中，或不唯灌洗，為散而冷飲，致傷其
濕，散於皮中，故而大吐，得而用之。

冬月之傷寒，傷於天之寒風；夏月之傷寒，傷於地之寒水也。脉微弱，是陽脉弱，發熱，此身熱，脉微，本是暑傷於氣而疼重惡寒，寒由於寒水沐浴留在皮膚而然，亦是傷寒所致耳。宜遠用瓜蒂湯，非是宜五苓散、香薷飲之類。

太陽中暑者，發熱惡寒，身重而疼痛，其脉弦細芤遲，小便已洒洒然毛聳，手足逆冷，小有勞身即熱，口開前板齒燥。若發汗則惡寒甚，加溫鍼則發熱甚，下之則淋甚。

雖是此症屬陰陽俱虛，脉弦細芤遲者也，芤遲兼陰虛也。所以溫鍼攝其陰，汗之復傷其陽，惟宜甘藥補之，以解其毒經耳。《靈樞》所謂陰陽俱不足，補陽則陰竭，補陰則陽脫，可以甘藥。因是和白虎湯中，石膏之甘寒，粳米甘草之輔正，人參之益元，為的對之藥。蓋體知母之苦寒，為張中陽明藥手太陰

弦細芤遲，不得連讀，言中暑夾寒之脉，或微弱，或弦細，或芤遲，皆是虛脉。此脉浮而緊者名曰弦，弦而細，則為虛矣。脉弦而大則為芤，芤則因為虛，芤而遲，更為寒，蓋以此脉而見發熱惡寒、身重疼痛等證，雖當炎夏而虛寒可知。更當審其小便，小便者，寒水之氣化也。寒水留在皮膚，不得下行，故小便已而洒然毛聳，其經清可知。手足為諸陽之本，小便已

此等之熱并可兼冒以涼
煩躁耶余以平淡与陽

而逆冷其寒水留於四肢可知夏月冬令不可謂非傷寒所致耶仍以
中暑名之者以其人陰氣素虛因小勞身即發熱肉熱更熾見其開
口以出之板齒枯燥以其本於中暑耳若汗之則表陽愈虛惡寒反
甚火攻則陰精愈虛發熱反甚下之水則穀道小便更短澀而成淋矣
中東垣補中益氣深得仲景之旨也

太陽中暑其人汗出惡寒身熱而渴也
中暑夾寒另不同乎治水而因乎乘涼者或因露風或因曠宇或因夜
氣侵寒先中於肌膚而暑氣內傷於心肺故惡寒身熱汗出而渴也清
暑益氣湯東垣得之矣

右暑症

三症皆本於傷寒故惡寒發熱身疼皆與傷寒相似痙者脈同溼家中
暑則大同小異三脈迥殊於傷寒治之者當以脈別症更當從脈施治

補抄柯注

卧

陽明經證治大意

西昌喻昌嘉言著

傷寒之證無如太陽一經風寒參錯表裏差殊難於辨認昌分三篇先
列鄙語以引其端後隨仲景原文闡其立言精意俾業醫者得其門而
入庶足以窺其富美也而陽明一經之病治之尤難蓋胃為水穀之海
五藏六府之大源多氣多血之樞乃吉凶死生所攸關仲景著論精
詳後人讀之憒憒今僭為當論請得而要言之也夫陽明者胃也陽明
以胃實為正胃實則皆下證也然陽明之邪其來路則由太陽凡陽明
證見八九而太陽證者一二未罷即從太陽而不從陽明可汗而不可
下也其去路則趨少陽凡陽明證雖見八九而少陽證略見一二即從
少陽而不從陽明汗下兩不可用也惟風寒之邪已離太陽未接少陽
恰好在陽明界內之時用藥並為攻下則渙然冰釋而不再傳他經

陽明大意

液元氣而無虧損，何快如之。此等机会，間不容髮。庸愚無識，妄守顓門，如俟七日傳經已盡，方敢言下，縱不危殆，而津液元氣所喪消多矣。況太陽一經，早有十餘日不解者，若不辨經而但計日，其誤下仍在太陽。至陽明二三日內即應下証，反以計日當面錯過，及陽明已趨少陽，又以計日妄行攻下，乃至少陽復轉陽明，更全不識其証，以至热邪在胃，燥盡津液，輕至重而重至死矣。所関頗不鉅耶。茲特陽明之証亦比太陽之例，分為三篇，俾觀者了無疑惑，斯臨病不致差誤耳。

陽明經總說

古越高學山漢峙校正發明

陽明之本氣上從胃陽上透蒸騰水穀自温肌肉之外而又行其陽於各藏各府以爲太陽衛氣之接應其陰津則從胃系而輸脾滋肺次潤三藏及六府也其性情厚故其脉壹大其隧道從額角之頭維穴由頭前歷胸腹而行是外體之前側故外症則見頭前頸膺乳脇及外體前側之足跗痛其經周身之肌故熱沉於肌肉而不壯且以後震其熱於外故惡熱又偏出太陽之膏膜而自汗也其胃居心下之胃脘故過汗誤下則胃陽虛而外邪下陷爭入而爲痞悶矣又心下与腸斜通故能由其胃而傳正少陽也其本鄉爲胃寒則䐜脹而下利熱則汗多而結硬熱甚于上則結血而上見於吐熱甚于下則結血而下見于便也又胃与脾爲表裏故能經傳其藏焉其人廣顙大頭張胸長五穀乃容謂

胃大也。其見於面部者，目內眥下兩指，其本色黃，但隱隱如蟹腹之映出青色者吉。年老而見善色為陰中死，見黑白必自下利，紅黃則熱實，青黑之則危。大概實則惡火，并諸經[illegible]熱，甚則聞木音而驚，惡相魁也。亢破䐃脫肉者，為土敗死，其音宮之者，中空而大之象。

陽明上篇凡外邪初入陽明地界未離太陽淨盡者謂之太陽之明列於此篇

（喻）太陽與陽明兩經受病謂之合病、兩經連串謂之併病、另自名篇於三陽經後、不在此例、此乃邪入陽明、而太陽將去未去之証也、

（高）嘗論以太陽之明、正陽之明、少陽之明、分上中下三篇、自謂其善、而不知未盡善也、蓋除卻正陽之明下證外、其餘五經皆有陽明、非止太少二陽已也、其五經陽明中、除卻太陽之明宜汗者十之九、而宜下者亦十之一、除卻少陽之明宜和者十之九、而宜下者亦十之一、至三陰陽明、條中現有下證、何以三陽分篇、而遍三陰且謂正陽之明宜下外、而太少兩陽無下證耶、何謂太陽之明宜汗者十之九、太陽之經營皮膚、而陽明之經即營皮膚內一層之肌肉、緊相接也、太陽壯熱之經邪三兩日不從汗解、其壯熱畧沉於內、即是陽明肌肉之分、又甚便也、此不論太陽七分陽明三分、太陽與陽明各半、及太陽三分陽明七分

陽明上篇　三

但為太陽未罷之陽明也。又風寒傳經之理。外經滿則貫內經。又經邪
滿則貫其腑。此盈科後進之勢也。今或七分或五分或三分其邪之尾
尚在太陽。則陽明之經邪尚且未滿。豈有貫入胃腑之理。邪在太陽之
明之經。故可發表。邪未入于陽明之腑。故不宜下。此患謂太陽之明宜
汗者十之九也。何謂宜下者十之一。曰此為傳經正例。係太陽遺累之
證。已於太陽條下屢言之矣。今再發之。夫太陽經邪甚盛之人。偏遇陽
明之經氣頗壯。太陽欲內傳而陽明不受。於是太陽之邪無所脫卸。胸
分於太陽之部署也。故將熱勢極力注之。逆胸分与胃口相逼。胸分熱
極而逆注於胃。故胃實。是陽明之經未病。而胃与氣道受邪。及至太陽
之表從解。而胃中之熱實不能從胸分而復出太陽之表矣。故下不可
此雖為傳經之正。然亦算太陽之明宜下之一病。故曰可下者十之一。
何謂少陽之明宜和者十之九。而宜下者亦十之一乎。蓋太陽經邪異

情脫入陽明之經傷陽明之經邪又無情灌入于胃。則無物所歸無所
復傳。此正陽明之下症。生死関頭。注此宜矣。要後有少陽見証。所
謂少陽之明耶。惟是陽明之經邪瀰漫於貫灌于府。却遇其人之府氣
素壯。偏又拒經之傳。則陽明之經邪無處交卸。只与少陽之經貼近。一
直過于少陽。此少陽之明無有見症矣。支少陽之明為胃府不受邪之
故。則正其可喜也。若反下以擊無辜。則胃中一虛。而陽明未受之經邪。
少陽已受之經病。兩邪各爭其變。而兩注於胃。之既不勝其邪。豈枕塊
再下乎。故禁下。惟依伐胃氣而以柴胡湯和之。其實即汗之也。然不曰
汗而曰和之。因解陽明少陽爭拒之邪。故耳。此所謂宜和之十之九也。
至若由少陽而先用柴胡。延之日久。將陽明之熱。偏於後路。少陽之熱
偏於前路。四面俱是熱邪。則胃府如鼎鑊之象。雖未受熱于上口。而實
則受熱於週遭。亦能熱實斷死。下之不可。故曰宜下之亦十之一。何謂

陽明上篇

四

三陰者陽明且言條中現多下症乎夫陽明之經邪一入胃府則無所復傳故凡居少陽以內及傳至三陰症者其胃府熱實總非正路受傳俱是從外偏入即前暴礴之喻太陽由胷入陽明由經分其正傳之邪譬之火力從口而入若夫少陽為肩火太陰為腰火少厥二陰為底火俱能使胃中熱燥而成下症故少陽條中則有得屎而解并大柴一方太陰條中則有脈弱者設當行大黃宜減之語少陰則有急下者三條厥陰則有厥應下之一證明之見症故曰三陰現多下症也喻氏不知胃府有正傳遺熱之辨但將三陽合陽明三篇竟將三陰陽明僅附三條於下篇之末且曰轉陽明而加一轉字則混甚矣夫三陰之邪能轉陽明即能轉太陽矣無怪乎首醫以再作經一語謂六經傳盡復轉太陽以及陽明也愚謂陽明病但當辨其經府病經者從太陽之汗例可也從少陽之和例亦可病府者太陽單症亦有表解當下之法少陽單

感六者遺熱可下之時況陽明兼感乎推而至于傷寒之三陰六等不然此余之不避委曲細猜傷經傷麻及遺熱之路顧使天下之讀陽明論者知喻氏之分上中下三篇不過俗人割裂王維之画且知其与太陽之明決然禁下少陽之明決然汗下兩禁之不足信而已矣

乙　陽明病脈遲汗出多微悪寒者表未解也可発汗宜桂枝湯

二　陽明病脈浮無汗而喘者発汗則愈宜麻黄湯（柯註并下條）

柯　此陽明之表証表脈也二証全同太陽而属之陽明者不頭項強痛故也要知二方専為表邪而設不為太陽而設見麻黄証即用麻黄湯見桂枝証即用桂枝湯不必問其為太陽陽明也若悪寒一罷則二方在所禁矣

喻　仲景此二條之文前條云風未解後條即不云寒未解者互文也前條云宜発汗後條云発汗則愈者亦互文也蓋外邪初入陽明用桂枝

陽明上篇　五

湯解肌則風邪仍從衛分出矣用麻黄湯發汗則寒邪仍從營分出矣營分之邪深於衛分且從外出而愈則衛分更不待言矣論中無用互文要其明文義大率若此

（爲）此太陽之經邪傳入陽明之經而未及胃府者也陽明病指壯熱畏微而言非槩指渴而惡熱也以渴而惡熱為胃府受邪之病且與下文微惡寒者稍異矣陽明之本脉當緩陽明之病脉當大今獨見遲經曰遲為在藏似乎裡陽虛弱不宜於用汗矣陽明之自汗有二一則熱入陽

一則熱邪在肉不能蒸發煙湿衣被出太陽之營陰而為汗者

明之府如鍋中熱飯蒸出水穀之氣而為汗者此處之汗殆指陽明經熱偏出太陽之營陰再其竅妙在煩渴與不煩渴為辨也夫病邪多半在陽明之經而所出者仍是太陽不攝之汗故微惡寒而表未解桂枝解肌正從肌肉之分而託出故宜蓋謂脉不大而遲雖似不可汗之證但熱攜汗出則脉遲却是因汗出太多之故而非真遲為在裡也故可

發汗。此條於脈遲上加一雅字自明。此風裡寒表寒外持而風熱無從出之路，故遲。其外鼓之餘力，因而溢入陽明之經者也。外鼓有力，故太陽之表邪表症全然不減，溢入陽明，則其經原有拒邪之力，故只消發汗以通其表氣，則陽明二三分之邪，與太陽通体俱釋矣。或問曰：脈症全是太陽，方藥大行發汗，長沙首揭之曰陽明病，不知更有何法於視而知其爲太陽未減陽明病邪。荅曰：微哉問也。彼陽明外症，不但身熱汗自出，不惡寒，反惡熱乎。三症具而陽明之經氣始爲受邪，則太陽症中之初犯陽明者，還亦以三症辨之耳。夫初熱之時壯熱，久熱之似覺微耳。太陽之蒸熱在表也，初熱之似微，久熱之而熱從內出矣。陽明之鬱熱在肌肉也，假令久熱之，其炙手之熱與初熱無間，可知太陽兼陽明之熱矣。無汗者太陽之寒，因汗出者陽明之熱化，假令身雖無汗而有欲汗之躁煩，可知太陽與陽明各持其半矣。凡寒者不甚露

陽明上篇　夫

於外故寒傷太陽之表者必惡寒凡熱者不喜覆於內故熱入陽明之裡者必惡熱便令欲親衣被而又去之可知太陽与陽明各逞其情性矣總之四診之下全在天机動處故曰獨見若神

三 陽明病能食者為中風不能食者為傷寒

析 太陽主表病情當以表辨陽明主裡証雖在表病情仍以裡辨此不特以能食不能食别風寒更以能食不能食審胃家虛實也要知風寒本一體隨人胃氣而别此條本為陽明初受表邪先辨胃家虛實為胃家提綱使其着眼處不是為陽明分中風傷寒之法也

喻 風則傷衛寒則傷營一定之理是則足三陽經太陽行身之背陽明行身之前少陽行身之側皆可言營衛受邪何仲景於陽明經但以能食不能食分風寒而不以營衛分風寒耶蓋營衛交會於中焦論其分者之名則營為水穀之精氣衛為水穀之悍氣論其同出之源混為一

氣何由分其孰虛實孰為衛哉惟風為陽之能消穀故能食寒為陰之不能消穀故不能食以此而辨風寒之邪庶幾確然有據耳仲景析義之精若此此習矣不察者何、

（高）陽明病指經邪而言胃中陽氣先足之人則胃陽與衛陽俱滿雖風邪能傷之、而寒邪不易入也故能食者、因胃陽有餘、知其所病為中風矣胃中陽氣不足則内虚、而與外寒相合、故不能食者、因胃陽不足、知其所病者為傷寒也、

四 陽脉微而汗出少者為自和也汗出多者為太過陽脉実因發其汗出多

三 者亦為太過太過為陽絶于裡亡津液大便因硬也

（柯）陽明主津液所生病者也因妄汗而傷津液致胃家実耳桂枝症自汗自汗多則亡津麻黄症本無汗發汗多亦亡津此雖指太陽轉属然陽明表証有之

陽明上篇　七

（論）陽微者中風之脈陽微緩也陽實者傷寒之脈陽緊實也陽絶即亡津液之互辭仲景每於亡津液者名爲陽本文陽絶於裡亡津液大便因鞕甚明註家認作汗多而陽亡於外大謬　傷寒發太陽膀胱經之汗即當顧慮陽氣以膀胱主氣化故也發陽明胃經之汗即當顧慮陰津以胃中藏津液故也所以陽明多有熱越之證謂胃中津液隨熱而熱越于外汗出不止耳然則陽明證不論中風傷寒脈微脈實汗出少而邪將自解汗出多則陰津易致竭絶業醫者可不謹持其柄而用重劑發汗以劫人之津液耶觀仲景於太陽發汗之重劑以青龍名之可見亢旱得之則爲甘霖若淫雨用之則沉竈產蛙傷禾害稼者載胥及溺已耳此陽明所以有桂枝麻黃湯證而無大青龍湯證也噫微矣哉

（問）陽脈是就浮說抑指關上也陽脈之微實表氣盛衰之應太過者失

中之義也蓋謂浮而在外之陽脈微者一則衛氣衰薄一則表邪向裡
之診支衛氣衰薄豈致不能收攝營陰表邪向裡每多熱蒸汗出今脈
微而汗出反少則陽微而表邪內向而汗少為熱蒸無力故知自和若
陽脈微而汗出多則脈微又因汗多氣泄所致故曰太過傷起初因陽
脈實而大發其表因致汗出太多者亦為太過總見因熱自汗後當及
時或用藥發表法者分寸反汗則過中失正而陽絕於胃乾便硬所
由然也　喩氏謂陽微陰實乃風寒之脈未是

五　問曰陽明病外證云何答曰身熱汗自出不惡寒反惡熱也
柯　陽明主裡而亦有外證者焉者謂中而形諸外非另有外證也胃實之
外見者其身則蒸蒸然裡熱熾而達於外與太陽表邪發熱者不同其
汗則濈濈然從內溢而無止息與太陽風邪為汗者不同表寒已散故
不惡寒裡熱閉結故反惡熱只因有胃家實之病根而見身熱自汗之

外証不惡寒反惡熱之病情。然此但言病机發見。非即可下之証也。宜輕劑以和之。必讝語潮熱煩躁脹滿諸証兼見。纔爲可下。四証是陽明外証之提綱。故胃中虛冷亦得稱陽明病者。因其外証如此也。

(喻)以其雜陽明中風之外証。正兼太陽也。

(高)註見本篇二條。

六問曰何緣得陽明病。答曰太陽病若發汗若下若利小便此亡津液胃中乾燥因轉屬陽明。不更衣內實大便難者此名陽明也。

(柯)此明太陽轉屬陽明之病。因有亡津液之病机。成此胃家實之病根也。按仲景陽明病机其原本經脈篇主津液所生病句來。故雖有熱論中身熱鼻乾等症。總歸重在津液上。如中風之口苦咽乾鼻乾不得汗身目黃小便難皆津液不足所致。如腹滿小便不利水穀不別等証亦津液不化使然。故仲景諄諄以亡津液爲治陽明者要也。

喻 以此辨陽明中風之裡証　此屬正陽之明可下當置中篇以全文
不便割裂讀者識之可也

宮 上條言陽明之表証此言陽明之裡症但此條正所謂太陽遺累之
陽明犯待經之正例者是也

七

問曰病有一日得之不發熱而惡寒者何也答曰雖得之一日惡寒將自
罷即自汗出而惡熱也

柯 陽明受病當二三日發上條是[指中篇六條]指只已發熱言此則追究一日前未
發熱時也初受風寒之日尚在陽明之表與太陽初受時同故陽明亦
有麻黃桂枝証二日來表邪自罷故不惡寒寒止熱熾故汗自出而反
惡熱兩陽合明之象見矣陽明病多從他經轉屬此因本經自受寒邪
胃陽中發寒邪即返又從熱化故耳若因亡津液而轉屬必在六七日
來不在一二日間本經受病之初其惡寒雖與太陽同而無頭項強痛

陽明上篇　九

為可辨○即發熱汗出亦因太陽桂枝証○但不惡寒反惡熱之病情○是○陽○明○一○經○之○樞○紐○本經受邪有中面中膺之別○中面則有目疼鼻乾○邪氣居高○即熱反勝寒○之邪未能一日遽止○此中於膺○部位近於胃○較近寒最捷○

喻以此辨陽明傷寒之外証○正兼太陽也

高論經氣陽明在太陽之內一層○論府位胃口在胸分之下一層○故皮毛之外感○口鼻之內感○皆不能越太陽而飛渡陽明○故得之一日惡寒在○太陽未罷也○得之一日惡寒六字當作一句○因太陽受邪而陽明之經氣素弱○不能守禦○故不待于太陽而即入陽明○此惡寒自罷而即惡熱也 此條是正言太陽傳陽明之經

八 問曰惡寒何故自罷○答曰陽明居中土也○萬物所歸○無所復傳○始雖惡寒二日自罷○此為陽明病也

衍 太陽病八九日尚有惡寒證若少陽寒熱往來三陰惡寒轉甚非發
汗溫中何能自罷惟陽明惡寒未經表散即能自止與他經不同故雖
惡寒二句語意在陽明居中句上夫知陽明之惡寒易止便知陽明爲
病之本矣胃爲戊土位處中州表裡寒熱之邪無所不歸無所不化皆
從燥化而爲實實則無所復傳此胃家實所以爲陽明之病根也
略 以此辨陽明傷寒之裡證 此屬正陽陽明可下 已上八條見仲景卷
太陽傳入陽明之證其辨謂之法即少變太陽之定例矣蓋太陽有營
衛之兩路風則傷衛寒則傷營而陽明則營衛雖以辨別辨之全轉於
脉與證風邪之脉傳至陽明則緩去而遲在寒邪之脉傳至陽明則緊
去而浮在風邪之脉輕高而上前者風邪本微殊無內向之意雖汗出
少而不爲過也寒邪之脉已至於實則將去太陽而成可下之證故發
其汗太多反爲過也如此辨別讀者猶不必苑闌詞即至其辨證則以

能食不能食為辨蓋陽邪能化穀陰邪不能化穀之義也又設四問以辨風寒之在表在裏而定汗下之權衡何其明且悉也繇是推之病已傳經而太陽邪有未盡其用桂枝麻黃二湯即當慎小其劑不可使太過明矣太陽邪已盡其用承氣諸湯即當獨斷從事不可使不及又明矣

向經言一脈分為二病謂營衛不同也是則十二經脈中以營衛之故分為二十四病矣乃仲景於陽明一經獨以能食不能食分營衛至于少陽以後更不申營衛之辨其義何居荅曰明哉問也道之原也叔和以後諸賢俱有未徹果識合經增有營衛昌為將仲景少陽經之文編入太陽經中矣後人更添蛇足謂邪至陽明則已過營衛乎復可言果然則邪至少陽與三陰其過營衛不更遠乎靈樞謂營氣起於中焦衛氣起於下焦而行至中焦是則中焦胃中正是營衛所起之源混然未分而外入之風寒自難辨別也至於少陽以下諸經內經明有一

脈分為二病之旨仲景可以不贅況既先中衛其傳經必不特中于營既先中營其傳經必不特中于衛然則能合為中風不能合為中寒自可由陽明而類推三陰各經矣此等要須細心體會畧一鹵莽謬迷矣

㊟嘉 邪傳陽明之經則從經而傳少陽且逸及三陰矣邪入陽明之府則坐定中土而為生死吾所之路故曰無所復傳然則太陽不怕傳陽明之經最怕傳陽明之府以傳入陽明之經雖復逸過少陽其勢頗緩且主小柴胡而生者多傳入陽明之府雖止囊括一耍其勢甚急且先用大承氣而死者不少我故曰陽明見少陽症為可喜者即指此也　此与上條俱言正傳陽明之例但上條言傳經而此言傳府耳

九

本太陽病初得時發其汗汗先出不徹因轉屬陽明也

㊟柯 徹止也即汗出多之互詞

喻　發其汗兼解肌發汗二義汗出不徹則未得如法故和不服而轉入
陽明也

高　此上正信之例氏太陽病時医家當相病人之強弱病勢之盛衰以
斟酌汗劑之輕重如大青麻黃桂麻各半桂二麻一桂二越一之類則
當病而解矣若病輕人弱而過劑陽虛者則亡陽虛甚者則成本篇六
條亡津液之症所謂太陽遺累之陽明是也和盛人強而不及劑則其
汗不能透輝出表反為太陽之邪勝陽明之表熱故曰汗出不徹轉屬
陽明　應從長沙之用轉字俱是從外入内之義与喻氏之從三陰言
轉陽明者異矣也

此條文義三家俱以解不徹
柯氏以過汗亡津液解而遺徹
字解徹而心未安高氏以不
透解然如何例亡津液而
屬陽明喻氏以不如法解然
似草率

十　太陽病若吐若下若發汗微煩小便數大便因硬者与小承氣湯和之愈

柯　此亦太陽之壞病轉屬陽明者也微煩小便數大便當不當硬因妄
汗亡津液而硬也用小承氣和之潤其燥也此見小承氣亦和劑不是

下劑

（喻）微煩小便數大便因鞕皆是邪漸入裡之機故用小承湯和之少變不可下之例然曰和則與用下之意不同矣

（高）此條即太陽遺累之陽明當承本篇第六條來胃氣和乾宿糞不実故只須厚朴之降枳実之散与大黄之寒下之相配則熱散癖行而津液不得傷耗矣芒硝鹹寒軟堅而腐物以其未能堅硬故去之若津液既乾宿食不去熱氣未舒久則愈乾愈実必成大承氣症故擊其半渡耳

十一

傷寒吐後腹脹滿者与調胃承氣湯

（柯）調胃承氣吐後腹脹滿是妄吐而亡津液以致胃実而腹脹吐後上焦虛可知腹雖脹滿病在胃而不在腸當和胃氣而枳朴非其任矣

（喻）吐後而腹脹滿則邪不在胃其為裡実可知然但脹滿而不痛自不

宜用急下之法少与調胃承氣可耳此亦和法非下法也觀正陽之明篇中腹滿不減減不足言此是之急止言當下自可類推

（高）吐能提氣吐後腹脹滿是胃中之陽氣上浮而無下通之勢故以調胃之微溏者下陶之与吐後煩熱用降下之梔豉湯同意但梔豉開胷此則調胃地位既異且胷則惟需熱之氣故只消以梔豉降之胃則必兼停滯不得不取硝黃以擊之耳其曰承氣者蓋承上接也腸胃之府垢遞次傳下惟氣能送之之故今氣不能送故以藥承接之与大小承氣同義曰調胃者蓋芒硝之性軟堅而精細軍師之智也大黃之性直行而痛快大將之勇也德和於甘草之平緩則智名勇功俱化於監軍之仁慈愷惻中矣　喻氏既曰裡實又曰非下法也夫既裡實安得不用下法乎總由不知此方爲順氣之劑耳

十二　陽明病心下硬滿者不可攻之攻之利遂不止者死利止者愈

痞滿字

十二

此上條指臍下而大心下石硬者也屬前者以之不令盡汗屬府者不令復數諸出大便硬汗多則熱盛汗少則便難脈遲者亦可攻者論部全

（柯）陽明證具而心下硬有可攻之理矣。然硬而尚未滿、是熱邪散漫胃中、尚未乾也。妄攻其熱、熱去寒起、移寒於脾、實反成虛、故利遂不止也。若利能自止、是其人之胃不虛而脾家實、腐穢去盡而邪不留、故愈。上條熱既屬藏、利於急攻、所以存津液也。此熱邪初熾、禁其妄攻、所以保中氣也。要知腹滿已見太陰一班、陽明太陰相配偶、胃實則太陰轉屬陽明、胃虛則陽明轉屬於太陰矣。此仲景大有分寸處、診者大宜着眼。

（喻）心下硬滿、邪聚陽明之膈、已兼太陽也、故不可攻。攻之利不止則邪氣未盡、真氣先脫、故主死也。利止則邪去而真氣猶存、故自愈也。

（高）陽明病、當就經府俱病而言。心下硬滿、明係太陽經中胃分之陽氣而裡陰痞塞之處、陽明之治例、先表後裡、與太陽同。蓋太陽表解後方可攻裡、與陽明之經解後、方可攻府、其理一也。今陽明之經府俱病、既

陽明上篇

十三

屬不可攻府之候，却又太陽背分以陽虛之故而痞塞硬滿，則其胃中之陽虛可知。第一證之胃陽欲絶，而陽明之經邪陸續入胃以乘其無関鎖之勢，与太陽之誤下而致協熱之利頗同。利不止者陽氣下脫而不復任攻，死；利止之愈可推矣。

十三 傷寒嘔多，即有陽明證，不可攻之

(柯) 嘔多是水氣在上焦，雖有胃實證，只宜小柴胡以通液，攻之恐有利遂不止之禍。要知陽明病津液未亡者，慎不可攻。蓋腹滿嘔吐是太陰陽明相関證。胃實胃虛是陽明太陰分別處。胃家實，雖變證百出，不失為生陽。下利不止，參附不能挽回，便是死陰矣。

(錫) 嘔屬太陽，嘔多則太陽未除，雖有陽明證，症在所不計，故戒攻下。

(高) 嘔為胃府之寒，亦為太陽之症未罷，陽明症指腹中脹滿而言。胃寒不宜攻下，攻下則痞悲。太陽之症未罷，不可攻下，攻下則结聚，故戒。

上焦不是指太陽熱邪若指疑似仲景宗旨皆以熱邪識之中而思耳
十三

十四

食穀欲嘔者屬陽明也吳茱萸湯主之得湯反劇者屬上焦也

〔柯〕胃熱則消穀善飢胃寒則水穀不納食穀欲嘔固是胃寒服湯反劇者以痰飲在上焦為患嘔盡自愈非謂不宜服也此與陽明不大便服柴胡湯胃氣因和者不同　吳茱萸湯　吳茱萸溫中散寒則吐利可除人參安神定志則煩躁可止薑棗調和營衛則手足自溫頭痛自瘳矣

〔論〕此條復辨嘔有太陽亦有陽明本自不同若食穀欲嘔則屬胃寒與太陽之惡寒嘔逆原為熱瘀者相遠正恐誤以寒藥治寒嘔也然服吳茱萸湯轉劇者仍屬太陽熱邪而非胃寒明矣

〔高〕太陽之嘔在胸分為邪氣欲偏胃口而胃府格拒不受之症故曰上焦陽明之嘔是胃府虛寒虛則力不能運寒則氣不能化如重車不勝載而有覆傾之象也食穀欲嘔是不食則不嘔明係胃陽明之胃府虛寒而不能載故以吳茱萸之辛熱而降生薑之辛溫而散扶其中土之

陽明上篇　十四

陽而鎮安其下迫陰逆之氣且以人參大棗之甘温補其虛耳若以陽反劇是增補其中迫欲上之氣而胃分之邪又壓之而不得伸故愈見格拒而欲嘔反劇矣豈非病在太陽之上迫乎是宜表散之中大加半夏之爲當矣

十五 陽明中風口苦咽乾腹滿微喘發熱惡寒脉浮而緊若下之則腹滿小便難也

(按)本條無目疼鼻乾之經病又無尺寸俱長之表脉微喘惡寒脉浮而緊與太陽麻黄証同以口苦咽乾又似太陽少陽合病更兼腹滿又似太陽太陰而咸他經形症互呈本經形証未顯何以名爲陽明中風耶以無頭項強痛則不屬太陽不耳聾目赤則不屬少陽不腹痛自利則不屬太陰是知口爲胃竅咽爲胃門腹爲胃室喘爲胃病矣今雖惡寒二日必止脉之浮緊亦潮熱有時之候也此爲陽明初病在裡之表津液

素虧。故有是証。若以腹滿爲胃實而下之。津液更虧。腹必滿而小便難
必大便反易矣。此中風猶中寒。胃実猶胃虚。初能食而後反不能食之
机也。傷寒中風。但見有柴胡一証便是。則口苦咽乾。當從少陽証治。脈
浮而緊知。當曰弦矣。

（喻）此條陽明中風。俱該傷寒而言。俱太陽未除之候。但以腹滿一端知
爲熱入陽明。然終與大実大滿不同。若誤下則外邪乘虛內陷而腹愈
滿矣。小便難者亡津液也。

（尚）此是三陽之明。當屬併病。且係病經而不病府者也。蓋口苦咽乾爲
少陽。腹滿微喘爲陽明。發熱惡寒脈浮緊爲太陽。久病經不病府之理
已詳篇首總辨。惟不病府。故不隔陽明中土。歸無所復傳之癥。惟單病
經。故從隧道遇三經而見諸症。治宜小柴合桂麻各半湯爲合。若誤
下之則責胃府之無辜而腹愈滿矣。夫下後之腹滿有二。一則裡虛而

陽明上篇　　十五

表邪犯府其實與結胷同一則正虛而下陷動膈其實與痞症同但曰腹滿兼此二者而言也小便難者津液亡於誤下故耳

十六 陽明病脉浮而緊咽燥口苦腹滿而喘發熱汗出不惡寒反惡熱身重若發汗則躁心憒憒反譫語若加燒鍼必怵惕煩躁不得眠若下之則胃中空虛客氣動膈心中懊憹舌上胎者梔子豉湯主之若渴欲飲水口乾舌燥者白虎加人參湯主之若脉浮發熱渴欲飲水小便不利者豬苓湯主之

柯 脉症與陽明中風同彼以惡寒故名中風此反惡熱故名陽明病陽明主肌肉熱甚無津液以和之則肉不和故身重此陽明半表裡證也邪已入腹不在營衛之間脉雖浮不可爲在表而發汗脉雖緊不可以身重而加溫鍼胃家初實尚未燥硬不可以喘滿惡熱而攻下若妄汗之則胃液虛故躁心液亡故昏昧而憒憒胃無津液故大便燥硬而譫語也若妄加溫鍼是以火濟火故心恐懼而怵惕土水皆因火侮故煩

周 浮緊傷寒脉也何以爲熱病以其發熱身反惡熱不惡寒也又何以獨言陽明以身時汗無上焦邪以胃熱且腹滿而喘種種皆陽明症也然咽燥兼少陽症耶不去陽明而從出之途少陽其伏藏之地矣既陽明熱病豈可又爲發汗豈正以身時肌表本開人本多汗邪風襲入故壞證反因而無汗故身之風脉發反是令之寒脉也亡云汗出而脉亦浮緊本正因浮其有力熱邪發而然也若不去此以辛熱汗之耗其津液必至躁妄昏昧火劫溫針燥其陰血必至驚擾無寐下之必亡其陰必至胃

覆邪陷心中懊憹此皆誤治
將何以執之乎觀其上條謂
其列外邪皆在以梔子解熱
香豉去邪是為合法若渴
欲水飲口乾舌燥者其和邪
亦入裡以白虎湯為治加人參
者以護津液而津液大傷也謂使
脈浮者而浮去發熱渴欲飲水小
便不利則其浮虛而其熱已
入膀胱矣入膀胱者自不能以
四苓之而主以猪苓耶傷寒之
小便不利特於氣分無痛之
小便不利由於血分者也因邪
熱既深耗液日久故主以猪
膠補虛滑石利熱而無厭
於自求也

躁而不得眠也陽明中風病在氣故不可妄下此既見胃實之證下之
亦不為過但胃中以下而其虛陽滿汗出惡熱身重等證或躁而鄭之
客上且在必不因下而陰收動於膈而心中懊憹不安也病在陽明以
安汗為重妄下為輕其上膈句須上四五來不惡反惡皆由心生懊了
怵惕懊憹之象皆心病所發故當以其驗之其為心之外候心熱之徵
甚與膈之厚薄氣之深淺為可徵也梔子豉湯主之是總結上四五證
要知本湯是胃家初受雙解表裡之方不只為誤下後立法蓋陽明初
病不全在表不全在裡諸證皆在裡之半表間汗下溫鍼皆在所禁將
何以治之惟有吐之一法為陽明表邪之出路耳然病在胸中宜瓜蒂
散此已在腹中則瓜蒂散不中與也梔子豉湯主之外而自汗惡熱身
重可除而喘滿咽乾口苦自解矣　陽明之有梔豉湯猶太陽之有
桂枝湯既可以驅邪亦可以救誤上焦得通津液得下胃氣因和耳白
陽明上篇　　夫

上段是陽邪自表入裡中段則何以入深
之症如咽燥口苦之症之症在裡者手悲懊憹
怵惕煩躁難眠入胃者煩渴燥渴欲飲
是邪已入胃者未燥硬用白虎加人參
湯胃中大渴煩躁元氣未至不得汗出未
三法矣
中段跟上段諸症此段又跟中段
所以未連用五苓當用仲景後
法之樂病之詳梔豉湯所不及者白
虎湯從之白虎湯所不及者豬苓
湯從之此陽明起手之三法所謂
者總為胃家惜津液既不欲令胃
燥亦不肯令水漬入胃耳

病所治皆陽明燥症，此尤難知，揭為主方，信為者是脈證全同五苓。彼以太陽寒水利于發汗，汗之出則膀胱氣化而小便行，故利水之中仍兼發汗之味。此陽明燥土最忌發汗，汗之則胃亡津液而小便更不利，所以利水之中仍用滋陰之品。二方同為利水，太陽用五苓者，因寒水在心下，故有水逆之證，桂枝以散寒，白朮以培土也；陽明用豬苓者，因熱邪在胃中，故有自汗證，滑石以滑土，阿膠以生津也。散以散寒，湯以潤燥，用意微矣。二方皆是散飲之劑。太陽轉屬陽明者，其渴當在上焦，故仍用五苓入心而生津；陽明自病而渴者，本于中焦，故又藉豬苓入胃而通津液。

（喻）發熱以上與前條同，而汗出不惡寒反惡熱，身重四端，則皆陽明之見證。所以汗下燒鍼俱不可用，而舌上胎則膈熱甚，故湧以梔子豉而徹去其膈熱，則治太陽而無得陽明矣。若前症更加口乾舌燥，則宜用

白虎湯以解熱生津更加小便不利則宜用猪苓湯以導熱滑乾也
（圓）此亦三陽之明也言三陽併病只宜重在少陽用小柴胡湯以速經
解表為是況此症之陽實陰弱汗下燒鍼猶在所禁乎蓋理腹滿而喘
發熱汗出不惡寒反惡熱之陽明病若脈浮緊而太陽不解咽乾口苦
而少陽兼見者此不得從太陽陽明為治矣且身重是陽氣衰微之症
汗出是陰津竭少之診若從脈之浮緊起見而誤發其汗則陽氣愈虛
而有欲亡之象故躁胃府營陰虛於誤汗而心中之神明失從息之源
故燥濇而憒憒反譫語若前症既具即使不用表藥但加燒鍼以傷其
汗則心中之陽神既怯且熱將散亂而浮於衛表故怵惕而不得眠若
前症既具從腹滿等症起見而誤下之胃中之陽氣其虛則呼吸之客
氣動膈矣又津液枯燥則心中懊憹虛火上浮則舌胎上見故以苦降
而走胆中之梔子瀉升浮之火以滋陰而能解熱毒之香豉潤乾燥之
陽明上篇　　十七

煩也若渴欲飲水口乾舌燥則乾熱尤甚以大寒重鎮之白虎葛梔豉
加以大補津液之人參則救水抑火之力有更進矣脈浮以下三症主
猪苓湯者尤仲景之特見若神也若脈浮發熱似表症渴欲飲水似在
裡之上症小便不利似在裡之下症今從小便不利一症則知渴欲飲
水係赤熱之小水擾亂裡熱以致渴欲飲水之裡熱內襯外托故發脈
浮發熱猪苓之淡滲滲濡以甘膠之滋潤監以滑石之分理使以澤瀉之
直透水中與五苓之抽底平面同功而貴用故小便利而大渴除內火
清而外熱自斂矣　或問曰子言本湯與五苓同功而貴用支利小水
解渴除表熱所謂同功者人參知之請問貴用在何予曰二湯有毫厘
千里之辨只在陰陽上下間耳五苓症是熱傷真陽故用术桂以醒脾
以崇土也猪苓症是熱傷真陰故用膠滑以鎮浮以勵水也且五苓之
滲洩注意在上中二焦清水之源也猪苓之滲洩注意在中下二焦滑

水之流也二湯可鉄用乎觀下條渇多而渇胃中乾燥加胼滑之猪苓湯且不可與況朮桂之五苓耶可不慎歟

十七陽明病汗出多而渇者不可與猪苓湯以汗多胃中燥猪苓湯復利其小便故也

周注渇而小便不利本當用猪苓湯今汗多在所禁也此與傷寒入府不令溲數同意蓋邪出陽明已劫其津液汗出復多更耗其津液津液曾幾當可下奪耶當以白虎加人参去其熱則小便不利者津回而自利矣

柯陽明病至在亡津液飲水多而汗不多小便不利者可與猪苓湯利之若汗出多而大便燥飲雖多即善小便不可利之要知猪苓湯本為陽明飲多而用不爲利水而用也不可與猪苓湯即屬脈者不令溲數之意以此見陽明之用猪苓亦仲景不得已之意矣汗多而渇当白虎湯胃中燥当承氣湯具在言外

喻太陽症中有用五苓散兩解表裡一法矣而太陽入陽明症中復有猪苓湯導熱滋乾一法然汗出多而渇者不可服蓋陽明胃経主津液者也津液充則不渇津液少則渇矣故熱邪傳入陽明必先耗其津液

陽明上篇　六

加以汗多而奪之於外，復利其小便而奪之於下，則津液有立亡而已，

故示戒也。

高註併下節

十八

太陽病，寸緩關浮尺弱，其人發熱汗出，復惡寒，不嘔，但心下痞者，此以醫下之也。若其不下者，病人不惡寒而渴者，此轉屬陽明也。小便數者，大便必硬，不更衣十日無所苦也。渴欲飲水，宜少與之，但以法救之。渴者，宜五苓散。

利 此病機在渴，以桂枝脈證而兼渴，其人津液素虧可知，小便數則愈消渴矣。以此知大便雖硬，是津液不足，不是胃家有餘，即十日不便而無痞滿硬痛之患，亦何爲承氣證。飲水利水，是胃家實而脈弱之正治也。不用猪苓用五苓散者，以表熱未除故耳。此爲太陽陽明之併病，餘義見五卷證中。

喻 寸緩關浮尺弱發熱汗出復惡寒純是太陽未罷之症也設非誤下
何得心下痞結耶如不誤下則心下亦不痞而太陽症必漸傳經乃至
不惡寒而渴邪入陽明審矣然陽明津液既偏滲於小便則大腸失其
潤而大便之硬与腸中熱結自是不同所以旬日不更衣無苦也以
法救之救其津液也与水及用五苓即其法也　五苓利水者也其能
止渴而救津液者何也蓋胃中之邪熱既隨小水而滲下則利其小水
而邪熱自消矣邪熱消則津回而渴止大便且自行矣正内經通因通
用之法也前條汗出多而渴者不宜用猪苓湯者驅津液此為仍有汗
仍渴但汗出不至于多而渴亦因熱燬其津液方且欲耗未耗之界故
与水而用五苓為合法也今世之用五苓者但知水穀偏注於大腸因
之利水而止泄至於津液偏滲於小便用之消熱而回津者則罕故併
及之

陽明上篇　　十九

(寓)太陽病有因誤下而似陽明者。不可作陽明治也。如此係是轉屬
陽明的細症。小便數以下，正是俗法喻註舛錯，蓋謂太陽病寸緩關浮
尺弱之脈。發熱汗出之症。与陽明頗同。但太陽惡寒与陽明之惡熱有
異耳。今脈証雖似陽明。而惡寒仍在。太陽無疑。但陽明多嘔，今又不嘔，
則陽明又似無根柢之力而受邪矣，且心下有痞与誤下而表邪內陷
相類，故知病在太陽。其似是而非之陽明，以醫下之故，太陽仍在而僅
畧襄于內陷耳。此豈可以陽明之例治之耶。若太陽病未經下過，却又
不惡寒而渴，不惡寒是極邪轉屬陽明之徵。渴是極邪轉屬陽明之確。
總是陽明正病。小便數者。極邪內爍之症。故大便必硬。不更衣十日句。
不欲急下之意。殊寬其期以俟燥硬耳。与宜急下者有辨。蓋陽明經府
之病。必俟經解後方可攻裏。然言經邪未解。雖俟之十日無害。少与水
者，即太陽上篇二十條和胃氣之意，以法救之，所該甚廣，如相其虛實

試以調胃之類，究止与水及五苓而已。或問曰：十日不更衣，子言究其期以俟成硬，与他経之宜急下去者，有辨待向何説耶。答曰：太陽正待陽明之府者，下之惟恐太早之，則経邪入府，他經遺熱陽明之府者下之，惟恐或遲之，則胃吸腎精，俱能致危篤之候，故用下之法於陽明條中，反有多少叮嚀，而于三陰，卻是一番直捷耶。

十九　陽明病，脈浮而緊者，必潮熱發作有時，但浮者，必盜汗出。

（柯）陽明脈証与太陽脈証不同，太陽脈浮而緊者，必身疼痛，無汗，悪寒發熱不休，此則潮熱有時，是悪寒將自罷，將發潮熱時之脈也。此緊反入裡之謂，不可拘緊則為寒之説也。太陽脈但浮者必無汗，今盜汗出，是因於内熱，且与本経初病但浮無汗而喘者不同，又不可拘浮為在表之法矣。脈浮緊，但浮而不合麻黄証，身熱汗出而不是桂枝脈，麻桂下咽，陽盛則斃耳。此脈從經異，非脈從病反，要知仲景分經辨脈，勿専據

陽明上篇　二十

脉談症○

喻 陽明脉之浮緊即太陽寒傷營之脉也單浮即太陽風傷衛之脉也
但傷至陽明仲景不欲以營衛雜病而姑變其文耳至于太陽證有未
罷各條雖惡寒恐未明再舉潮熱及盗汗陽明之必至者辨之確然無
疑矣從前注解皆有斷章取義而不会其大意不知脉緊与潮熱脉浮
与盗汗相的對之症也不過藉以辨陽明八九太陽一二之候耳至謂
浮為陽盛陽盛則陰虛陰虛則盗汗出節外生枝幾乎説夢矣
高 言不惡寒而但惡熱等之陽明病脉宜在三四歲之中而見洪緩者
為合今浮而且緊是病脉不浮符投知浮為陽明之浮浮緊為陽明之
浮緊夫陽明之浮○是邪氣向表○有欲解之象○陽明之緊○又是邪氣凝結
之徵○乃浮緊並見以知其潮熱浮以知其但發作有時耳若不緊而
但浮則是陽明之熱氣外蒸醒則衛氣出以包舉眠則衛氣一伏而汗

出如盜矣嗚呼即一陽明之脈指之、真啟我以無窮之悟矣　仲景於
太陽條中每從營衛言風寒至陽明以內五經則絕然不提自有妙理
喻氏每々纏擾令人可厭蓋營者陰之華也衛者陽之苗也陰陽根於
少陰兩腎歷傳藏府至陽明胃中氤氳一變結為醴泉珠露磅礴太陽
是為營衛故則太陽中之營衛陰陽之變相五經之陰陽營衛之前身
於太陽稱營衛者以營衛雖出之氣血而實不得名之為氣血耶若陽
明以內五經現在只是氣血而必經營衛字樣無從樹皮草根中覓花
與果之見也

辛陽明中風脈弦浮大而短氣腹都滿脇下及心痛久按之氣不通鼻乾不
得汗嗜臥一身及面目悉黃小便難有潮熱時々噦耳前後腫刺之小差
外不解病過十日脈續浮者與小柴胡湯脈但浮無餘症者與麻黃湯若
不尿腹滿加噦者不治

陽明上篇

廿

析 本條不言發熱，看中風二字便藏表熱在內，外不解即指表熱而言，即暗伏內已解句。病過十日，是內已解之互文也，當在外不解句上。無餘症句接外不解句來。刺之是刺足陽明，隨其實而瀉之。少差句言內證俱減，但外證未解耳，非刺耳前後其腫少差之謂也。脈浮弦者，前之浮大減小而弦尚存，是陽明之脈證已罷，惟少陽之表邪尚存，故可用小柴胡以解外。若脈但浮而不弦大，則非陽明少陽脈，無餘證，則上文諸證悉罷，是無陽明少陽證，惟太陽之表邪未散，故可與麻黃湯以解外。所以然者，以陽明居中，其風不是太陽轉屬，而是少陽轉屬，兩陽相熏灼，故病過十日而表熱不退也。無餘證可憑，只表熱不解，法當憑脈，故弦浮者可知少陽轉屬之遺風，但浮者是太陽轉屬之[illegible]風也。若不尿腹滿加噦，是接耳前後腫來，此是內不解，故小便難者竟至不尿，腹部滿者竟不減，時時噦者更加噦矣，非刺後所致，亦非用柴胡麻黃後變

証也　太陽主表故中風多表証陽明主裡故中風多裡証　弦為少
陽脉耳前後脇下為少陽部陽明中風而脉証兼少陽以脇為風府故
也若不兼少陽脉証只是陽明病而不名中風矣参看口苦咽乾知陽
明中風従少陽轉属者居多　本條多中風而不言悪風亦不言悪熱
要知陽明雖悪寒二日自止風邪未解故不悪熱是陽明中風与太少不
同而陽明道経留連不解之風也与本経初中迥別也
喩此條陽明中風之証居七八而中寒之証只居二三觀本文不同汗
及用麻黄湯其義自見也然此一症為陽明第一重症何以知之太陽
症既未罷而少陽症亦兼見是陽明所至之位前後皆邪而本経之激
満流速更不待言矣蓋陽明脉本大兼以少陽之弦太陽之浮則陽明
之大正亦易衰也腹満鼻乾嗜卧一身面目悉黄潮熱陽明之症既盡
見兼以少陽之脇痛太陽之膀胱不利乃至時時噦耳前後腫則陽明

廿一

之証症正未易除也所以病過十日外証不解也審其脉症或可引陽明邪從少陽出則用小柴胡湯或可引陽明之邪從太陽出則用麻黄湯方合用法若不應腹滿加噦則真氣垂危更無力可送其邪故知藥不能治也

(高) 弦為少陽脉脇下及心痛為少陽症耳前後為少陽絡浮為太陽脉鼻乾不得汗小便難外不解為太陽症大為陽明脉短氣腹滿按之氣不通身及面目黄潮熱時噦為陽明症嗜卧者陽氣内伏有傳入陰経之勢太少二陽止一二症而陽明之症獨多故曰陽明中風也脉續浮句對嗜卧説言陽氣内伏而嗜卧者今續得脉浮是氣有外出之机故可以小柴汗之矣　此條是太陽逆過陽明傳至少陽之症但太陽陽明脉症全然未罷又非傳経常例可比所謂三陽併病者是也夫三陽併病其治例原該達邪解表為順故與小柴胡湯此條正治至此已完

脉但浮二句又是治主病一法蓋併病治例有二爰病之経實則従少陽用小柴胡主併之経虚則従太陽用麻黄湯矣不愈是肺氣絶腹満是脾氣絶加噦是胃氣絶両藏一府具絶藥不能行故曰不治

廿一陽明病脉遅食難用飽飽則微煩頭眩必小便難此欲作穀癉雖下之腹満如故所以然者脉遅故也

柯 陽明脉浮而弦大為中風若脉遅為中寒為無陽矣食難用飽因於腹満腹満因於小便難煩眩又因於食飽耳食入于胃濁氣歸心故煩虚陽不能化液則清中清者不上升故食穀則頭眩濁中清者不下輸故腹満而小便難胃脘之陽不達于寸口故脉遅也金匱曰穀氣不消胃中苦濁濁氣下流小便不通身体盡黄名曰穀疸当用五苓散調胃利水而反用茵蔯湯下之腹満不減而除中発噦所由来矣所以然者蓋遅為在藏脾家実則穢（腐）自去食難用飽者脾不磨也下之則脾家愈

陽明上篇

廿三

意不化不出，故腹滿如故。

喻 脉遲則表症將除，似乎可下。然曰食不微煩，仍是外邪，即其內熱也。熱蒸食而上攻，故頭眩；小便必難者，濕熱上攻，水道必不順也。欲作穀癉者，水穀之濕因熱蒸而四迫遍身發黃，勢所必至。下之腹滿如故，病既未除，其脉之遲者愈益難復，故以為戒。註謂下之則外邪內陷，殊不切要。蓋腹滿已是邪陷，寧俟下之始陷耶？所以然者，脉遲則胃不實，徒下其糟粕，不惟無益而反害之耳。然則脉復其常，然後膀胱之氣化行，濕熱自除，穀癉自退，又不言而可知矣。

高 經曰遲為在藏，陽明病脉遲則以多汗之故，胃中津枯，而脾陽衰弱故也。食不十分用飽，則脾陽猶能圖弄食物，津液猶能滋潤化生。今脉遲而脾陽衰弱，故食難用飽；汗多而胃津傷耗，故飽則微煩也。且食飽不能運化，中土衰弱，則肝氣凌其所勝，而氣逆於上，故頭暈；肺氣不

因其脊而不得下故小便難也穀癉者腹滿實而積成低熱下之則
胃者虛客氣動腸故腹滿如故今與甘理中而用之其於脈遲者庶
几乎

廿二

陽明病若中寒不能食小便不利手足濈然汗出此欲作痼瘕必大便初
硬後溏所以然者以胃中冷水穀不別故也

(柯)胃實則中熱故能消穀胃虛則中寒故不能食陽明以胃實為病根
更當以胃寒為深慮耳凡身熱汗出不惡寒反惡熱稱陽明病今但手
足手濈汗出則津液之洩於外者尚少小便不利則津液不洩于下陽
明所慮在亡津液此更慮其不能化液矣 因瘕即初硬後溏之謂肛
門難固結而腸中不全乾也溏即水穀不別之象以痼瘕作解者謬矣
按大腸小腸俱屬于胃欲知胃之虛實必于二便驗之小便利屎定硬
小便不利必大便初硬後溏今人但知大便硬大便難不大便者為陽

陽明上篇　　　　　　　　　　　　　苗

明病之知小便難小便不利小便數少或不康者皆陽明病字

〔喻〕註謂固為堅固瘕為積聚大瘕蓋大便初硬後溏因成瘕泄瘕泄即溏泄久而不止則曰固瘕也

〔寓〕中寒中字當作如字讀即下文胃中冷是也言陽明病全賴胃中真陽充足方能格拒外邪使之不入中上若中氣寒冷則不能運化穀氣故不能食并不能分布水氣故小便不利也手足濈然汗出是胃已受邪而為風濕束痰之滋支以中寒之故而致食穀不化水飲不行將來外邪與內寒相結必至溏泄久而不止而成痼瘕矣目前縱有暫結亦必初硬後溏以胃冷不能分別水穀故知之也　喻氏曰瘕即溏泄久而不止者則曰痼瘕此本內經甚是

廿三　陽明病初欲食小便反不利大便自調其人骨節疼翕然如有熱狀奄然發狂濈然汗出而解者此水不勝穀氣與汗共併脈緊則愈

柯註輯

柯 初粥食此胃不覆於小便不利必水筆不宣矣大便反調胃不宜可知骨節疼者濕流關節也翕翕如有熱而不甚熱者燥糞中而濕生皮膚也其人胃本不虛因水氣怫鬱於胸而發故忽然汗出於穀識此汗出者水氣不穀氣俱出而為汗也脈緊者對遲而言非緊則為寒之謂

喻 此段文氣本明註謂得汗則外邪盡解脈緊且愈全非本文來意觀上二條一以小便少而成穀癉是濕熱鬱胃上攻胸膈則頭眩而身發黄一以小便不利而成固瘕是濕熱鬱胃下滲大腸則手足汗出而成溏泄此條小便反不利本當成穀癉及瘕泄之症況其人骨節疼濕勝也翕然如有熱狀熱勝也濕熱交勝乃忽然發狂濈然汗出而解者何以得此耶此是胃氣有權能驅陽明之水与熱故水熱不能勝与汗共併而出也脈急則愈言不遲也脈緊疾則胃氣強盛所以肌肉開而濈然大汗若脈遲則胃中虛冷偏滲之水不能透而為汗即手足多汗而周身之濕与熱又未能共併而出此胃強能食脈健之人所以得病易愈耶

嘉 欲食則胃壯小便不利則水蓄水氣又以胃壯而不與併大腸則水

將從何處發今骨節煩疼而有熱狀直犯水之因蓄而從其氣於骨節所以戰熱乎發在於陽氣鬱而欲發上偏胸膈以及神明也汗出而解於穀氣逆水則仍以胃壯之故之與汗共併矣脈緊就陽明而言與太陽之緊不同蓋陽明之脈本緩緊則有發憤之象故能與汗共併其水而愈

廿四 陽明病不能食攻其熱必噦所以然者胃中虛冷也以其本虛故攻熱必噦

廿五 脈浮而遲表熱裏寒下利清穀者四逆湯主之若胃中虛冷不能食者飲水則噦

(衍)初受病便不能食知其人本來胃虛與中有燥屎而反不能食者有別也噦為胃病之深者其聲噦矣　脈浮為在表遲為在藏浮中見遲是浮為表虛遲為藏寒未經妄下而利清穀是表為虛熱裏有真寒矣

表熱裡寒四字括盡本方大義本方為表熱裡寒而設必是四物以救逆之謂死四肢厥逆之謂也仲景凡治虛証以裡為重協熱下利脈微弱者便用人參汗後身疼脈沉遲者便加人參此脈遲而利清穀且不煩不欬中氣大虛元氣已脫但溫不補何以救逆乎現獲卷四逆之煩躁且以人參其寇以發卷則本方有參可知夫人參通血脈者也通脈四逆豈得無參是必因本文之脫落而仍之耳此是真傷寒証然脈浮表熱亦是病發于陽也所云漏底傷寒是也由其人胃氣本虛寒邪乃以直入脾胃不犯太少二陽故無口苦咽乾頭項強痛之象然今較此表熱尚可攻其裡寒 要知陽明病不能食者雖身熱惡寒而不可攻其熱不能食便是胃中虛冷用寒以徹表熱便是攻非指用承氣也傷寒治陽明之法利在攻仲景治陽明之心全在未可攻故讀之以胃家實相告耳

・陽明上篇

芸

表熱裡寒法當先救其裡太陽經中下利不止身疼痛者已用四逆湯不為過其在陽明之表熱不當宰制更可知矣此症比前一條虛寒更甚故不但攻其熱必噦而飲以水而亦噦矣　前云能食者為中風不能食者為中寒矣此上五條一云食難用飽一云欲食似乎指中風為言一云中寒不能食及後二條之不能食又明指中寒為言所以後人拘執其說而誤為註釋也不知此五條皆舉風寒症中之能食不能食雖胃氣之強弱非雜外邪也故五症中雖水不勝穀氣脈緊則愈一証為胃氣勝其四條俱是脈遲胃冷反為水熱所勝之症是傷寒之症皆熱症也而其人胃中虛冷者又未可一例而推蓋胃既虛冷則水穀混然無別熱邪傳入必不能遽變為實也胃不實則不可下而熱邪既入轉蒸水穀之氣蘊崇為病而下之而水熱不去徒令胃氣垂絕而作噦耳仲景一一挈出而於後條下利清穀一症主之以四逆湯則前條

之較輕者宜主之以温胃更不待言推合五條而總會其立言之意明
不至于待汗耳　門人問濈然汗出而病解乃手足濈然汗出者反作
固瘕何乎足不宜於汗耶答曰前代之業医者皆極大聰明学問之人
故仲景書為中人以上舉一隅能以反三隅者設也胃氣虛寒之人外
邪入之必轉增其熱胃熱故膀胱亦熱氣化不行小便因之不便利小
便不利而尿注于大腸則為洞泄即末條之下利清穀者是也小便不
利乗胃熱而滲於脾則四肢先見色黄乃至遍身發黄而成穀癉者是
也今手足濈然得汗則脾中之濕熱行而色黄穀癉之患可免但汗僅
手足而出水熱之氣未得遍泄于周身不過少分大腸奔迫之勢故不
為洞泄而為瘕泄耳無病之人小便不行尚遺為他病況傷寒症極赤
極熱之小便停蓄不行能無此三種之變耶一遡其源而辞意自分矣
○[illegible]浮為在表遲為在藏脈浮故表熱脈遲故裡寒三陽治例俱宜先表

陽明上篇　廿七

後按今裏寒而下利清穀則脾胃之陽幾絕傷以脈浮表熱而發其汗不惟不能作汗將衛氣解散表裏俱離而死矣故以四逆先溫其裏下三句言飲水尚能致噦況攻下乎此即前條而申言其加重之大藥脈亦浮遲陽主四逆并補前條之所未及而互言之也

廿六陽明病但頭眩不惡寒故能食而咳其人必咽痛若不欬者咽不痛

(衍)不惡寒不頭痛但眩是陽明之表已罷能食而不嘔不厥但欬乃是欬為病本也咽痛因於欬頭眩亦因乎欬此邪結胸中而胃家未實也當從小柴胡加減法

(喻)此胃熱協風邪而上攻之症也

(高)此病陽明之經而胃府壯不受邪以致邪從心下穿脇而傳少陽之府未出少陽之經所以外皮猶是陽明而裏症必衝少陽者也蓋陽明之經邪不傳少陽之經故不惡寒陽明之經邪不灌陽明之府故能食

又少陽府中之木邪上逆於肺則欬上衝于咽則痛上欝于頭則眩也
不欬咽不痛者以少陽之逆氣或上或下併于一而其症不具故也。已
下數條多言此種傳變故畧注之以便与篇首總義共参則庶可会其
旨矣。宜主柴桂湯

其

十七

陽明病法多汗反無汗其身如虫行皮中状者此以久虚故也

(柯) 陽明氣血俱多故多汗其人久虚故反無汗此又当益津液和營衛
使陰陽自和而汗出也

(喻) 此胃熱協寒邪而欝於肌膚之証也言久虚者明所以不能透出於
肌表之故也。允謂当用補也

(圓) 意指陰陽二者而言陽明證多汗今反無汗是陰津陽氣不能供汗
以致其氣徃来行于皮中而不能透出于表分故如虫行之状是精悍
之氣衰而後故曰虚也。宜桂枝葛根湯加帰附

陽明上篇

六

廿八 陽明病反無汗而小便利二三日嘔而欬手足厥者必苦頭痛若不欬不嘔手足不厥頭不痛

【柯】小便利則裡無瘀熱可知。二三日無身汗出惡熱之表，而即見嘔欬之裡，似乎熱發乎陰。更手足厥冷，又似病在三陰矣。苦頭痛，又似太陽之經症。然頭痛必因咳嘔厥逆，則頭痛不屬太陽。欬嘔厥逆則必苦頭痛，是厥逆不屬三陰。斷乎為陽明半表半裡之虛證也。此胃陽不敷布於四肢，故厥；不上升於額顱，故痛。緣邪中於膺，結在胸中，致嘔咳而傷陽也。當瓜蒂散吐之。嘔咳止，厥痛自除矣。 兩者字作時字看，更醒。

【喻】陽明病本不頭痛，若無汗嘔咳，手足厥者，得之寒因，而邪熱深也。然小便利，則邪熱不在內而在外，不在下而在上，故知必苦頭痛也。若不欬不嘔不厥而小便利者，熱必順水道而出，豈有逆攻頭項之理哉。

【高】嘔咳因少陽症，手足厥為厥陰症。膽藏肝葉，故少陽亦時見之。頭痛

在少陽上逆之氣也言年陽明病無汗是陽明胃府不受邪小便利是
太陽膀胱不受邪而經之府俱安而其經絡之邪悉歸少陽而太正兩
陽俱罷故見嘔欬而厥。此亦從太陽陽明之經而傳少陽之府者但當
入少陽柴胡證中爲合陽明病三字不過領其來路耳

廿九 陽明病下之其外有熱手足溫不結胸心中懊憹飢不能食但頭汗出者
梔子豉湯主之

（衍）外有熱是身熱未除手足溫尚未濈然汗出此猶未下前証見不當
早下也不結胸是心下無水氣知是陽明之燥化心中懊憹是上焦之
熱不除飢不能食是邪熱不殺穀但頭汗出而不發黃者心火上炎而
皮膚無水氣也此指下後變症去病屬陽明本有可下之理然外症未
除下之太早胃雖不傷而上焦火鬱不達仍與梔子豉湯吐之心清而
内外自和矣

喻 下之而外有熱，心中懊憹，飢不能食，久成結胸矣。然手足溫則陽氣未至傷陷，不結胸，則外邪原屬輕微。若其人頭汗出者，亦是膈中鬱熱上蒸所致，宜因其高而揚之，用梔子豉湯以徹其熱，則陽得下通於陰而遍身濈然汗解，亦可知矣。右二條皆溫熱上攻之症

高 陽明外有熱而下之，其表熱內陷而成結胸，與太陽同。今不結胸而見種種之症候，是上焦陰氣虛，而陽氣之因下極陷故反致上浮也。陰虛故心中如有所失而懊憹，陽氣反上浮，故外有熱，手足溫，善飢不能食，頭汗出也。此證陽浮陰之梔豉湯為的對矣。○喻意詳太陽篇中。

三十 陽明病，口燥，但欲漱水，不欲嚥，此必衄。

村註併下條

喻 口中乾燥與渴異，漱水不欲嚥，知不渴也。陽明氣血俱多，以漱水不欲嚥，知邪入血分。陽明之脈起於鼻，故知血得熱而妄行，必由鼻而出也。

（𥁕）此亦病陽明之経而不病府者病経故経血熱極而口燥欲漱水不病府故府不熱而不欲嚥也口燥衄血者以足陽明之経脈起於額角之頭維穴歴口旁之地倉大迎等穴手陽明之経脈絡于鼻旁之禾髎迎香等穴故熱盛於口鼻耳

卅一 脈浮発熱口乾鼻燥能食者則衄

（析）併上條 此邪中於面而病在経絡矣液之与血異名而同類津液竭血脈因之而亦傷故陽明主津液所生病亦主血所生病陽明経起於鼻蒸於口齒陽明病則津液不足故口鼻乾燥陽盛則陽絡傷故血上溢而為衄也口鼻之精液枯涸故欲漱嗽水不欲嚥耳熱在口鼻未入乎内也能食者胃氣強也以脈浮発熱之証而見口乾鼻燥之病机知病在陽明更審其能食不欲嚥水之病情知熱不在氣分而在血分此不問而知之也 按太陽陽明皆多血之経故皆有血証太陽脉当上

陽明上篇　三十

行。營氣逆、不循其道。反循巔而下至目內眥。係道於陽明。自鼻竅而出鼻孔。故先目瞑頭痛。陽明脈當下行。營氣逆而不下。反循齒環唇而上循鼻外。至鼻額而入鼻。故先口燥、鼻乾。異源而同流者。以陽明經脈起於鼻之交頞中。旁落納太陽之脈故也。 二條但言病機、不及脈法。主治宜桃仁承氣、犀角地黃輩、

(喻)脈浮發熱、口乾鼻燥、陽明邪熾矣、能食為風邪、風性上行、所以衄也、

(高)脈浮發熱口乾鼻燥。是陽明之經邪甚重、若胃氣衰弱。經邪者情灌入。熱出津液而為自汗。則不衄矣。能食則胃氣壯、而經表之邪不能內侵。只衄。況發熱而脈浮、則其熱更在上、故知從鼻竅而衄矣、

廿二 陽明病發熱汗出者。此為熱越。不能發黃也。但頭汗出。身無汗。劑頸而還小便不利。渴飲水漿者。此為瘀熱在裏。身必發黃。茵陳蒿湯主之。

柯 陽明多汗此為裡實表虛反無汗是表裡俱實矣表實則發黃裡實故腹滿也但頭汗出小便不利与麻黃連翹証同然彼屬太陽因誤下而表邪未散熱雖入裡而未深故口不渴腹不滿仍當汗解此屬陽明未經汗下而津液已亡故腹滿小便不利渴欲飲水此瘀熱在裡非汗吐所宜矣身無汗小便不利不得用白虎瘀熱發黃內無津液不得用五苓故製茵陳湯以佐梔豉承氣之所不逮也 但頭汗則身黃而面目不黃若中風不得汗則一身及面目悉黃以此見發黃是津液所生病

喩註併在下

當 黃者熱蒸出火土之餘色也身汗不閉則發黃不成小便不通則發黃不愈而言黃來去之路也主本湯者茵陳氣辛味苦氣重則散味苦則降佐以苦寒之梔子大黃利去其正赤之小便則向之瘀熱在裡者今

為熱越於下矣。客曰：此方湯後明聞曰：當利尿如皂角汁。又係中治黃之法，正素只是利小便，夫利小便者有五苓、豬苓二湯，何以不用，而反用此，一也。又大黃氣味苦寒而性直，為胃與大腸之利藥，人盡知之，即梔豉湯後曰：舊微溏者不可與，則梔子亦屬利藥明甚。明說利小便，而用者俱利胃與大腸之品，卻又大便偏不瀉，而利正赤之小便，此不解者又一也。敢請。余曰：五苓、豬苓之症，水為病而挾熱，水去則熱退，故止治水，不必治熱。此症係熱為病，而閉蓄其水，其煎煉之，故稟火化而水注於溺，以致發黃者，若徒去其水，而熱猶在，則可再閉而再煉也。故主此湯者，專清熱而兼去其水也。且陽明一見自汗，便禁五苓，陽明汗多而渴，并禁豬苓，恐滲洩其真液耳，試問此症而猶可以滲洩其真液乎？故不用彼而用此也，有天壤之隔也。至于古人製方，其法有三，一則為正用法，蓋以君藥也，主病之藥用多用重，尊之為君，其餘為臣為佐少用桂團則不得不從所向而成君績此唐虞盛世君令臣共之象桂麻等以及柴胡是也一則為變用法又從臣藥也主病之君藥顧是用之而或升或降反多用重用二三臣佐違其偏執之性監之而行及其成功亦歸君主此伊霍之大臣武成輔相之道眞武小青龍及十棗等湯是也二義見各湯下今就茵蔯湯而言其正用茵蔯味苦性寒而氣芳香氣分之陰藥也苦寒為降芳香為散降而散之其功在行氣而使之下洩于膀胱小腸之間者多用重用尊之為君然後以降胆中之熱之梔子渫脾土之熱之大黄佐之則梔黄之苦寒俱從茵蔯氣化之用而不散自任其直走大腸之性矣故黄從小便出客為之拍案叫絕

卅三 陽明病面合赤色不可攻之必發熱身黄小便不利也

〔何〕面色正赤者陽氣怫鬱在表當以汗解而反下之熱不得越故復發熱而赤轉為黄也上遂（指本篇廿條）因於火逆此條因于妄下前條（指本篇卄）小便不利而發

陽明上篇 卅二

黄。此條先黄而小便不利，總因津液枯涸，不能通調水道而然。須梔子蘗皮湯化源而滋津液，非滲洩之劑所宜矣。　未發宜梔子豉湯，已黄宜梔子蘗皮湯。　仲景治太陽發黄有二法，但頭汗出小便不利者，麻黄連翹湯汗之；少腹硬小便自利者，抵當湯下之。治陽明發黄亦有二法，但頭汗出小便不利腹滿者，茵陳大黄以下之；身熱發黄與誤治而致者，梔子蘗皮以清之。總不用滲洩之劑，要知仲景治陽明，重在存津液，不欲利小便，惟恐胃中燥耳。所謂治病必求其本。

喻註併下條

(高)面合猶言合面也，面爲陽明之病，面合赤色，則水不足而火有餘，且其火爲浮而在上者，攻下則津液愈傷而火氣更盛更浮，故發熱色黄而小便不利

卅四　陽明病無汗小便不利心中懊憹者身必發黄

（柯）陽明病法多汗反無汗則熱不得越小便不利則熱不得降心液不
支故雖未經汗下而心中懊憹也無汗小便不利是發黃之源心中懊
憹是發黃之兆然口不渴腹不滿非茵陳湯所宜與梔子蘗皮湯黃
自解矣

喻註併下

（高）無汗則熱不外洩小便不利則熱不下洩加之津液短而懊憹發黃可必
矣

廿五

陽明病被火額上微汗出小便不利者必發黃

（柯）陽明無表症不當發汗況以火劫乎額為心部額上微汗心液竭矣心
虛腎亦虛故小便不利而發黃非梔子蘗皮湯何以挽津液于涸竭之
餘耶

（喻）總四條合四條觀之陽明病濕停熱鬱而煩渴者加勢必發黃然汗出

熱從外越。則黃可免。小便多熱從下泄。則黃可免。若誤攻之。其熱邪愈陷、津液愈傷。而汗與小便愈不可得矣。誤火之。則熱邪愈熾。津液上奔額雖微汗。而週身之汗與小便愈不可得矣。發黃之變安能免乎。發黃與前穀疸本同一症。但彼因脈遲胃冷而得。則與固瘕及噦同源。而與此異派。

㊂風寒發黃一症、其根種於太陽、其熱成於陽明、其先由於陰津不足而陽火有餘。其後變為內火燔炙而外水聚煉者也。蓋太陽膀胱熱邪客之則隆閉而不行、於是觀高胃飲而停其滲洩、不待陽明上則為水結胸症、下則為奔迫下利之症、若傳入陽明、而胃府又為熱邪所據、熱飲相搏、土氣乘熱濕而發黃、故曰種於太陽成於陽明耳、又胃中津液充足之人、熱邪得之、輕則蒸為自汗、重則奔迫下利、津液從汗利而去、熱邪亦從汗利而衰、俱不能發黃、惟津液不足熱邪陽之。竟無汗利之

材料於是久而愈熱不得不引外水以自救且因熱瘀閉而小便不利以
致燔炙煎煉而成極熱極濕之候將濕以帶熱之以蒸濕滲洩周身而
發黄故曰由於陰津不足而陽火有餘變於內火燔炙而外水聚煉也
此瘀熱鬱熱之症也故主茵陳一湯者殆熱者寒之瘀者決之鬱者散
之之意耳

卅六陽明病下血譫語者此為熱入血室但頭汗出者刺期門隨其實而瀉之
濈然汗出則愈

按血室者肝也肝為藏血之藏故稱血室女以血用事故下血之病最
多若男子非損傷則無下血之病惟陽明主血所生病其經多血多氣
行身之前鄰於衝任陽明熱盛侵及血室血室不藏溢出前陰故男女俱
有是症血病則魂無所歸心神無主譫語必發要知此非胃實因熱入
血室而肝實也肝熱心亦熱熱之傷心氣既不能主血亦不能作汗但頭

陽明上篇 當

有汗而不能遍身此兑汗吐下法可愈矣必刺肝之募引血上歸經絡推陳致新使熱有所泄則肝得所藏心得所主魂有所歸神有所依自然汗出周身血不妄行諸經自止矣按蓄血便膿血總是熱入血室入於腸胃從肛門而下者謂之痢血膿血蓋女子經血出自子户與溺道不同門男子精血溺三物內異道而外同門精道由腎血道由肝水道由膀胱其源各別而皆出自前陰　期門肝之募也又是太陰厥陰之維之會太陰陽明為表裏厥陰少陽為表裏陽病治陰故陽明少陽血病皆得刺之

〔前〕婦人病傷寒經來適來適斷則邪熱乘之而入于血室譫語如見鬼狀當刺期門乃男子陽明經病下血而譫語亦為熱入血室亦刺期門詳後少陽篇

〔旨〕風寒血結一症太陽與陽明有辨男子與女人有辨若不細讀靈素

則憤〻也太陽熱結膀胱膀胱熱与結大腸貼近糸隣先失遺禍而隣故
大腸結血已詳太陽証中若陽明之血上与胆中相貫乃胃中津液化
赤而蒸於胆中以滋心藏者也胃有熱邪胃〻中血結因而熱蒸胆中
則胆中之血亦熱是太陽之血低而陽明之血高也男子之血積於胃
府藏肝統心貫腎滋肺以及諸府之外則稟心而注脈散経蓋藏而不
瀉者也故積其餘氣由本経上行而絡唇口比女人獨多鬚者此也若
夫女人之血其生變以及藏統滋灌与男子俱同但其胞絡别支与衝
任相貫即繫胞之處是為血室衝任之脈絡下通廷孔血滿血室則氣
机下併而下其血為月水詳金匱婦人経水証女人有之男子則無女
人病值行経血室一虚熱邪乘其入之与陽胃同義男子之血不動故
不患亦何熱入血室之有且男子於太陽病則血結大腸於陽明病則
血滌胃府俱可從大便而下故皆用硝黄如人熱入血室血当從小便

之廷孔而下，則於抵當之猜其爲妄謂矣，故曰刺，曰隨其實而瀉之，知此，則喻氏所言男子陽明經病下血而譫語者，亦爲熱入血室一語，可不辨自明矣。此條言主婦人之病，下血當指經血而言，斯門註已見。隨實而瀉者，非下其血之謂，言陽明表實則主葛根，少陽表實則主小柴。觀下文纔能汗出句自見。蓋治血室之熱以刺，治表實之熱仍以汗也。

廿七 陽明病，其人喜忘者，必有蓄血，所以然者，必有久瘀血，故令喜忘，屎雖硬，大便反易，其色必黑，宜抵當湯下之。

(柯) 瘀血是病根，喜忘是病情。此陽明未病前證，前此不知，今因陽明病而究其由來也。屎硬爲陽明病，硬則大便當難而反易，此病機之變易見矣。原其故，必有宿血，以血主濡也。血久則黑，火極反見水化也。此以大便反易之機，因究其色之黑，乃得其病之根，因知前此喜忘之病情耳。

承氣本陽明藥不用桃仁承氣者以大便易不須芒硝無表証不得用
桂枝瘀血久無痛苦身癖重水性不勝其任也
(喩)太陽經邪結膀胱之症輕者如狂重者發狂如狂者血自下但用桃
核桂枝加入承氣湯因勢利導血去則愈發狂者血不下須用抵當湯
逐下其血乃愈詳太陽上篇此條陽明喜忘之症本差減於如狂乃用
葉反循發狂之例者何耶蓋太陽少血陽明多血陽明之血一結則較
太陽更為難動所以宜用抵當湯峻攻之法耳但太陽云主之則確乎
不易此云宜用則症有輕重不等在于臨時酌量矣
(高)此條兼男女而言者也如人除熱入血室之外其胃与大腸結血与
男子同胃中結血熱蒸胆中則神明之路燥澀故喜忘胃有瘀血之主
潤故大便反易得敗血之餘色故黒湯意見太陽証

廿八 病人無表裏症發熱七八日雖脉浮数者可下之假令已下脉数不解合

陽明上篇　廿六

熱則消穀善飢。至六七日不大便者，有瘀血也，宜抵當湯。若脈數不解，而下利不止，必協熱而便膿血也。

（柯）不頭痛惡寒，為無表症；不煩躁嘔渴，為無裏症。非無熱也。七八日下當有不大便句，故脈雖浮數者可下之理。現下後六七日猶然不便，可知合熱協熱，內外熱也。前條據証推原，此條憑脈辨証。表裏熱極，陽盛陰虛，必傷陰絡，故仍不大便者，必有蓄血；熱利不止，必大便膿血矣。宜黃連阿膠湯主之。上條大便反易，知瘀血留久，是驗之于已形；此條仍不大便，知瘀血已結，是料之于未形。六經惟太陽陽明有蓄血症，以二經多血故也。故脈証異而治則同。　太陽協熱利有裏有熱，陽明則熱而不虛；少陰便膿血屬于虛，陽明則熱數為虛熱，不能消穀，消穀善飢則為實熱矣。

（喻）雖云無表裏症，然發熱脈浮數，表症尚在也。其所以可下者，以七八

计日数論下例半小字

日為時既久而發熱脈數則胃中熱熾津液必亡勢不得不用下法如大柴胡湯之類是也若下後脈數不解可知果胃中熱熾其候當消穀善飢然穀食既多則大便必多乃至六七日竟不大便其症既氣結而為血結明矣所以亦宜於抵當湯也若數不解而下利不止經謂用抵當湯下之數仍不解大誤此乃對假令已下脈數不解五句之文見已下脈數不解反六七日不大便則宜抵當以下其血若已下脈數不解而下利不止則不宜抵當之峻但當清息以清其血分熱邪若血分之邪不除必協熱而便膿血矣　合三條總是熱入血室故隨下血與不下血而異治也然要知陽明當兼太陽則不但胃中熱熾而膀胱隨經之熱亦未必解此所以宜於抵當湯乎

(高) 無表裏症謂表無頭痛惡寒裏無煩渴等症而其人已經單發熱七八日者雖其脈微數不可以發熱為表症當主而以脈浮數為表邪未

解也。盖因七八日热伤胃液，大便必结，於是内热托於表而发热。下热蒸于上而为浮数也。故可下之以通其结，则府热去而表热自解，下气通而脉之浮数自平矣。假令如前之脉症已经下过，脉数不解，而其表热与胃中津亡之热相合，必至消谷善饥。夫以消谷善饥之热而至六七日不大便者，又不可作寻常下症观也。盖内热炽而又不下通，则阴血受伤而必内瘀，故知有瘀血也。下其大便而并去其血，非抵当汤不足任矣，故宜之。若如前之脉症已经下之，脉数与表热而不解，却又大便不结而反下利不止，是其热在上。而以寒药攻其胃，热在上，故成况高鼓吹之势而协热。寒药攻其胃而伤胃阳，故利不止。协热则血伤而便血，利不止则气伤而便脓，当於协热及便脓中求之，则庶几矣。喻注殊错，其谓下以大柴者，更不知何所见也。

卅九 病人烦热，汗出则解，又如疟状，日晡所发热者，属阳明也。脉洪实者，宜下之。

脉浮虚者宜发汗下之宜大承氣湯发汗宜桂枝湯

析经

㊞喻 病人得汗後烦热解太陽经之邪将盡未盡其人复如瘧状日晡时发热则邪入陽明審矣蓋日晡在申酉时乃陽明之王时也发热即潮热乃陽明之本候也然雖已入陽明尚恐未離太陽故必重辨其脉脉实者方為正陽之明宜下之若脉浮虚者仍是陽明而兼太陽更宜汗而不宜下矣发汗宜桂枝湯宜字最好見前既汗而烦热解此番只宜用桂枝和營衛以发陽明兼帯之邪断不可誤用麻黄湯矣

㊞審 此條言太陽烦热汗解又如瘧状日晡潮热此係轉属陽明但宜看其在经在府脉实為在胃府宜下脉浮虚為在陽明之表宜汗 喻氏謂雖入陽明尚恐未離太陽故必辨其脉此說不合蓋仲景於桂枝一湯直用到底不如单是太陽蓋五经之表其経遂俱出而麗于太陽之

陽明上篇 廿八

所致發狂也。况本文言太陽則曰汗出而解。言日晡如瘧。則曰屬陽明也。緊接脈實宜下。脈浮虛宜汗。則實與浮虛。俱指陽明而言。與太陽何涉。脈實爲陽明府病故宜下。脈浮虛爲陽明經病故宜汗。喻氏牽扯太陽。只因陽明禁汗一語自誤耳。

傷寒論尚論篇辨似補抄

陽明下篇

AC

冊四

陽明中篇

西昌喻昌嘉言著

凡外感之邪全入陽明所轄地界已離太陽未接少陽此際當用下法確無疑矣然其邪復有在經在府之不同在經者與太少為隣仍是傳經之邪在府者則入于胃而不傳經但在經者之用下常恐胃有未實篇中無限消息遲徊若在府則胃已大實惟有急下以存津液而已

古越高學山漢峙校正發明

喻氏以已離太陽未接少陽謂之正陽之明列於此篇蓋謂正陽之明俱以下為治倒謬甚矣太陽已罷少陽未傳而陽明本經之表症悉除但剩内熱實一症者則所謂正陽之明者下之固為無弊若正陽之表症尚在而僅無太少二陽之候且見内實者偶遵其禁汗一語任其表熱則津液因表熱而愈熱乾既為死候若不顧表熱而遵其攻下一法

則内由表陷而成結胃者矣。

乙 陽明之為病，胃家實是也

〔柯〕陽明為傳化之腑，當更實更虛，食入胃實而腸虛，食下腸實而胃虛。若但實不虛，斯為陽明之病根矣。胃實不是陽明病，而陽明之為病，悉從胃實上得來，故以胃家實為陽明一經之總綱也。然致實之由，最宜詳審。有實於未病之先者，有實於得病之後者，有風寒外束，熱不得越而實者，有妄汗吐下，重亡津液而實者，有從本經熱盛而實者，有從他經轉屬而實者。此只舉其病根在實，而勿得以胃實即為可下之證。

按陽明提綱與内經熱論不同，熱論重在經絡，以表病為言；此以胃實為言，以裏症為言。裏不和即是陽明病，他條或有表症，仲景意不在表；或兼經病，仲景意不在經。陽明為闔，凡裏症不和者，又以闔病為主。不大便固闔也，不小便亦闔也，不能食，食難用飽，初欲食，反不能食，皆闔

也自汗出盜汗出表開而裡閉也反無汗內外皆閉也種種閉病或并
或否故提綱獨以胃實為主胃實不是竟指燥屎堅硬只對下利言下
利是胃家不實矣故汗出解後胃中不和而不利者便不稱陽明病如
胃中虛而不下利如便屎陽明初頭硬後溏如總不失為胃家實也所
以然之陽明太陰同處中州而所司各別胃司納故以陽明主實脾司
輸故以太陰主利同一胃府而分治如此是二經所由分也
(喻)以胃家實揭正陽陽明之總見邪到本經遂入胃而成胃實之病也
不然陽明病只胃不實者多矣於義安取乎
(高)此總六經而言蓋傳入陽明之府固是胃實之陽明病其餘五經流
遺熱邪於胃而胃實者俱為陽明病亦俱為下症細讀六經篇文自見
此有意于嘉言二三也

二傷寒三日陽明脈大

陽明中篇

二

（柯）脉大者。兩陽合明。内外皆陽之象也。陽明受寒之初。病為在表。脉但浮而未大。與太陽同。故亦有麻黄、桂枝、證。至二日惡寒自止。而反惡熱。三日來。熱勢大盛。故脉亦應其象而洪大也。此為胃家實之正脉。若小而不大。便屬少陽矣。内經云。陽明之至短而濇。此指。秋。金。司。令。之。時。脉。又曰。陽明脉象大浮也。此指。兩。陽。合。明。之。病。脉。

（喻）傷寒一日太陽、二日陽明、三日少陽、乃傳經之次第。其實不以日拘也、此云三日陽明脉大、正見二日之陽明傳自太陽、必兼乎浮緊浮緩、未定是正陽之明也、若正陽之明、氣血俱多、其脉必大、而與太陽別矣、言外見三日病兼少陽、則其脉必大而弦、又不得為正陽之明也、噫微矣哉、

（高）三日乃傳遍陽明之候、適其常也、陽明之脉本緩、緩者寬裕之貌、盈於中原有大象、今邪犯之、則本相全露矣、故大、

三 傷寒發熱無汗嘔不能食而反汗出濈濈然者是轉屬陽明也

(柯) 胃實之病機在汗出多病情在不能食初因寒邪外束故無汗繼而胃陽遂發故反多汗即嘔不能食時可知其人胃家素實與乾嘔不同而反汗出則非太陽之中風是陽明之病實矣

喩注併在下節

(高) 發熱無汗嘔不能食原屬太陽傷寒症候今反忽然汗出而病又不解是病邪去太陽而入陽明蒸出津液故屬陽明

四 傷寒轉繫陽明者方解故濈濈然微汗出也

(柯) 此亦汗出不止之互詞集言傷寒不是專指太陽矣

(喩) 濈濈者肌肉開而微汗不乾之貌發熱無汗嘔不能食皆傷寒之症也傷寒無汗何以反濈濈汗出耶可見症已轉屬正陽之明矣既濈然汗出則熱除嘔止可知

陽明中篇　三

（高）此承上文而申說汗出之故，方解指太陽之衛氣并毛孔而言，蓋寒邪在太陽，衛氣拘束，毛孔凝閉，故無汗；轉屬陽明，寒去太陽，則太陽無病，而衛氣毛孔方為開解，故濈濈然汗出。喻註謂熱除嘔止，是言通体俱解，誤矣。太陽不傳陽明者，六七日自汗而愈矣，豈有復轉陽明，而邪熱除嘔止而為解者乎。

五

太陽病三日，發汗不解，蒸蒸發熱者，屬胃也，調胃承氣湯主之。翼本有頭不痛項不強不惡寒反惡熱十二字於不解之下

（柯）病經三日，已經發汗，陽氣日洩，熱勢當解，而內熱反熾，蒸蒸之外發，與中風翕翕之發熱不同，必其人胃家素實，因發汗亡津液而轉屬陽明也。三日正陽明發汗之期，此太陽症已罷，雖熱未解，而頭不痛項不強不惡寒反惡熱，可知熱已入胃，便和其胃，調胃之名以此。日數不必拘，要在脈症上講求。

（徐）蒸蒸者，熱勢自內騰達於外，如蒸炊然，胃實之驗也。其熱蒸蒸，勢必

其汗濈濈矣妙哉形容乎惟熱在胃故用承氣以調其胃胃調則病瘥
並釋宗矣

(高)此太陽未罷而陽明之邪經府俱備以葛根湯發汗則太陽既罷而
陽明之邪亦微其所以發熱者胃府之乾熱蒸于外而為肌肉之熱耳
故調其胃此抽薪止沸之理也

六陽明病本自汗出醫更重發汗病已差尚微煩不了了者此必大便硬故
也以亡津液胃中乾燥故令大便硬當問其小便日幾行若本小便日三
四行今日再行故知大便不久出今為小便數少以津液當還入胃中故
知不久當大便也

(柯)治病必求其本胃者津液之本也汗與溲皆本於津液本自汗出本
小便利其人胃家之精液本多仲景揭出亡津液句為世之不惜津液
者告也病差指身熱汗出言煩即惡熱之謂煩而微知惡熱將自罷以

当不了了。故大便硬耳。數少而再行之謂。大便硬小便少。皆因胃亡津
液所致。不是陽盛於裡也。因胃中乾燥。則飲入於胃。不能上輸於肺。通
調水道下輸膀胱。故小便反少。而遊溢之氣。尚能输精於脾。津液相成
还归于胃。胃氣因和。則大便自出。更多用導法矣。以此見津液素盛者。
雖亡津液而津液終自还。正以見胃家實者。每躊躕顧慮。示人以勿妄
下与勿妄汗也已。歷舉治法。脉遲不可攻。心下滿不可攻。嘔多不可
攻。小便自利与小便數少不可攻。總見胃家實不是可攻証。

喻注缺

(高)此經府兼病之陽明。以葛根湯劃發汗。故差。然陽明首重津液。故雖
差而津液已虧。便硬微煩矣。問其小便。此大関也。數少者。太陽中所謂
自治之。是則數不少者。當酌量於諸承氣中矣。

×陽明病自汗出。若發汗。小便自利者。此為津液內竭。雖硬不可攻之。當須

自欲大便宜蜜煎導而通之若土瓜根及猪胆汁皆可為導

(析) 本自汗更發汗則上焦之液已外竭小便自利則下焦之液又内竭胃中精液兩竭大便之硬可知雖硬而小便自利是内實而非内熱矣蓋陽明之實不患在燥而患在熱此内既無熱只須外潤其燥耳連用三自字見胃實而無変証者當任其自然而不可妄治更当探苦欲之病情於欲大便時因其勢而利導之未欲便者宜静以俟之矣此何以故蓋胃家実固是病根亦是其人命根禁攻其実者先慮其虚耳

喩注缺

(高) 陽明内実有二熱邪入胃之液者立亡之勢而当急下以救其津此則邪止在经因自汗多而又発其胃中之汗津液直盡迄而硬実耳与胃中熱邪結硬者不同故変承氣而於導其下截以俟其津液自生而漸通耳方論見方下　凡攻下等方固有高下已詳太陽十枣陥胸証

陽明中篇　五

下其上中二焦原無燥邪聚結不通大腸血少艱澁難下或大腸熱閉結。而不行若用承氣諸藥直從胃攻下是傷無辜。而食少腹脹之病作矣。故血少者用蜜煎導以潤之熱結者用膽導以洩之庚乎大便行而非胃腑無傷也　猪胆苦寒善滲和醋少許者。酸以斂其上滲耳。不久少痛腹將作痛矣

八

陽明病脉遲雖汗出不惡寒者其身必重短氣腹滿而喘有潮熱者此外欲解可攻裏也手足濈然而汗出者此大便已硬也大承氣湯主之若汗多微發熱惡寒者外未解也其熱不潮未可與承氣湯若腹大滿不通者可與小承氣湯微和胃氣勿令大泄下

(柯)脉遲而未可攻者恐為無陽恐為在藏故必表症悉罷裏症悉具方為可下若汗雖多而微惡寒是表症仍在此本于中風故雖大滿不通只好微和胃氣令小安勿使大洩過經乃可下耳胃實諸症。以手足汗

出為可據而潮熱猶為親切以四肢為諸陽之本而日晡潮熱為陽明主時也

（喻）脉遲汗出不惡寒身重短氣腹滿喘潮熱八者乃陽明之外邪欲解可以攻裡而不為大誤之候也然曰欲解曰可攻不過用小承氣湯及調胃承氣之法耳必手足濈然汗出方可驗胃實便硬外邪盡解而當從大承氣急下之法也中有或間獨熱餘時不熱者為潮熱若汗多微發熱惡寒是陽明病尚兼太陽從腹大滿胃終不實只可微和胃氣以從和而已

（高）脉不數而遲是脉已解不惡寒是表已解脉與表俱解既在可以攻裡之候而身重短氣腹滿而喘潮熱五症又是裡實之驗故曰外欲解可攻裡也身重者胃實而脾陽不發飾也短氣者胃實而肺氣不下利也滿屬脾病（喘屬肺病）腹滿而喘又舉脾肺中之一耳潮熱者其熱如潮信去來

有時，蓋其去為表邪欲解之症。其未為胃實蒸出之病也。言如果驗是胃實，纔可用大承攻下。若表邪未解，斷不可攻，以致結胸與痞之變。縱或大滿而痛不得已，亦不過用小承微和胃氣耳。大承氣湯主治，海藏曰：朴去痞，枳泄滿，硝軟堅，黃破實。謂必痞滿燥實之四症全而後可用，不易之論也。

九 病人不大便五六日，繞臍痛，煩躁，發作有時者，此有燥屎，故使不大便也。

（柯）發作有時，是日晡潮熱之時。二腸附臍，故繞痛，痛則不通矣。

喻註缺

（高）此言未經下過，相其有此將下之症，即宜下之。若宜因循，將下之正病也。

十 大下後六七日不大便，煩不解，腹滿痛者，此有燥屎也。所以然者，本有宿食故也。宜大承氣湯。

(柯)未病時本有宿食故雖大下之後仍能大實痛隨利減也

喻注缺

(直)言從經下過至六七日不大便猶宜再下之

十一 病人小便不利大便乍難乍易時有微熱喘冒不能臥者有燥屎也宜大承氣湯

(柯)小便不利故大便有乍易時津液不得還入胃中故喘冒不得臥時有微熱、而是潮熱、

喻注缺

(高)言大便雖有而乍難乍易其乍易者、以小便不利所致而於難要知其可下謂不得因時見大便而不下也

十二 陽明病潮熱大便微硬者可與大承氣湯不硬者不可與之若不大便六七日恐有燥屎欲知之法少與小承氣湯湯入腹中轉失氣者此有燥屎

陽明中篇　七

乃可攻之若不轉失氣此但初頭硬後必溏不可攻之攻之必脹滿不能食也欲飲水者與水則噦其後發熱者必大便硬而少也以小承氣湯和之不轉失氣者慎不可攻也

柯 此必因脈之遲弱即潮熱尚不足據又立試法如胃無燥屎而攻之胃家虛脹故不能食雖後潮熱便硬而少者以其攻後不能食故也要知不轉失氣者即渴欲飲水者尚不可與況攻下乎以小承氣湯和即以小承氣爲試仍以小承氣爲和總是慎用大承氣耳

喻 轉失氣者屁出也腹中之氣得攻藥不爲轉動則屬虛寒所以誤攻而症變脹滿不能食及噦也攻後重復發熱又是胃熱至此方燥大便因前之硬但爲時未久必少耳仍以小承氣湯和之若腹中氣仍不轉則不但用大承氣大差即用小承氣亦小差矣

高 胃實爲急症大承爲峻藥當下不下則津枯不當下而下則陽敗故

以小承試之并和之也

十三陽明病下之心中懊憹而煩胃中有燥屎者可攻腹微滿後必溏初所硬不可攻之若有燥屎者宜大承氣湯

(析)下後心中懊憹而煩梔子豉症若腹大滿不通是胃中燥屎上攻所致也若微滿猶是梔子厚朴湯症

(前)以小承氣湯試其可下而用大承氣湯下之矣設下後心中懊憹而煩又厚朴重藥耗當再進大承氣以協濟前藥逐驅热邪則胸煩自解也一云胃中有燥屎者一云若有燥屎者俱指試其轉失氣及繞臍痛腹滿痛小便不利煩躁时有微热喘冒不能卧之證言也

(高)以大承下之病不除者猶宜大承也

十四得病二三日脉弱無太陽柴胡症煩躁心下硬至四五日雖能食以小承氣湯少少与微和之令小安至六日与承氣湯一升若不大便六七日小

便少者雖不能食但初頭硬後必溏未定成硬攻之必溏須小便利屎定硬乃可攻之宜大承氣湯

（柯）得病二三日尚在三陽之界其脈弱恐為無陽之徵矣無太陽之桂枝症無少陽之柴胡症則病不在表而煩躁心下硬是陽邪入陰病在陽明之裡矣辨陽明之虛實在能食不能食若病至四五日尚能食則胃中無寒而便硬可知少与小承氣微和其胃令煩躁可少安不竟除之者以其人脈弱恐大便易動故也猶太陰脈弱當行大黃芍藥者減之之意至六日復与小承氣一升至七日仍不大便胃家實可知欲知大便之燥硬既審其能食不能食又當問其小便之利不利而能食必大便硬後不能食是有燥屎小便少者恐津液還入胃中故雖不能食初頭硬後必溏小便利者胃必實屎定硬乃可攻之所以然者脈弱是太陽中風能食是陽明中風非七日後不敢下者以此為風也須過經

乃可下之下之若果語言必亂正此謂也
㊟尚 無太陽少陽之證則煩躁心下硬屬正陽陽明之可下無疑矣乃其
人脈弱雖是能食亦只可少用小承氣微和胃氣和之而當必覺小安
候隔日再以小承氣稍稍多進總因脈弱故不遲細也至六七日竟不
大便似乎胃實乃小便復少正恐胃弱而膀胱氣化之源塞轉滲大腸
初硬後溏耳所以小便利屎定硬乃可攻之此與之雖可（能）食雖不能
食全與雜風寒無涉另有二義見雖能食者不可以胃強而輕下也雖
不能食者不可以爲胃中有屎（燥）而輕下也後九條云譫語有潮熱反不
能食者胃中必有燥屎五六枚與此互發前後註釋俱差
〇㊟高 無太陽柴胡證猶言太陽無桂枝證少陽無柴胡證之謂此條所謂
太陽遺熱之陽明非傳入陽明之正例也蓋因二三日即見弱脈即無
表證是於二三日內已從太陽自愈矣其（煩躁）心下硬不過從太陽胃中偏

入胃口耳，為日未久，又非正結，故僅少少與小承必至六七日乃與一升。若至六七日而小便少，還當俟其定硬，然後攻之耳。能食不能食，非辨風寒也，蓋因胃實之人多不能食，今雖能食，不可不預防胃實之漸。又小便少者，雖不能食，倒似胃實之象，但小便滲入胃中，必是初硬後溏，又不可因不能食而誤認為成硬也。喻注瑕瑜並見

十五 陽明病不吐不下心煩者，可與調胃承氣湯

（柯）言陽明病則身熱汗出、不惡寒反惡熱矣。若吐下後而煩為虛，和宜梔子豉湯。未經吐下而煩，是胃火乘心，從前來者為實，和調其胃而心自和。此寔則瀉子之法。

（喻）胃氣及津液既不由吐下而傷，則心煩明係胃中熱熾，故可與調胃承氣以安胃氣而全津液也。　合九條總是以外証之解與不解、氣之轉與不轉、臍腹之痛與不痛、脉之弱與不弱、汗出之多與不多、小便之

十五

利與不利，邪熱之熾與不熾，津液之乾與不乾，而辨腹中之燥屎多與不多，溏與不溏，以消息微下之法。故惟手足濈然汗出，大便已硬者，主之以大承氣湯。其他諸證，一則曰宜用導法，再則曰不可攻之，再則曰宜小承氣湯，再則曰少與小承氣湯，再則曰明日再與一升，再則曰宜大承氣湯。全是商量治法，聽人臨時斟酌，以祈無誤，所以不用主之二字。此等關係安危最大。蓋熱邪入胃，不以寒藥治之則胃傷，然寒藥本以救胃也。不及則藥不勝邪，太過則藥反傷正。況乎不勝其邪，勢必盡傷其正，徒傷其正，又未必盡去其邪。此仲景所爲諄諄於二者之間耶。

(高)未經吐下，胃中津液似無虧損，但心煩一症，其人平日胃津素虧可知，故宜調胃，以全小安也。

十六 陽明病，譫語發潮熱，脈滑而疾者，小承氣湯主之。因與承氣湯一升，腹中

陽明中篇　十

轉失氣者更服一升若不轉失氣者勿更與之明日不大便脈反微濇者
裏虛也為難治不可更與承氣湯也
柯 脈滑而疾者有宿食也譫語潮熱下證具矣與小承氣試之不轉失
氣宜為易動至明日而仍不大便其胃家似實而脈反微濇微則無陽
濇則少血此為裏虛故陽證反見陰脈也然胃家未實陰脈尚多故脈
遲脈弱者始可和而又可下陽脈而變為陰脈者不惟不可下更不可
和脈滑者生脈濇者死故為難治然滑有不同又當詳辨夫脈弱而滑
是有胃氣此脈來滑疾是失其常度重陽必陰仲景早有成見故少與
小承氣試之若據潮熱譫語而與大承氣陰竭以亡矣此脈疾之候有
除小試之而即見真不足凭脈辨證可不慎歟　宜蜜煎導而通之虛
甚者與四逆湯陰得陽則解矣
喻 譫語而發潮熱陽明之下證審矣更兼其脈滑疾後與脈弱者不偏

故主之以小承氣湯一定之法也然尚未知其裡症若何必轉失氣方
可再服若服後不轉失氣并不大便脈反微而且澀又是裡氣虛寒之
証蓋陽明居於中土其表虛表實來自太陽至此已成其裡虛裡實症
然未下故用法不可令虛者益虛有如此之鄭重也
（高）譫語潮熱是下証疾之數脈之滑爲熱偏津液內結之症是下脈
也故主小承服湯而後轉失氣是藥不勝病故可更服若不轉失氣是
又澀爲陽虛疾爲陰虛之診故不可更與之若服湯後既不大便且脈
之滑之疾變微濇是微爲無陽濇爲無陰故難治
走
夫實則譫語虛則鄭聲鄭聲之重語也
（評）同一譫語而有虛實之分邪氣盛則實言雖誕妄與發狂不同有其
嚴狀名曰譫語正氣奪則虛必目見鬼神故鄭重其語有求生求救之
狀名曰鄭聲此即從譫語中分出以明譫語有不因胃實而發者更釋

以重語二字見鄭重之謂而非鄭衛之音也若造字出於喉中與語多重複叮嚀不休等義恐不知其意仲景烏肅辨

（喻）鄭聲者鄭重之聲正氣不足聲出重濁也亦辨程實程虛之一端也

（言）鄭聲長沙自注為重語即兒童背書不熟重念其上句之象年老病衆多以一言而重三疊四連述之者是也蓋虛則神明不能下躡其斷續要有如者之支吾耳　喻註聲出重濁者正先程後言為內實譫語之斷非鄭聲也

十八　直視譫語喘滿者死下利者亦死

（柯）指本篇十九以下條　上條言死脈此條言死證蓋譫語本胃實而不是死證若譫語而一見虛脈虛證則是死證而非胃家實矣藏府之精氣皆上注於目目不精睛不識人藏府之氣絕矣喘滿見於未汗之前為裡實見於譫語之時是肺氣已敗呼吸不利故喘而不休脾家大虛不能為胃行其津液

故滿而不運若下利不止是真藏不藏門戶不要也與大便難而譫語

者天淵矣

（喻）此條當會意讀謂譫語之人直視者死喘滿者死下利者死只義妍

明蓋譫語者心火亢極也加以直視則腎水垂絕心火愈無制故主死

也喘滿者邪聚陽位而上爭正不勝邪氣從上脫故主死也下利者邪

聚陰位而下奪正不勝邪氣從下脫故主死也

（寓）目之為用光明屬火流動屬水直視則腎藏垂絕矣語之所出神明

具燈象津液具膏象譫語則胃府乾枯矣二者相兼已為危候況喘則

肺金受傷而腎無滋息之源滿則脾土復壞而胃無運動之氣故死若

直視譫語雖不喘滿但下利者亦主死此條總重在陰氣上言腎枯胃

燥竭其源者死決其流者亦死

九 發汗多若重發其汗者亡其陽譫語脉短者死脉自和者不死

陽明中篇 十二

指南篇廿二

（柯）上條言譫語之由，此條論譫語之脈，亡陽則津液越出之互詞。心之
液為陽之汗○脈者血之府也○心主血脈○汗多則津液脫，營血虛○故脈短○
是營衛不行，藏府不通，則死矣○此譫語而脈自和知○雖津液妄泄而不
甚脫○一惟胃實，而營衛通調○是脈者胃氣，故不死○此下歷言譫語不因
於胃者。

（喻）註擬此為太陽經脫簡，不知太陽經無譫語之例，必自久而兼陽明
少陽方有譫語，故此言太陽經以經時者汗過多，及傳陽明時重發其
汗，亡陽而譫語之一證也。亡陽之人所存者陰氣耳，故神魂無主而妄
見妄聞，與熱邪乘心之候不同。況汗多則大邪必從汗解，止慮陽神飛
越難返，故脈短則陰陽不附，脈和則陰陽未離，其生死但從脈定耳。其
脈既短，安問藥之長乎。門人問：亡陽而譫語，四逆湯可用乎？答曰：仲
景不言方，而子欲言之，曷不詳之仲景耶？蓋亡陽固必急回其陽，然邪

傳陽明胃熱之熾甚津液之竭甚裡證之実甚俱不可知設不辨悉欲
回其陽先竭其陰竟何益哉此仲景不言某乃其所以聖也無乃子此
間而仲景之妙義愈彰矣

(高)此陽就津液而言陽明首重津液於太陽過汗亡陽明而重發其汗
則津液乾而譫語更見脉短者草枯而樹木乾而結之象故死言不必
如上條之症其先見於脉者有如此也喩氏門人問答以亡陽二字
為陽虚欲与四逆湯喩氏模糊答之不明指出亡陽為陰中之陽液而
譫語為津竭之症俱失也

二十 陽明病其人多汗以津液外出胃中燥大便必硬々則譫語小承氣湯主
之若一服譫語止更莫復服

廿一 傷寒四五日脉沉而喘滿沉為在裡而反發其汗津液越出大便為難表
虚裡実久則譫語

陽明中篇

十三

（柯）陽明主津液所生病，故陽明病多汗，多汗是胃燥之因，便硬是譫語
之根。一服譫語止，大便雖未利，而胃濡可知矣。喘（廿）而胸滿者，為麻黃
症，然必脈浮者，病在表，可發汗。今脈滑（沉）為在裡，則喘滿屬於裡矣。反攻
其表，則表虛，故津液大泄。喘而滿者，滿而實矣。因轉屬陽明，此譫語所
由來也。宜少與調胃。汗出為表虛，然是陰虛，而重只在裡實耳。
（喻）前條（指廿條）舉譫語之因汗多津越者而言，此（指廿一條）舉譫語因誤汗而致者。其曰
裡實，亦即上文胃中燥、大便必硬之互辭；其不出方者，亦即上文小承
氣湯之互意也。
（高）此條當入太陰，蓋四五日是傳太陰之候，喘滿又是太陰之症。脈
沉，能汗出譫，反發其汗，故津液越出，而大便難。表（虛）裡實而譫語矣。喻氏
曰，其不出方者，亦即上承氣之互意，此非也。
廿二 傷寒若吐若下後不解，不大便五六日上至十餘日，日晡所發潮熱，不惡

寒獨語如見鬼状若劇者発則不識人循衣摸床惕而不安微喘直視脉
弦者生濇者死微者但発熱譫語者大承気湯主之若一服利止後服

（按）壊病有微劇之分微者是邪気実者以下解若一服利止後服只攻
其実未乗其虚也劇者邪正交争者以脉斷其虚実弦者是邪気実
不失而下症故生濇者是正気虚不可更下故死如見鬼状釋獨語二
字見与鄭聲譫語不同潮熱不悪寒不大便皆是可下証目直視不識
人循衣摸床等症是日晡発熱時事発時現出止時自安故勿竟斷為死
症还將脉推之凡譫語脉短者死濇者短也短則気病弦者長也長者
気治凡直視譫語喘満者死此微喘而不満只是気之不承非気之不
治也

（按）此條挙譫語之勢重者為言而勢重之中復分二等劇者生死仍見
手脉微者則主以大承気湯比上條之小承気為更進矣前云譫語脉

陽明中篇　廿

譫者死，此云脈弦者生，前云譫語脈滑疾者用小承氣，此云脈澀者死，更互一字，而大意躍然。

（高）此條當全看傷寒二字。傷寒當以汗解，乃誤用吐下，徒竭其胃中之真液，故不解而且致發若此也。不大便，潮熱，獨語如見鬼狀，皆胃液枯槁之證。不識人，循衣摸床，上逆乾燥，神明無依，又手少陰心液欲絕之微也。中上二焦之液已竭，而所資於下，則腎水悉索奔命，故微喘直視。此種證候，九死一生，但看下焦腎部陰液之虛實而已。實則脈見弦，弦中具滑象也，故生；虛則脈見濇，澀則兼短体也，即前三條脈短者死之義，故死。微者以下，又另敘吐下不解來，言吐下而傷其胃液。劇者如被，微者但發熱譫語，則危机已伏，當以大承急救其津液矣。

廿三 汗出譫語者，以有燥屎在胃中，此為風也。須下之，過經乃可下之。下之若早，語言必亂，以表虛裡實故也。下之則愈，宜大承氣湯。

（按）首二句是胃證，末二句是總結，言汗出必亡津，譫語因胃實，則汗出譫語以胃中有燥屎可知，宜大承氣湯下之無疑矣。然汗出譫語者亡義者，陽明本病多汗亡津而譫語者，有中風汗出早下而譫語者。如脈滑曰風，其譫語潮熱須下之，與小承氣湯不轉失氣勿更與之。如能食曰風，其煩躁心下硬須下者，少與小承氣微和之，令小安。至七日後屎定硬不敢遽下者何也？以此為風也。七日來行經已盡，陽邪入陰是為過經，乃可下之。若不知此義而早下之，表以早下而虛熱不解，裡以早下而胃家反實。如十三日不解過經下利而譫語，與下後不解至十餘日不大便，日晡潮熱，獨語如見鬼狀者是也。

（喻）此條之文似淺而實深，仲景懼人不解，已自為註腳，不識後人何故茫然。胃有燥屎，本當用下，以譫語而兼汗出，知其風邪在胸，必俟過經下之，始不增擾。所以然者，風性善行數變，下之若早，徒引之走其竅亂

陽明十篇

盂

神明耳然胃有燥屎下之不爲大誤其小誤止在未辨証兼乎風若此者必再一大下屎大腸去而風邪仍以併出故自愈此通因通用之法亦將差就錯之法也

（高）太陽之邪些小傳入陽明陽明經之邪些小傳入胃府俱謂之不過經過經也太陽與陽明兩經之表之邪盡情深入於胃而兩經表症悉罷之謂若不使過經而早下之則從前先入胃府些小之邪雖去而太陽陽明未過經之表邪因胃中一空悉從此入反成表虛裡實之勢故不得不用再下若使其過經則一下而盡下矣知此則喻氏之通因通用將差就錯爲何語耶

廿四　陽明病譫語有潮熱反不能食者胃中必有燥屎五六枚也若能食者但硬耳宜大承氣湯

（釋）初能食反不能食胃實可知若能食而大便硬是腸實而胃未實恐

本于中風未可下也譫語潮熱屎有燥硬之辨
(喩)有燥屎則腸胃熱結故不能食若能食則腸胃未結故但硬耳前條云其後發熱者必大便硬而少也此云但硬耳不更言其少乃於胃中有燥屎者言其五六枚之多亦互挙以辨微細之意不可忽也俱宜大承氣湯者已結者闘其結未結者滌其熱不令更結同一譫語潮熱故同一治而於藥制之大小必有分矣合九條觀之既云実則譫語矣以其用法遲細審諦始以和法為攻法俟服藥後重辨脉証不敢徑情急攻即攻之又一服利止後服何其鄭重耶可見所謂実者乃邪氣実也邪氣実正氣未有不虛況津液為邪所耗而至于譫語方寸幾乎亡主其虛者何如哉邪実不可不下正虛不可太下斟酌於邪正之間以权宜而善其治良工苦心要當三復於聖言矣
(高)按之譫語潮熱二症雖能食不能食為燥屎及但硬之分其總宜大

陽明中篇　十六

承則一也

廿五　陽明病發熱汗多者急下之宜大承氣湯

（柯）指掌篇第八　前條若汗多微發熱惡寒者外未解也其熱不潮未可與承氣湯爲
脉遲者言耳若脉大而不惡寒。蒸蒸發熱。汗多亦陽明證。當急下以存津
液。而勿以潮熱爲拘也。

（喩）陽明病胃中止一津液汗多則津液外滲加以發熱則津液盡隨熱
勢蒸蒸騰達於外更無他法可止其汗惟有急下一法引熱勢從大腸
而出庶津液不致盡越于外耳前條云發汗不解蒸蒸發熱者屬胃也
調胃承氣湯主之可見調胃之義乃和緩其胃中之熱以存津液也此
證發熱而至於汗多明是始先未行調胃所致故宜急下無取緩調

（高）此條全重在多汗二字蓋汗多者胃中津液有不盡不止之勢下之
則裡實而氣從內斂。故汗可止。又不但熱勢從大腸而出已也故宜急

下。但凡汗多者其熱必潮即使表邪未解而汗多之後其熱必微今汗多而仍發熱則知發熱為内熱所蒸故可放胆下之

廿六 發汗不解腹滿痛者急下之宜大承氣湯

腹滿不減減不足言當下之宜大承氣湯

(柯)表雖不解邪甚于裡急當救裡裡和而表自解矣　不減腹滿如故也不足言只減一二分也若下後無變証則非妄下腹滿如故者下之未盡耳故當更下之也

(喻)發汗不解而反腹中滿痛則邪不在表而在裡亦惟有急下一法庶滿痛去而病自解也減不足言四字形容腹滿如繪見滿至十分即減去一二分不足殺其勢也此所以雖有外邪未解而當下無疑耳

(高)不解謂發熱也發汗不解而腹反滿痛則不解非表邪因腹中熱結滿實襯托外實浮而熱者故宜急下腹滿不減因宜大承即減去幾分

亦等不解，猶宜大承，總見實滿，非下不可。

廿七 傷寒六七日，目中不了了，睛不和，無表裏症，大便難，身微熱者，此為實也，急下之，宜大承氣湯。

（柯）傷寒七日不愈，陽邪入陰矣。目不了了，目睛不和，何以故？蓋身微熱是表症已罷，不煩躁是裏症未見，無表裏症也。惟不大便，此為內熱〔實〕也。斯時濁邪上邪，邪害空竅，所謂陽氣者閉塞，地氣者冒明，急下之而濁陰出下竅，清陽走上竅矣。

（喻）此一條辨症最微細，大便難則非久秘，裏症不急也；身微熱則非大熱，表症不急也。故曰無表裏証，只可因是而驗其熱邪在中耳。熱邪在中亦不為急，但其人目中不了了，睛不和，則急矣。以陽明之脈絡于目，絡中之邪且盛，則在經之盛更可知，故惟有急下之而已。按少陰經有急下三法，以救腎水：一本經水竭，一木邪涌水，一土邪凌水；陽明經亦有急下三法以救津液一汗津越于外一腹滿津結于內一目睛不慧津枯于中合而經下法以現病情生操恍覺身在冰壺腹飲上池矣。

（鶴）目中不了了者神氣內結之象睛不和者不十分流動也表指壯熱頭痛惡寒而言裡謂煩渴脹滿之類支胃實則神不外清液涸乾則精不上注故不了了而睛不和言既無壯熱等之表症則雖無煩渴等之裡症但見一大便難即宜急下蓋遲則恐變為直視譫語之死候也。或問曰仲景陽明續編曰待其成硬回試以小承氣多少遲緩及至目中不了了一條痞硬滿實既不一見且無手足自汗潮熱譫語喘滿等候反用大承氣急下何也答曰仲景陽明論條要心最切其精細似重複而非重複也其首尾似矛楯而非矛楯也蓋因病人本來之陰陽有盛衰而胃中所存之食物有多寡故可下之症有三而或緩或急成一定之例矣

陽明中篇　六

何謂下症者三，曰胃實，曰成硬，曰燥屎是也。自汗既多，津液傷耗，熱邪傷之，糟粕不潤，是名胃實。俟表既解，積其成硬而攻之，則熱藏以當寒藥，胃陽不傷，斯合正法。其有陰津素短，必不可待，待則亡陰，故不等成硬，少與調胃等劑。如已至成硬，大承攻之，渙然冰釋，何快如之。然又有胃陽甚微，如脈遲及飲水則噦等症，雖遇成硬，又不敢竟用大承，而用小承。此試之和之，所以千回百慮也。至于成硬之後，又延時日，則胃中燥屎又非空硬可比，豈能獨任大承而無顧慮耶？是知邪實而先與調胃、小承者，以其陰虛，故預防而存其陰也。已實而猶欲試之和之者，以其陽虛，故酌量以養其陽也。此仲景之所以遲徊于此也。若中風能食，胃家宿燥屎，若空硬痞滿堅實，以及噦痛，其下症猶為易辨。若夫傷寒不能食，胃中停滯原少，四症不形，喘痛未見，大便雖難，醫多忽畧，因循時日，不為攻下，以致陰亡津竭者多，故另立此法，言津液短少之人。

経々不顕喘痛等症但有目睛昏滞便宜急下蓋以其胃中原無多餘
停滞故不早顕可下諸症以致捱延其可再緩乎　喩氏曰陽明之脉
絡于目絡中之邪且盛則在経之盛更可知矣本文不曰無表裏症乗若
果経絡之邪甚盛仲景何謂無表裏症而且経絡之邪盛已犯未過経
而早下之禁矣

廿九陽明病欲解時従申至戌上

(柯)申酉為陽明主時即日晡也凡称欲解時者俱指表而言如太陽所
痛自止悪寒自罷陽明則身不熱不悪熱也
喩註缺

(真)解者謂陽明経表之邪散解蓋言汗也従申至戌為陽明之旺時故
解若云自利而府邪解経曰脾家実腐穢当自去又当解於太陰之旺
時従亥至丑矣

陽明中篇

十九

三十 脈浮而芤浮為陽芤為陰浮芤相搏胃氣生熱其陽則絶

柯注缺

喻 其陽則絶即無陽之互詞謂津液内亡也當下不下故至此耳

高 其陽亦指津液中之陽液而言浮芤陽明中之辨芤與他經無涉故斷曰浮則胃氣生熱芤則其中之陽液已絶也　此條乃傷寒胃實之死脈蓋陽明況實為可下之脈浮而兼芤不下固亡陰下之亦亡陰也

卅一 趺陽脈浮而濇浮則胃氣強濇則小便數浮濇相搏大便則難其脾為約麻仁丸主之

柯注缺

喻 脾約之證在太陽陽明已當用麻仁丸潤下失此不用延至正陽之明胃中津液乾槁下無及矣然則浮濇之脈轉為浮芤不可類推矣詳見本卷末答門人脾約節

趺陽即陽明也以其在兩陽之間兩陽合明故曰陽明若対太陽而
言則其經脉趺于太陽之內故又曰趺陽也胃氣以陽治之盛衰爲強
弱脉浮在陽盛也故知胃氣強小便數者非平常短數之謂蓋指通利
而逼數勤也胃脉濇則知胃中不留外來而小便利且多也浮爲陽盛
濇爲水短故曰浮濇相搏大便則難脾約之症喩氏謂約者省約也脾
土過強將胃中所受之穀約爲一二彈丸甚是但仲景辨脉條曰脉浮
而數能食不大便名曰陽結蓋謂原有稟來藏氣之乾熱者非偏邪也
藏氣已自乾熱一傷風寒風得陽熱寒能化熱即於太陽經中便有腸
胃乾枯之症故曰太陽之明者脾約是也以其爲藏氣之偏既不可攻
下且邪在太陽陽明之界又不許大下而其腸胃乾枯之急卻不容待
故立麻仁丸一方者以潤腸胃之麻仁爲君以清理結滯之大黃爲
臣大凡脾熱者肺遂不清故用朴杏之降潤者爲佐大凡脾約者胃必

陽明中篇　　　　　　二十

多熱。故以枳實之散瀉之爲使。加芍藥者。脾爲陰藏。取其引至太陰耳。

陽明下篇

西昌喻昌嘉言著

凡屬正陽之明之證病已入於胃府故下之則愈其有胃不實而下證不具者病仍在經在經之邪不解必隨經而傳少陽口苦咽乾目眩耳聾胸脇滿痛之證必兼見一二故謂之少陽之明其實乃是陽明少陽也 少陽主半表半裏陽明病中總兼少陽即表裏皆不可攻故例中止用和法 凡外邪已趋少陽未離陽明謂之少陽之明列于此篇少陽之明合病另有顯條附三陽經後

古越高學山漢峙校正发明

喻氏曰凡外邪已趋少陽未離陽明謂之少陽之明列此其意以為少陽之明除发汗利小便以致胃燥煩實者必不可下誤甚詳本經上中二篇之首

已

陽明病發潮熱大便溏小便自可胸脇滿不去者小柴胡湯主之

（柯）潮熱已屬陽明然大便溏而小便自可未為胃實。見胸脇苦滿便用小柴胡和之。熱邪從少陽而解。不復入陽明矣。上條（指少陽九條）經四五日是太陽少陽併病此是陽明少陽合病若謂陽明傳入少陽則謬矣

（喻）潮熱本是陽明胃實之候若大便溏小便自可則胃全不實更加胸脇滿不去則證已傳入少陽矣纔兼少陽即有汗下二禁惟小柴胡一方合表裡中而總和之乃少陽一經之正法故陽明少陽亦取用之無別法也

（高）此陽明欲罷而為少陽之正病也蓋胃實能潮熱表邪欲解亦能潮熱今潮熱而大便溏小便自可。則非胃實之潮熱。而為陽明之表邪將解明矣。況胸脇滿的是少陽之逆氣所致故主小柴本文宜入少陽為是

二陽明病脇下硬滿不大便而嘔舌上白胎者可與小柴胡湯上焦得通津液得下胃氣因和身濈然而汗出解也

（按）不大便屬陽明然脇下硬滿而嘔尚在少陽部分舌上白胎知痰飲溢于上焦之徵也。與小柴胡湯。則痰飲化爲津液而燥土和。上焦仍得汗出而充身澤毛矣。

（喻）不但大便溏爲胃未實即使不大便而見脇下硬滿嘔與舌胎之症則少陽爲多亦當從小柴胡湯分解陰陽則上下通和濈然汗出而胎嘔脇滿之外症一時俱解矣既云津液得下。則大便自行。亦可知矣。此一和而表裡俱徹所以爲貴也　上焦得通津液得下八字關係病机最切風寒之邪協津液而上聚于膈中。爲喘爲嘔爲水逆爲結胸。嘗十居六七。是風寒不解。則津液必不得下。倘誤行發散。不惟津液不下。且轉增上逆之勢。愈無退息之期矣。此所以和之於中。而上焦反通也。至

陽明下篇　二

於雜病頭中如痰火哮喘咳嗽瘰癧等症。又皆火勢薰蒸日久。頑痰膠結經隧。所以火不內熄。則津液必不能下灌靈根。而清華盡化爲敗濁耳。夫人之所以長享者。惟賴後天水穀之氣生此津液。津液結則病。津液竭則死矣。故治病而不知救人之津液者。真庸工也。

（高）脇下乃少陽之分部。硬滿爲少陽之逆氣加之。不大便一症。似宜大柴胡解之矣。但嘔與白胎者不可攻。故以小柴胡清理少陽之逆氣。氣平而脇下之硬滿亦平矣。上焦氣逆則津液不下。故不大便。非有宿食也。津液下而胃氣和。表解於濈然汗出。裡解於胃和自下矣。

三 問曰病有太陽陽明有正陽陽明有少陽陽明何謂也。答曰太陽陽明者脾約是也。正陽陽明者胃家實是也。少陽陽明者發汗利小便已胃中燥煩實大便難是也

術註缺

〔喻〕注謂脾約乃太陽之邪徑趨入胃而成胃實，貽悞千古，洋後答門人問脾約論

〔高〕太陽陽明等三句，雖上古醫經之文，仲景借為問答者，見陽明胃府為水穀之海，其津液與他經有休戚相關之勢，不可不防微杜漸，言三陽以例三陰也，不言可下不可下者，以其法備詳條段也。叔和取此冠陽明之篇，並無謬矣。嘉言反後其文而譏議之，且曰當日之問，乃問三陽經中下證，所以答云太陽陽明之可下者，除是此少陽陽明之可下者，除是此，舍此別無下法。其實二者反是不可下不為下之證，而二經陽明之可下者正多也。總是嘉言之自誤，以太少二陽之陽明決然禁下一語，橫于胸臆耳。六經俱有陽明，俱有下證，已見總辨，其答寒難之論，總扭總捏也。

附少陽轉屬陽明二證　〔喻〕此與陽明兼帶少陽之證迥殊，故另揭出

陽明下篇

三

（高）少陽及三陰亦有陽明下症。喻氏曰：轉則誤也。熱病論曰：食肉則復，多食則遺。若曰少陽遺陽明者合，其分陽明為三篇，已是蛇足，附此則足上加足矣。

少陽之明者，發汗利小便已，胃中燥煩實，大便難是也。

（珍）病已傳到少陽經，而去陽明經遠矣，乃從少陽經治法發汗利小便已，其人方傳胃中燥煩實大便難者，是少陽重轉陽明而成可下之一証也。

（高）已具陽明，可删。

服柴胡湯已，渴者屬陽明也，以法治之。

（柯）柴胡湯有苓參甘棗，皆生津之品，服之反渴者，必胃家已實，津液不足以和胃也，當行白虎承氣等法，仍用柴胡加減，非其治矣，非少陽轉屬陽明之証。

（晦）此條亦互上條之意解見少陽

（高）可刪

附太陰轉陽明一症

傷寒脈浮而緩手足自温者是為繫在太陰太陰者身當發黄若小便自利者不能發黄至七八日大便硬者為陽明病也

（村）太陰受病轉屬陽明者以陽明為燥土故能經絡表裏相関所総

（曲）亡津液而致也此病機在小便小便不利者津液不行故濕土自病之在肌肉小便自利者津液越出故燥土受病之在胃也　客曰病在太陰同是小便自利至七八日暴煩下利者仍為太陰病大便硬者轉為陽明病其理則同其證則異何也曰陰陽異位陽道實陰道虚故脾家実則腐穢自去而從太陰之開胃家実則地道不通而成陽明之闔此其別也

(喻)脉浮而缓本为表证就无发热恶寒外候而手足自温者是邪已去表而入里然脉之浮缓又是邪在太阴以脾脉主缓故也邪入太阴势必蒸湿为黄若小便自利则湿行而发黄之患可免但脾湿既行胃益乾燥胃燥则大便必硬因复转为阳明内实而成可下之证也

(高)可删且七八日以上七句是太阴原文大便硬以下九字杜撰添出

附少阴转阳明一症

少阴病六七日腹胀不大便者急下之宜大承气汤

(喻)少阴之证自利者最多虚寒则下利清穀滑脱则下利膿血故多用温法此以六七日不大便而腹胀可见热邪转归阳明而为胃实之症所以宜於急下也

(高)可删

附厥阴转阳明一症

下利譫語者有燥屎也宜小承氣湯

(喻)下利則熱不結胃不實何以譫語耶此必邪返於胃内有燥屎故雖下利而結者自若也半利半結所以不宜大承氣而宜於小承氣微動其結耳

(高)已具厥陰可刪

喻嘉言附答客難大意

客有難仲景之書者難昌曰所分陽明三篇將仲景陽明證中七十四條收盡妄遺大開後人眼目可謂智矣祇是過於其智而權者賢之長鄙見微有不滿耳昌曰余何敢非客曰王叔和當日編次陽明一經首列問有太陽陽明有正陽陽明有少陽陽明太陽陽明者何也仲景答曰太陽陽明者脾約是也正陽陽明者胃家實是也少陽陽明者發汗利小便已胃中燥大便難是也聖言煌煌子既遵其例何反後其文耶昌曰三夷揭首

叔和已悞，曷可再誤？曷分三篇，不得發越見也。三篇舉以統括七十四餘
條之義，若叔和所列，不過是絕無僅有之一證，以冠篇首，則陽明一經
之大旨盡失，此無難也，其並當日之問，乃問三陽經中可下之證，所以
答云太陽陽明之可下者，除是脾約；少陽陽明之可下者，除是發汗利
小便已，胃中燥，大便難。舍此二證，則太陽少陽必無一定之下法矣。今
分三篇，以明太少二陽之不可下，乃以可下之條混列其端，曷之所不
致出也。又况少陽陽明所謂發汗利小便已，胃中燥，大便難者，乃是病
邪已去陽明，全入少陽，反發汗利小便，復少陽症亦已罷，其邪不入三
陰，重復轉到陽明，所以名為少陽陽明，與此先病在陽明，畧兼少陽一
二者有何干涉？郭容如為之心折。

喻附答門人章問

門人問治傷寒之法，執對難多，必有精一之理，可以貫徹終始者，請示

師試舉一言以蔽之可乎余曰傷寒之變千蹊萬徑如之何其可以一言括耶門人曰如瘧疹秘訣謂起先開盤時要有根脚有根脚則將成及至潰膿時要無根脚無根脚則毒化此亦片言居要者吾師曷不倣而言之余笑曰若是則昨擬一言以答子之奇問亦無難者凡治傷寒之訣起先惟恐傳經傳經則變生其後惟恐不傳經不傳經則勢篤此二語不識可括其義否門人躊躇曰起先惟恐傳經雖矣其後惟恐不傳經之說大奇且大創未之前聞也余曰仲景言之再四但子輩双眸未烱見同未見耳何奇創之有耶仲景云陽明居中土也萬物所歸無所復傳蓋陽明之脉行身之前邪入其經則有前經後經相傳之次第而陽明之府乃中州之胃為水穀之海藏府經脉之總司邪入其中則無復傳次之可言所以惟有下奪一法奪其上而邪自不留耳此仲景於陽明經內特挈不傳之妙理也又云陽明中風脉弦浮大而短氣腹

陽明下篇　　六

都滿脇下及心痛久按之氣不通鼻乾不得汗嗜卧一身及面目悉黄
小便難有潮熱時時噦耳前後腫刺之小差外不解病過十日脈續浮
者与小柴胡湯脈但浮無餘症者与麻黄湯若不尿腹滿加噦者不治
此一節至理千古無人看出總不識其所言者何事詎知脈弦浮大而
氣反短連腹都滿者邪不傳也脇下及心痛乃至久按之氣不通者邪
不傳也鼻乾不得汗嗜卧表裡俱困乃至一身及面目悉黄者邪
不傳也小便難有潮熱時時噦者胃熱熾熾上下道窮邪不傳也耳前
後腫刺之小差者內邪不傳乃至外挾其血亦不散但其腫小差也外
不解過經十日留連極矣所謂萬物所歸無所復傳者原為美事孰知
病邪如之而不傳反成如此之危候所要知陽明之邪來自太陽去自
少陽所以脈續浮者与小柴胡湯推其邪使速從少陽去路也脈但浮
無餘症者与麻黄湯推其邪使速還太陽來路也若不尿腹滿則胃邪

内壅不下行矣而更加噦則胃氣將竭愈上逆矣再有何法可以驅其邪而使之傳哉又云太陽病十日已去脈浮細而嗜卧者外解已也設胸滿脇痛者與小柴胡湯脈但浮者與麻黄湯見脈浮細而嗜卧邪已無傳于外而解散者方可無慮設胸滿脇痛則當與小柴胡湯推之速從少陽而出設脈但浮無餘症則當與麻黄湯推之速從太陽而出是皆惟恐其邪之不傳暗伏危机也必識此意然後始識仲景用藥之妙不然豈有十餘日後而無故張皇反用麻黄湯之理耶凡此皆因太少二陽與陽明連貫故用表法所謂從外入者驅而出之于外也後有表裡陰陽之間正已虛而邪不盡無可速傳之候仲景用法悉從外邪不能傳出起見如太陽病未解脈陰陽俱停必先振慄汗出而解設不振慄則邪不能傳之于表而無從得汗可知也然既云陰陽兩停其傳表傳裡未可預定所以惟陽脈微者方是邪不能傳表當從汗之而解惟陰

脉微者，方其邪不能傳裡，當從下之而解，此其故甚可畏也。若孔邪任
不傳之候，則陽脉微者當補其陽，陰脉微者當補其陰矣。豈有反汗之而
傷其陽，下之而傷其陰之理哉。又如太陽病過經十餘日，反二三下之，
後四五日，柴胡症仍在者，先與小柴胡湯服之。本當蒸蒸而振，却發熱汗
出而解矣。乃反加嘔不止，心下急，鬱鬱微煩者，此邪因屢下而入裡已
深，非一柴胡湯可以兼提之，傳出于表，必再與大柴胡湯分提表裡之
邪。陽邪傳陽，陰邪傳陰，一舉而分解之，妙爲合法。不然，豈有嘔急鬱煩
表證轉增，反行兼解其裡之理哉。又如傷寒五六日，頭汗出，微惡寒，手
足冷，心下滿，口不欲食，大便硬，脉細者，此爲陽微結，乃是繞陽分之邪
微微結聚，不能傳出於表裡故。本文即繼之曰：必有表，復有裡也。其旨
甚明也。末云可與小柴胡湯，設不了了者，得屎而解。即前經過經十餘
日用大小柴胡分提使傳之法也。迺知今此更無可使其傳矣。又如發

汗吐下後虛煩不得眠若劇者必反覆顛倒心中懊憹此邪退正虛而餘邪阻滞不能傳散以致若于奈何也此時將汗之乎下之乎和之乎湯之乎仲景所用梔子豉湯湧載其餘邪於上俾一吐而无傳經餘證就一法從高而越者能而已矣又如云食穀則噦不能食攻其熱則噦飲飲水者與水則噦不能食者與水則噦何其言之不一耶蓋是為胃氣虛寒餘邪不能傳散者致其呃噦也更有穀癉一證（邪挾[illegible]外不能傳出反並食而發黃因癉一症）胃氣虛寒水停不行反遂大腸而瘕泄此三證者仲景但言證而不言治學者倘不透此一關果何從而施治耶是則邪之傳與不傳所関如此甚鉅乃治傷寒家初不量邪勢之淺深胃氣之厚薄而貿貿以從事也實𨿽先聖法則未經昔賢闡繹後學漫無入路耳夫足太陽膀胱足陽明胃足少陽膽皆腑也何以獨於陽明腑不傳耶蓋膀胱主出胃主納膽不主出納所以惟陽明胃為藏納之地具載物之体傳經之邪必歸陽明腑能消之

陽明下篇　八

若夫胃土告困不能消邪則並府之邪遂無出路久之必漸攢于本經其脈必仍轉爲浮所以仲景云脈續浮者與柴胡湯此中復有奥義其義維何即必有表復有裡之說也故用柴胡湯提出少陽俾循經順而傳太陰少陰厥陰以其邪乃所以無患耳若但浮無餘証則是有表無裡只用麻黄湯提出太陽其邪立解不勞餘力矣乃仲景之神者目擊道存即如天以四時成歲中土各旺于季月之末然後木庇其根火收其焰金錯其肅水藏其潤使非傳之中土則木火金水不相連貫何以化机盈眸不息乎人之飲食入胃清氣升而濁氣降渣滓不留其妙悉在於傳設一日不傳則積滯而不能化矣至於仙家攢簇五行東三南二木火相戀歸于中土西四北一金水相親歸于中土其妙更在于不傳設傳則流散而不能造矣然則中土之傳與不傳其存天人之蘊又何疑于匯多邪門人要我曰似此别出傷寒神髓以立言數之

可千折之可萬恍疑身游天漢星津烱々光芒流射肺腑矣請名之曰
伐髄迪光論

門人問脾約一症胃強脾弱脾不為胃行其津液如懦夫甘受悍妻之
約束寧不為家之累乎余曰何以見之曰仲景云趺陽脉浮而濇浮則
胃氣強濇則小便數浮濇相搏大便為難其脾為約麻仁丸主之以是知
胃強脾弱也余曰脾弱即當補矣何為麻仁丸中反用大黄枳実厚朴
乎子輩日聆師説而腹笥從前相仍之陋甚非所望也仲景説胃強原
未説脾弱況其所謂胃強者正是因脾之強而強盖約者省約也脾氣
過強將三五日胃中所受之穀省約為一二彈丸而出全是脾土過燥
致令腸胃中之津液日漸乾枯所以大便為難也設脾氣弱即當便泄
矣豈有反難之理乎相傳謂脾弱不能約束胃中之水何以反能約束
胃中之穀耶在陽明例中凡宜攻下者惟恐邪未入胃大便弗硬又恐

初硬後溏不可妄攻若欲攻之先与小承氣試其轉失氣方可攻皆是慮夫脾氣之弱故尔躊躇也若夫脾約之症在太陽已即當下矣更何待陽明而子輩傳会前人以脾約為脾弱將指吳起之殺妻者為儒夫乎者悖聖言矣　門人又問曰今乃知脾約之解矣觸類而推太陽陽明之脾約与少陽陽明之胃中煩燥實大便難也同是一症此其所以俱可攻下耶余曰是未可言觸類也因難之曰邪熱自太陽而陽明而少陽為日既久爍其津液大便固當難矣其在太陽之始邪未入胃何以津液即便消耗而大腸燥結耶且太陽表邪未衰又何不俟傳經即亟亟潤下而自犯太陽之禁耶　門人不能對因詰之曰脾約一症乃是未病外感之先其人素慣脾約三五日一大便知及至感受風寒即邪未入胃而胃已先實所以邪至陽明不患胃之不實但患無津液以奉其邪立至枯槁耳仲景大變太陽禁下之例而另立麻仁丸一法以潤下

之不比一時暫結之可用湯藥蕩滌之耳此義從前憒憒凡遇素盛脾
約之人亦必俟經盡方下百無一生矣故因子問而暢發之
附問非門人大意
昨日門人粟談仲景製方之妙至伯亞旅天然一定因問曰仲景於太
陽經中有兼帶陽明經者其風傷衛則桂枝湯中加葛根其寒傷營則
麻黄湯中加葛根有兼帶少陽經者其風傷衛則桂枝湯中加柴胡其
寒傷營則麻黄湯中加柴胡合併之病亦然是則陽明經以葛根為主
藥少陽經以柴胡為主藥矣乃少陽經常用小柴胡湯而陽明一經全
不用葛根湯其何耶門人不能對因誨之曰此有二義太陽而畧兼陽
明則以方來之陽明為重故加葛根陽明而當兼太陽則以未離之太
陽為重故不用葛根且陽明主肌肉者也而用葛根大開其肌肉則津
液外泄恐胃愈燥而陰立亡也故不用之所以存津液耳本經前條

陽明下篇　十

者云陽脈實因發其汗出多者亦為太過太過為陽絶于裏亡津液大便因硬也是陽脈實者且不可過汗其陽脈微者又當何如耶仲景所以陽明經證全不用葛根之意益彰彰矣小兒痧疹見點之時第一戒用葛根用之則肌竅表開一齊擁出昔賢云見點之後忌用升麻湯以升麻湯中有葛根耳後人誤謂見點後忌用升麻至于葛根反恣用甚忌只遺一湯字而葛根等先脱升麻等罹兒命遭殃者恒河沙數矣因與治傷寒濫用葛根劫人津液者並舉示戒焉

傷寒尚論來編條

慈谿柯琴韻伯　編注

陽明經

脈浮而大心下反硬有熱屬藏者攻之不令發汗屬府者不令溲數溲數則大便硬汗多則熱愈盛汗少則便難脈遲尚未可攻

此治陽明之大法也陽明主津液所生病津液亂胃家實矣津液枝亂之道有二汗多則傷上焦之液溺多則傷下焦之液一有所傷則大便硬而難出故禁汗與溲夫脈之浮而緊浮而緩浮而數浮而遲者皆不可攻而可汗此浮而大反不可汗而可攻者以為此陽明三日之脈當知大為病進不可拘浮為在表也心下者胃口也心下硬已見胃實之一班以表脈見裏証故曰反耳有熱屬藏是指心肺有熱不是竟指胃實攻之是攻其熱非攻其實即與黄芩湯撤其熱之義也不令者禁止

補抄柯注　一

之詞，便是瀉心之意。上焦得通，津液得下，胃氣因和耳。屬腑指膀胱，亦不指胃，膀胱熱，故便數。不令受，亦見肯從陰之義矣。屬腑是陪說，本條重在藏熱。汗多自直接發汗自來，蓋汗為心液，汗出是有熱屬藏之徵也。所以不令發汗者何？蓋汗出多，津液亡而火就燥，則益熱而大便難。即汗出少，亦未免便硬而難出，故利於急攻耳。仲景治陽明，不患在胃家實，而患在藏之熱。故急於攻熱，而緩於下其實。禁汗者，凌所以存其津，正以和其實耳。然證有虛實，脈有真假，假令脈遲便知藏熱，是浮大皆為虛脈矣。仲景特出此句，正發明心下硬一證，有無熱屬藏者，為妄攻其熱者禁也，其慎審如此。

問曰：脈有陽結陰結，何以別之？答曰：其脈浮而數，能食，不大便者，此為實，名曰陽結也，期十七日當劇。其脈沉而細，不能食，身體重，大便反硬者，名曰陰結也，期十四日當劇。

脈以浮為陽為在表○數為熱為在府○沉為陰為在裏○遲為寒為在藏○証以能食者為陽為内熱○不能食者為陰為中寒○則輕者為陽○重者為陰○不大便者為陽○自下利者為陰○此陽道實陰道虛之定局也○然陽亦有自下利者○故陰証亦有大便硬者○實中有虛、中有實○又陰陽更盛更虛之義○故胃實而因於陽邪者為陽結○有因於陰邪者為陰結耶○並陽結能食而不大便○陰結不能食而不大便○何以故○人身腰以上為陽○腰以下為陰○陽結約陰病○故不大便○陰結制陽病○故不能食○此陽勝陰病陰○勝陽病之義也○凡三候為半月○半月為一節○凡病之不及太過者皆見焉○能食不大便者○是但納不輸為太過○十七日劑者○陽主進又屬乎陽數之奇也○不能食而硬便仍去者○是但輸不納為不足○十四日劑者○陰主退亦屬乎陰數之偶也○脈法曰計其餘命生死之期、以月節剋之○内經曰能食者過期○不能食者不及期○此之謂也○

此條本為陰結發

補抄村註　二

滿陽結即是胃實，為陰結作伴耳。陰結無表証，當屬之少陰，不可以身
重不能食為陽明有之証，遲沉為陽明常見之脈，大便硬為胃家實
而不敢用溫補之劑也。且陰結與固瘕穀疸有別，彼溏而不便，是虛中
見實。此硬而自便。是實中有虛。急須用參附以回，苟逗留則去而不救。
脈浮而遲，面熱赤而戰惕者，六七日當汗出而解，遲為無陽，不能作汗，其
身必癢也。
此陽明之虛症虛脈也。邪中於面，而陽明之陽上來之，故面熱而色赤。
陽併於上而不足於衛外，寒邪切膚，故戰惕耳。此脈此症必發惡寒，自
止於二日間，不可汗矣。必六七日胃陽來復，始得汗出漐漐而解。所以
能發汗為陽氣，遲為陰脈，無陽不能作汗，更可以身癢驗之。此又當助
陽發汗者也。
若脈**遲至六七日**不欲食，此為晚發，水停故也，為未解；食自可者，為欲解。

圓爲識曰滑為邪實何反致厥明矣注厥深之義故特申之曰裏有熱也理極然也不用白虎湯乎

初飲食五六七日陽氣來復之時反不能食者胃中寒冷因水停而非名曰脘痞因固瘕穀疸等證為未除也食自可然胃陽已復故能解

傷寒大吐大下之極虛復極汗者以其人外氣怫鬱復與之水以發其汗因得噦所以然者胃中虛冷故也

陽明居中或亡其津而為實或亡其津而為虛皆得轉為陽明其傳為實者可下其傳為虛者當溫矣

右陽明脈症

凡用梔豉湯病人舊微溏者不可與服之

向來胃氣不實即梔子亦禁用之服藥者可不慎之歟

右梔豉症

傷寒脈滑而厥者裏有熱也白虎湯主之

脈微而厥為寒厥脈滑而厥為熱厥陽極似陰之症宜憑脈以辨之然

補抄　村住　三

如煩渴飲水引飲，能食而大便難。乃為裏有熱也。　白虎加人參湯
經曰：火生苦。又曰：以火燥之。又曰：味過於苦，脾氣不濡，胃氣乃厚。所以是
苦。若從火化，火能生土。則土燥火炎。非苦寒之味所能治矣。經曰：甘先
入脾。又曰：以甘瀉之。又曰：飲入於胃，輸精於脾，上歸於肺，水精四布，五
經並行。以是知母寒之品，乃瀉胃火生津液之上劑也。石膏大寒之能
勝熱。味甘歸脾。質剛而主降，備中土生金之體，色白通肺，質重而含脂，
具金能生水之用。故以為君。知母氣寒主降。苦以洩肺火，辛以潤肺燥。
内肥白而外皮毛。肺金之象。生水之源也。故以為臣。甘草皮赤中黃。能
土中瀉火。為中宮舟楫。寒藥得之緩其寒。用此為佐。沉降亦得留連於
脾胃之間矣。粳米稼穡作甘。氣味溫和。稟容平之德。為後天養命之資。
得此為佐。陰寒之物庶無傷損脾胃之慮也。煮湯入胃。輸脾歸肺。水精
四布。大煩大渴可除矣。白虎為西方金神。用以名湯者。秋金得令而炎

暑自解此所附之序也更加人參以補中益氣而生津協和甘草粳米之補承制石膏知母之寒瀉火而土不傷乃操萬全之術也

右白虎症

傷寒不大便六七日不惡寒反惡熱頭痛身熱者與承氣湯

受病後便不大便胃家實可知至六七日而頭痛身熱不解是見陽氣之盛甚不惡寒反惡熱更可知矣此太陽已明多病已合陽數之期而不並者當知不大便之病為在裏不必拘頭痛身熱之表為未解也所謂陽盛陰虛汗之則死下之即愈可不知　審矣

病人煩熱汗出則解又如瘧狀日晡所發熱者屬陽明也脈實者宜下之與承氣湯

煩熱自汗似桂枝症寒熱如瘧似柴胡症然日晡潮熱者屬陽明而脈已沉實確為可下是承氣主病主脈也當與不大便六七日互相發明

補抄附註　四

若胃氣不和譫語者少與調胃承氣湯

承者順也、順之則和矣、少與者、即調之之法、

右承氣症

傷寒論尚論篇辨似補抄

少陽篇
太陰篇

冊五

少陽証治大意　西昌喻昌嘉言著

仲景少陽經之原文叔和大半編入太陽經中昌殊不得其解豈以太陽行身之背少陽行身之側其營衛顯然易辨非如陽明與三陰之屬府藏在營衛雖窺故將少陽之文彙入太陽耶此等處不敢仍叔和之舊蓋六經各有專司乃引少陽之文與三陽合病併病過經不解及壞病諸條悉入太陽篇中遂至以亂太陽之正也在太陽一經之病已係他經雜之係雜而無端蔓引混枝收此後人所為多岐亡羊乎茲特治少陽之法悉歸本篇其合病併病壞病痰病另隸于三陽經後庶太陽之脈清而少陽之脈亦清耳

少陽總說　古越高學山漢峙校正貴昭

少陽主相火相在宰相之義蓋其本心陽而下領膽經合飲腎氣上贊彷之陳謨、日手經三焦同論其本氣之受於心腎而掌上

大意　總說

一

下降外出内入之机也。故曰少陽為樞。但兩陽交氣，陽多於陰，歸火
之正。故胆中精汁苦而極黄，而以辛温發散為禁也。其性急，故脉弦
隧道，從目銳眥循角下耳後歷肩脇（由）滿（租過）季脇脹呈（行膝下正）外臁痛（故症則）且熱見目…
而赤，耳聾，肩主脇滿，季脇脹呈外臁痛且熱。其署脇也，胸与之通，故其
熱邪上逆則胸煩嘔渴而嗽，又胃外上逆之熱能令胃中之氣不下逆
故善飢而不欲食，又脇下与腹偏近，熱邪下逆則侮太陰之腹，故时痛
而下利，且能傳其藏也。其本絡屬胆，以熱而精汁之味上泄，故口為之
苦。且肝胆連屬，故又能近傳厥陰也。目果大者其胆乃横，其見於面部
者，在鼻傍目内眥下二指，正与胃部相对。其本色則青如翠羽者吉，紅
則為熱，上銳則上逆，下銳則下逆，熱甚而偏乾胞精，孩言語者死不治。
其音角徵，角者小堅而長也。少陽為陽，病見徵為未解，帶羽者愈。

少陽全篇

傷寒五六日中風往來寒熱胸脇苦滿默默不欲飲食心煩喜嘔或胸中煩而不嘔或渴或腹中痛或脇下痞硬或心下悸小便不利或不渴身有微熱或欬者小柴胡湯主之傷寒中風有柴胡證但見一證便是不必悉具若胸中煩而不嘔去半夏人參加栝蔞實若渴者去半夏加人參栝蔞根若腹中痛去黃芩加芍藥若脇下痞硬去大棗加牡蠣若心下悸小便不利者去黃芩加茯苓若不渴外有微熱者去人參加桂枝溫覆取微似汗愈若欬者去人參大棗生薑加五味子乾薑

柯此非言傷寒五六日而更中風也言往來寒熱有三義少陽自受寒邪陽氣衰少既不能退寒又不能發熱至五六日鬱熱內發始得與寒相爭而往來寒熱之一也若太陽受寒過五六日陽氣始衰餘邪未轉屬少陽而往來寒熱之二也風為陽邪少陽為風藏一中于風便

少陽全篇　二

來寒熱不必五六日而始見三也少陽脈循胸脇邪入其經故苦滿
氣不舒故默默未和犯土故不欲飲食相火內熾故心煩邪正相争
喜嘔也蓋少陽為樞不全主表不全主裡故六症皆在表裡之間仲景
本意重半裡而柴胡所主又在半表故少陽症必見半表病情乃得從
柴胡加減如悪入裡則柴胡非其任矣故小柴胡稱和解表裡之主方
寒熱往來病情見于外苦喜不欲病情得于內看喜苦欲等字非真嘔
真滿不能飲食也看往來二字見有不寒熱時寒熱往來胸脇苦滿是
無形之半表心煩喜嘔默默不欲飲食是無形之半裡哉雖七症皆偏
于裡惟微熱為在表皆屬無形惟心下悸為有形皆風寒通症惟脇下
痞硬屬少陽總是氣分為病非有實可據故皆從半表半裡之治法
柴胡為樞機之劑凡寒風不全在表未全入裡者皆主之証不必悉具故
方之善品

（喻）軀殼之表陽也軀殼之裏陰也少陽主半表半裏之間其邪入而併
於陰則寒出而併於陽則熱往來寒熱無嘗期也風寒之外邪挾身中
有形之痰飲結聚於少陽之本位所以胸脇苦滿也胸脇既滿胃中之
水穀亦不消所以默默不欲食即昏昏之意雖靜默也心煩者邪在胸
脇逼處心間也或嘔或不嘔或渴不渴諸多見証各隨人之氣体不表
同也然總以小柴胡之和法為主治而各隨見証以加減之耳
（高）傷寒五六日中風猶言傷寒中風至五六日之謂下文傷寒中風云
云可証往來寒熱者少陽為樞常司轉運表裏之任今邪氣傳之則不
能轉運而自為起伏伏則從陰故寒起則從陽故熱交起伏陰陽雖具
消長之道然亦其不自為樞而自為反覆故寒熱嘗往來耳脇為少陽
之部署少陽上逆故滿胸雖太陽之分與脇相通故脇滿而甚則胸
滿矣少陽之氣逆於上故胃中不和而不欲食此當與陽明下篇二
少陽全篇 三

參看則不欲食之理自見矣。胃家氣動机之象，正不欲食之証。脚胃氣陽津液上供心主，故煩。少陽木邪欲乘所勝，故喜嘔。胃中亂煩。熱邪從腸而注之之症，少陽之邪流上逆於胃腸。則不中消胃土。故亦有不嘔也。或渴者，津液自短，而又為少陽熱邪所爍也，亦即少陽陽明所謂發汗利小便而大便難之故也。腹中原自有寒，少陽之邪因其寒而下搏之，故痛。觀方後去黃芩自悉。脇下痞硬即上文苦滿之甚者，蓋悸下逆陰寒之氣與熱邪俱逆故也。心下悸，心中之陽虛也。微熱猶長熱而微耳，從來寒熱之例。咳則從腸注胃而肺熱也。總之少陽為樞。主外內出入上下升降之機。今乘風寒之邪，則其氣俱逆，外逆上逆則為痞滿，為不欲食，為心煩，為悸，為嘔，為微熱，為咳，為渴等症。下逆內逆為腹痛，為寒逆，為小便不利，為自利等症。上下俱逆，其症悉具矣。然氣机從俱上逆則下症不具，下逆則上症不具，故曰但見一症即是，不必悉具也主小柴胡湯者以参姜甘舒伏匿於下之陽以苓半降斂怫鬱於上之陰以輕清芳香之柴胡為君引邪出表支拙後以甘草大棗留連而棲續之則邪去而陽升陰降其釋然解也宜矣

小柴胡湯（方）半夏降逆人参助氣生熱煩為熱邪在上不嘔為不上逆故去之括蔞實清熱膈中邪熱故加之半夏燥故渴者去之人参扶蔞根生津液故加之腹中痛者其人本有寒氣在腹故引少陽之邪入而作痛也黄芩寒故去之本方為驅邪之劑加芍藥者亦欲其下引入腹中而去其旧日之邪也大棗溫補非痞硬者所宜故去之牡蠣鹹寒軟堅且其性沉而斂故加之心下悸而小便不利係心陽虛而不能呵噓逆水也故去苦寒之黄芩茯苓燥上焦而猶能淡滲故加之不渴而外有微熱是裡無病而表未解故去固表之人参而加桂枝以取微汗也欬者肺脹人参大棗之性溫補恐致肺滿而喘生姜散恐令其肺愈脹故并去之欬者

少陽全篇

（柯）柴胡感一陽之氣而生故能
直入少陽引清氣上升而行春
令為治寒熱往來之第一品藥
少陽表邪不解者必需之半夏
感一陰之氣而生故能開結氣降逆
氣除痰飲為嘔家第一品藥若不嘔
而胸煩口渴者去之以其散水氣也
黄芩外堅內空故能內除煩熱
利胸膈逆氣腹中痛者是少陽相
火為害以其苦能泄火故易芍藥之
酸以瀉之心下悸小便不利者以苦
能補陰故易茯苓之淡以滲之人
參甘草補中益氣生姜大棗
調和營衛使正勝則邪卻內邪
不留外邪勿復入也

四

肺寒故加五味以斂其肺脹之外，而復加乾姜之辛熱以溫之也。

二　少陽之為病，口苦，咽乾，目眩也。

（釋）太陽主表，故頭項強痛為提綱；陽明主裡，胃家實為提綱；少陽居半表半裡之位，仲景特揭口苦咽乾目眩為提綱，奇而至當也。蓋口咽目三者，不可謂之表，又不可謂之裡，是表之入裡、裡之出表處，所謂半表半裡也。三者能開能合，開之可見，合之不見，恰合樞機之象，故兩耳為少陽經絡出入之地，而不與焉。苦乾眩者，皆相火上走空竅而為病也。此病自內之外，人所不知，惟病人獨知之，診家所以不可無問法。三症為少陽一經病機，兼風寒雜病而言，但見一症即是，不必悉具。

（喻）口苦咽乾者，熱聚于胆也。目眩者，木盛生風而旋暈也。

（高）喻氏曰：口苦咽乾者，熱聚于胆也。目眩者，木盛生風而旋暈也。切當。

三　傷寒脉弦細，頭痛發熱者，屬少陽。少陽不可發汗，發汗則譫語，此屬胃，胃

三

和則愈胃不和則煩而悸

柯 少陽初受寒邪病全在表故所痛發熱与太陽同与五六日而往来寒熱之半表不同也弦爲春脉細則少陽初出之象也但見所痛發熱而不見太陽脉證則弦細之脉斷属少陽而不可作太陽治之矣少陽血少雖有表證而不可發汗發汗則津液越出相火就燥必胃實而譫語當与柴胡以和之上焦得通津液得下胃氣因和若加煩躁則爲承氣症矣

喻 少陽傷寒禁發汗少陽中風禁吐下二義互挙其旨益嚴蓋傷寒之頭痛發熱宜于發汗者尚不可汗則傷風之不可汗更不待言矣傷風之胸滿而煩痰飲上逆似可涌下者尚不可吐下則傷寒之不可吐下更不待言矣脉弦細者邪欲入裏其在胃之津液必爲熱耗重復發汗而驅其津液外出安得不譫語乎胃和者邪散而津回也不和者津枯

少陽全篇

五

而飲結，所以煩而悸也。

（高）此邪從太陽而跳傳少陽之病也。頭痛發汗爲太陽症，脈宜浮緊浮緩爲合，今見弦細，則是太陽雖未去，邪已爲傳過少陽之脈，當主小柴加桂湯，使不得以頭痛發熱而認爲可發汗之桂麻等症矣。若以桂麻等湯汗之，則津液傷而譫語也。夫譫語爲胃亂之候，胃和則津液復而愈。胃不和則胃中陰陽俱不能上供，陰不上供故胃煩，陽不上供故心下悸也。

四 少陽中風，兩耳無所聞，目赤，胸中滿而煩者，不可吐下，吐下則悸而驚。

（柯）少陽經絡縈于耳目，循于胸中，爲風木之藏，主相火，風中其經則風動火炎，是以耳聾目赤，胸滿而煩也。耳目爲表之裡，胸中爲裡之表，當用小柴胡雙解法。或謂熱在上焦，因而越之，誤吐者有矣；或謂釜底抽薪，因而奪之，誤下者有矣；或謂火鬱宜發，因而誤汗者有矣。少陽主膽胆無出入無行吐下津液重亡胆虚則心亦虚所生之受病故悸也胆虚則肝亦虚府病及藏故驚上條汗後而煩因于胃実此未汗而煩虚風所為上條煩而躁病涉胃来此悸而驚病追心胆上條言不可發汗此條言不可吐下互相發明所謂中風可汗而傷寒可吐下也此雖不言脉可知只弦而浮矣不明少陽脉症則不識少陽中風不雜少陽脉状則不識少陽傷寒也

(喻)風熱上壅則耳無聞目赤無形風熱与有質痰飲搏結則胸満而煩此但從和解中行分解法可也若誤吐下則胸中正氣大傷而邪因以逼乱神明此時即為城下之盟所貴不滋多乎

(高)少陽之脉貫耳絡目風熱之邪從脉上衝以致耳無聞而目赤満為氣虚而逆煩為液短倘以中満而吐下之則胸中之陽虚而悸液虚而况煩之熱上偪心主而驚矣。喻氏謂熱与痰飲搏結故胃満而煩誤

少陽全篇　完

五傷寒三日三陽爲盡三陰當受邪其人反能食不嘔此爲三陰不受邪也

六傷寒三日少陽脈小者欲已也

七少陽病欲解時從寅至辰上

八傷寒六七日無大熱其人躁煩者此爲陽去入陰故也

（柯）受寒三日不見三陽表症是其人陽氣沖和不與寒爭寒邪亦不得入故三陽盡不受邪也若陰虛而不能支則三陰受邪矣岐伯曰中於陰者從臂胻始故三陰各自受寒邪不必陽經傳授所謂太陰四日少陰五日厥陰六日者亦以陰經之高下爲見症之期非六經部位以次相傳之日也三陰受邪病爲在裏故邪入太陰則腹滿而吐食不下邪入少陰欲吐不吐邪入厥陰飢而不欲食食即吐蚘所以然者邪自陰經入藏藏之氣實而不能容則流于府府者胃也入胃則無所復傳故三陰受病已入于府者可下也若胃陽有餘則能食不嘔可豫知三陰之不

受邪蓋三陽皆看陽明之精護三陰之不受邪如藉胃為之蔽其外也
則胃不特為六経出路而実為三陰外蔽矣胃陽盛則寒邪自解胃陽
虚則寒邪深入陰経而為患胃陽亡則水漿不入而死要知三陰受邪
関係不在太陽而全在陽明　陽明受病当二三日発少陽受病当三
四日発若三日脈大則属陽明三日弦細則属少陽小即細也若脈小
而無痛発熱等症是少陽不受邪此即傷寒三日少陽症不見為不伝
也
　寅卯主木少陽始生即少陽主時也主気旺則邪自解矣辰上午
卯之尽辰之始也　上文論各経自受寒邪此條是論陽邪自表入裡
症也凡傷寒発熱至六七日熱退身涼為愈此無大熱則微熱当在若
内無煩躁亦可云表解而不了之矣傷寒一日即見煩躁是陽気外発
之机六七日乃陰陽自和之際反見煩躁是陽邪内陥之兆陰者指裡
而言非指三陰也或入太陽之本而熱結膀胱或入陽明之本而胃中

少陽全篇

乾燥或入少陽之本而脇下硬滿或入太陰而暴煩下利或入少陰而口燥舌乾或入厥陰而心中疼熱皆入陰之謂

（喻）能食不嘔与胃和則愈之義互發　脈不弦大邪微欲解之先徵也受病之經正氣君衰無藉令力于時令之王步趋三避五所繇来乎陽去入陰則邪勢乃以留連轉致危困者多矣有傷（治）寒之責者緣索在手于邪在陽經之日逐從外奪不亦善乎

（舊）無大熱是表邪内沈躁煩是裡邪顯露故曰陽去入陰此條當入三陰前例

九傷寒四五日身熱悪風頸項強脇下滿手足温而渇者小柴胡湯主之

（柯）身熱悪風頸項強桂枝症未罷也脇下滿已見柴胡一症便當用小柴胡去参夏加桂枝栝蔞以兩解之矣不任桂枝而主柴胡者從樞故也

喻身熱悪風太陽證也頸項強太陽兼陽明證也脇下満少陽證也本當從三陽合併病之例而用表法但其手足温而加渇外邪輻湊于少陽而向裡之機已著倘更用辛甘発散之法是重増其熱而大耗其津也故從小柴胡之和法則陽邪自罷而陰津不傷一挙而両得矣此用小柴胡湯當從加減法不嘔而渇者去半夏加栝蔞根為是

寓身熱悪風頸項強為太陽證脇下満為少陽症太陽之手足壮熱陽明之手足熱而不壮少陰從厥陰之化手足冷倶有時温熱耳是小柴者前條業純是太陽證一見弦細脈便不得從太陽汗法此條言多半太陽見少陽一症即手足温熱就渇之一症合審之則知脇満為相火上逆之因便當從少陽之和法矣

十　傷寒陽脈濇陰脈弦法當腹中急痛者先用小建中湯不差者与小柴胡湯主之

（柯）尺寸俱弦，少陽受病也。今陽脈濇而陰脈弦。是寒傷厥陰而不在少陽也。寸為陽，陽主表。陽脈濇者，陽氣不舒，表不解也。弦為木邪。必挾相火。相火不能禦寒。必還入厥陰而為患。厥陰抵少腹，挾胃屬肝絡膽。則腹中皆厥陰部也。尺為陰，尺主裡。今陰脈弦，為肝脈。必當腹中急痛矣。肝苦急、甘以緩之。酸以瀉之。辛以散之。此小建中為厥陰驅寒發表平肝逐邪之先着也。然邪在厥陰。腹中急痛。原為陰證。一劑建中未必成功。設或不差。當更用柴胡。令邪走少陽，使有出路。所謂陰出之陽則愈。若又以小柴胡佐小建中之不及也。（指太陽中篇。）前條辨症，此條辨脈、前條是少陽相火犯心而煩，其證顯、此條是厥陰相火攻腹而痛、其證隱、若腹痛而非相火、不得用芍藥之寒。內經暴強脹大，皆屬于熱。此腹痛用芍藥之義。或問腹痛、前以小建中溫之、後以小柴胡涼之、先熱後寒、仲景不早知之乎、亦姑試之乎、曰非也、不差者、但未愈、非更甚也、先之以建中。是解肌以發表。止痛在芍藥。繼之以柴胡是補中以逐邪。止痛在人參。按柴胡加減法。腹中痛者去黃芩加芍藥。其功信于建中。豈有涼之異乎。陽脈仍澀。故用人參以助桂枝。陰脈仍弦。故用柴胡以助芍藥。若一服差。又何必更用人參之補。柴胡之升散乎。仲景有一證用兩方者。如用麻黃汗解半日後煩。用桂枝更汗同法。然皆設法御病。非必然也。先麻黃繼桂枝是從外之內法。先建中繼柴胡是從內之外法。○前條偏于半表。此條偏于半裏。詳建中湯證中。

此太陽中の五十一

(喻)陽脈濇陰脈弦。渾似在裏之陰寒。所以法當腹中急痛。故以小建中之緩而和其急。腹痛止而脈不弦澀矣。若不差。則弦為少陽之本脈。而澀為汗出不徹。腹痛乃邪欲傳太陰也。則用小柴胡以和陰陽。為的當無疑矣。

(高)陽脈濇為外無陰也。陰脈弦為裏無陽也。大似中氣虛微不能載邪

少陽全篇　九

於表以致邪氣內擊之象，故曰法當腹中急痛，先與小建中湯以建立中氣，資自汗以開其玄府，則陽不濇而陰不弦，只下入之邪可從上而散，而急痛者自愈矣。若不差者，則是少陽受邪，下逆為痛，不上逆，故陽脉濇而無嘔渴欬等證，從下逆，故陰脉弦而見腹中急痛也。計惟以小柴和之，汗而陽不濇，邪散而陰不弦矣。

十一　傷寒五六日，已發汗而復下之，胸脅滿微結，小便不利，渴而不嘔，但頭汗出，往來寒熱，心煩者，此為未解也，柴胡桂枝乾姜湯主之

衍　汗下後而柴胡症仍在者，仍用柴胡湯加減。此因增微結一證，故變其方名耳。此微結與陽微結不同，陽微結對純陰結而言，是指大便硬病在胃；此微結對大結胸而言，是指心下痞，其病在胸脅，與心下痞硬心下支結同義。

柴胡桂枝乾姜湯方　此方全是柴胡加減法。心煩不嘔而渴，故去參夏加栝蔞根；胸脅滿而微結，故去棗加牡蠣；小便雖

不利而心下不悸故不去黄芩不加茯苓雖渴而表未解故不用参而加桂以乾姜易生姜散胸脇之满結也初服煩即微者黄芩括蔞之效繼服汗出周身而愈者姜桂之功也小柴胡加減之妙若無定法而實有定局矣

(喻) 少陽証當兼太陽所以誤下而胸間微結也太陽中篇結胸條内所微汗出用大陥胸湯以其热結在裡故從下奪之法也此証汗出而胸微結用柴胡桂枝乾姜湯以裡証未具故從和解之法也小柴胡方中減半夏人参而加桂枝以行太陽加乾姜以散满括蔞根以滋乾牡蠣以耎結一一皆從本例也

(周) 胸為太陽之部脇為少陽之部满即表邪内入而為之也以其曾發過汗故不成結胸而但微結耳此本太陽病發汗未除而復下之於是太陽表邪從胸遁脇而待於少陽者也但太陽當有胸满微結一症少

陽已具，腸滿，小便不利，渴，往来寒熱，心煩五症，而陽明又以全章條下津液大傷而見頭汗一症，此際用藥实為掣肘，而其剪裁之妙直入化工。蓋用柴胡湯者，從少陽也。以其渴而不嘔，故去半夏；以其微結而胃腸滿，故去參棗。然後以花粉滋乾，牡蠣軟結，乾姜温胃而救下藥之寒，桂枝行陽而托内陷之熱。但見一片腥紅心血，千古如新也。

十二　服柴胡湯已，渴者，屬陽明也，以法治之。

喻　凡寒之邪從陽明而傳少陽，热先不渴，裡症未具，○服小柴胡湯已，重加口渴者，邪遁陽明而耗胃之津液矣。然不曰攻下而曰以法治之，意味無窮。蓋少陽之寒热往来間有渴症，倘于陽未罷而遽言攻下，不自犯少陽之禁乎？故見少陽重歸陽明之症，但云以法治之。其法惟何？即發汗利小便已，胃中燥煩実，大便難之說也。若未利其小便，切不可猪苓五苓之法；若津乳燥熾，又有人参白虎之法。仔細斟酌，洩人在此叢書言矣。

柯　柴胡湯為苓參甘棗皆生津之品，服之反渴者，必胃家已实，津液不足以和胃也。當行白虎承氣等法，仍用柴胡加減，非其治矣。此少陽轉屬陽明之症。

高　已謂少陽之症罷也，法當指陽明諸症而言。

十三　凡柴胡湯病症而下之，若柴胡症不罷者，復與柴胡湯，必蒸蒸而振，卻發熱汗出而解。

十三

(衍)此与下後復用桂枝同病因其人不虚故不為壊病

喻註併下條

(眞)當与太陽病下之其氣上冲者猶可与桂枝湯用前法知其必蒸蒸而
振汗解者以下之之後陽微故耳

十四傷寒五六日嘔而発熱者柴胡症具而以他薬下之柴胡症仍在者復与
柴胡湯此雖已下之不為逆必蒸蒸而振却発熱汗出而解若心下満而

十五
硬痛者此為結胸也大陥(胸)湯主之但満而不痛者此為痞柴胡不中与之
宜半夏瀉心湯

(衍)嘔而発熱者小柴胡証也嘔多雖有陽明病不可攻之若有下証亦
宜大柴胡而以他薬下之誤矣誤下後有三証少陽為半表半裡之経
不全発陰不全発陽故誤下之変亦因偏於半表者成結胸偏於半裡
者心下痞耳此條本為半夏瀉心而発故只以痛不痛分結胸与痞未

少陽全篇

土

及他証

半夏瀉心湯

瀉心湯即小柴胡去柴胡加黄連乾姜也三方分治三陽在太陽用生姜瀉心者以未經下而心下痞硬雖汗出表解水氣猶未散故君生姜以散之仍不離太陽為開之義在陽明用甘草瀉心湯者以兩番誤下胃中空虚其痞益甚故倍甘草以建中而緩客氣之上逆仍是從乎中治之法也在少陽用半夏瀉心湯者以誤下而成痞邪既不在表則柴胡湯不中與之又未全入裡則黄芩湯亦不中與之矣胸脇苦滿與心下痞滿皆半表裡証也与傷寒五六日未經下而胸脇苦滿者用柴胡湯解之傷寒五六日誤下後心下滿而胸脇不滿者則去柴胡生姜加黄連乾姜以和之此又治少陽半表裡之一法也然倍半夏而去生姜稍變柴胡半表之治推重少陽半裡之意耳君火以明相火以位故仍名曰瀉心亦以佐柴胡之所不及

經詳瀉心湯證中此為柴胡壞症故不中与之

柴胡症具而以他藥下
之時並結胸與痞是
兩壞病而因邪有在
太陽殊夢し

（喩）二條互發前畧後詳、悞下雖証未変、然正氣先虛、故服柴胡湯如蓋
之而振、却以發熱汗出而邪從表解也、若悞下而成結胸與痞則邪尚
在太陽而柴胡非所宜矣、結胸及痞、太陽經各有專條、
（高）他藥謂非當病之藥、不僅指丸藥也、此條原宜入少陽、喩氏謂結胸
一変及瀉心之類、編入太陽、未是、注及前論見太陽、

十五 本發汗而復下之、此為逆也、若先發汗、治不為逆、本先下之而反汗之、此
為逆也、若先下之、治不為逆

村注缺

（喩）注少陽雖有汗下二禁、然而當汗當下、正自不同、本當發汗而反下
之則為逆、若先汗後下則不為逆、本當下之而反發汗則為逆、若先下
後汗則不為逆、全在辨其表裡差多差少之間矣、
（高）此總論六經之治例、非單指少陽也、蓋謂本當發汗之症而悞下之

少陽全篇

十二

表邪內陷而為痞滿結胸是一大逆若已經汗過表邪將盡縱然下早
不為大逆也本當攻下之症而誤汗之津液內竭以致譫語發黃是亦
為大逆若已經下過胃氣已和縱犯慢汗不為大逆也

十六 傷寒五六日頭汗出微惡寒手足冷心下滿口不欲食大便硬脈細者此
為陽微結必有表復有裡也脈沉亦在裡也汗出為陽微假令純陰結不
得復有外症悉入在裡此為半在裡半在表也脈雖沉緊不得為少陰病
所以然者陰不得有汗今頭汗出故知非少陰也可與小柴胡湯設不了
了者得屎而解

柯 大便硬謂之結脈浮數能食曰陽結沉遲不能食曰陰結此條俱是
少陰脈症五六日又是少陰發病之期若謂陰不得有汗則少陰亡陽
脈緊汗出者有矣然亡陽與陰結有別亡陽則咽痛吐利陰結則不能
食而大便反硬也亡陽與陽結亦有別三陰脈不至頭其汗在身三陽

脉藏于頭。陽結則汗在頭也。邪在陽明，陽盛，故能食。此為純陽結，邪在少陽。陽微，故不欲食。此為陽微結，宜屬小柴胡矣。然欲與小柴胡，必究其病在半表。而微惡寒之可屬少陰。但頭汗出始可屬之少陽，故反覆講明頭汗之義。可與小柴胡而勿疑也。上焦得通，則心下不滿而欲食，津液得下，則大便自軟而得便矣。此謂少陰少陽之疑似症。

(喻)陽微結者，陽邪微結，未必散也。註作陽氣衰微，故邪氣結聚，大差。果爾，則頭汗出為亡陽之症，非半表半裏之症矣。果爾，則陰結又是陰氣衰微矣。玩本文假令純陰結等語，謂陽邪若不微結，純是陰邪內結，則不得復有外症，其義甚明。得屎而解，即取大柴胡為和法之意也。

(高)此言太陽傷寒五六日，不以汗解，脈沉於裡，以致其症其脈大似少陰，而實為柴胡症也。蓋惡寒手足冷、心下滿、不欲食、脈細而沉緊，俱少陰無陽之候。仲景乃一眼看定頭汗一症，便知此種症候非少陰之純

少陽全篇

十二

陰結而為半表半裡之病也。夫陰結不得有外症，純陰不得有頭汗。今就頭汗一症審之，則知微惡寒者為太陽之表證微未罷耳。手足為諸陽之本，冷則陽去入陰之象。不欲食、大便硬者，正表邪內入而為微結之症。脈細而沉緊，又入裡之診，故曰半表半裡也。此非柴胡之本病，因柴胡湯為半表半裡之劑，故借用之。喻氏曰：得屎而解，即取大柴為和法之意也。蓋證是半表半裡，服小柴而微惡寒等之表已解，單是胃實與大柴是謂矣，當與調胃承氣為是。

本條當分作三段，自首至後者裡也為一段，就脈症而斷為有表有裡之候；自脈沉句至不得為少陰八句為二段，言純陰未結者陽症；自所以然至柴胡湯為三段，言頭汗即是陽症之一也。

十七　凡病若發汗、若吐、若下、若亡津液，陰陽自和者必自愈。

柯註缺

(喻)汗吐下三法，雖平恰，若慎用之，則病未去而胃中之津液已先亡。凡見此者，診視其脉与証，陰陽自和，則津液復生，必自愈也。

(高)此總論三陽之不宜單入少陽也○

十八 婦人中風，發熱惡寒，經水適來，得之七八日，熱除而脉遲身涼，胸脇下滿，如結胸状，譫語者，此為熱入血室也，當刺期門，隨其實而瀉之。

(柯)人之十二經脉，應地之十二水，故稱血為經水。女子屬陰而多血，脉者血之府也，脉以應月，故女子一月經水溢出，應時而下，故人稱之為月事也。此言婦人適於經水來時，中於風邪，發熱惡寒，此時未慮及月事矣。病從外來，先解其外可知。至七八日，熱除身涼，脉遲為愈，乃反見胸脇苦滿，而非結胸，反發譫語，而非胃實，何也○脉遲故也○遲為在藏，必其經水適來時○風寒外來，内熱乘肝○月事未盡之餘○其血必結○當刺其募以瀉其結熱，滿自消而譫語自止。此通因塞用法也。

少陽全篇

古

喻註併下

高　嘗言看發熱惡寒經水適來二句，蓋熱除身涼是表解，脈遲是裡解，表裡俱解，何以胸脇滿如結胸狀而譫語乎。以其先發熱惡寒在經水適來之候。故知血室空而熱入之矣。則凡先病而經水適來者，當留意也。

先婦人中風七八日，續得寒熱發作有時，經水適斷者，此為熱入血室，其血必結，故使如瘧狀，發作有時，小柴胡湯主之。

柯　中風至七八日，寒熱已過。復得寒熱發作有時，與前之往來寒熱無定期者不侔矣。此不在氣分而在血分可知矣。凡診婦人必問月事。經水適斷于寒熱時。是不當止而止也。必其月事下而血室虛。熱氣乘虛而入。其餘血之未下者。乾結于內。故適斷耳。用小柴胡和之，使結血散，則寒熱自除矣。餘義詳陽明篇。

喻註併下

（廿七）者重看續以寒熱經水適斷二句蓋經水原行因病適斷是血室虚

而熱邪入之故使斷也則凡先行經因病而適斷者當留意也、

二十婦人傷寒發熱經水適來晝日明了暮則譫語如見鬼狀此為熱入血室

無犯胃氣及上二焦必自愈

（衍）指本篇十八 前言中風此言傷寒如見婦人傷寒中風皆有熱入血室證也然此

指本篇十六二十九但四條 三條皆因譫語而發不重在熱入血室更不重在傷寒中風要知譫語

多有不因於胃者不可以譫語為胃實而犯其胃氣也發熱不惡寒是

陽明病中面譫語疑為胃實若是經水適來因知熱入血室矣此經水

斷与上條血結不同是肝虚魂不安而妄見本無實可瀉固不得妄下

以傷胃氣亦不得刺之令汗以傷上焦之陽刺之出血以傷下焦之陰

也俟其經盡則譫語自除而身熱自退矣當以不治治之、与嘔家不治

嘔膿盡自愈熱結膀胱血自下者愈同婦人熱入血室寒熱如瘧而不

少陽全篇　十五

譫語者入柴胡症

喻經併下

（高）嘗重看暮則譫語如見鬼狀二句蓋暮屬陰血亦屬陰正血液用事之時血因熱邪擾擾而不能用故見証如此無犯胃氣者言不可攻下血室在下焦故又曰無犯上二焦以血生於胃氣行於上二焦氣血無犯則血從氣行而邪自出故愈　大柴熱入血室一症經行而病斷者重以邪無從出之去路病先而經行者以熱有隨經之解時也与太陽之衄乃解同義故曰必自愈　前條曰中風此條曰傷寒皆互言之也合三條而詳審之則知熱入血室一症其根源在經水適來適斷其內症如結胸其外症在寒熱有時發如瘧狀其病重在暮其譫亂輕則譫語甚則如見鬼狀其禁在犯胃氣及上二焦其治法在刺期門及小柴胡湯一百三十七字中精詳周密真如靈素諸篇同洩天地之秘者也

廿一　血弱氣盡腠理開邪氣因入與正氣相搏結於脇下正邪分爭往來寒熱休作有時嘿嘿不欲飲食藏府相連其痛必下邪高痛下故使嘔也小柴胡湯主之

柯　此仲景自註柴胡症首五句釋胸脇苦滿之因正邪三句釋往來寒熱之義此下多有闕文故文理不連屬也　小柴胡湯方　若胸中煩而不嘔者去半夏人參加括蔞實一枚若渴者去半夏加人參合前成四兩半加括蔞根四兩若腹中痛者去黃芩加芍藥三兩若脇下痞硬去大棗加牡蠣四兩若心下悸小便不利者去黃芩加茯苓四兩若不渴外有微熱者去人參加桂枝三兩溫服取微汗愈若欬者去人參大棗生姜加五味子乾姜二兩　柴胡感一陽之氣而生。故能直入少陽。引清氣上升而行春令。為治寒熱往來之第一品藥。少陽表邪不解必需之。　半夏感一陰之氣而生。故能開結氣降逆氣除痰飲。為嘔家第

少陽全篇　十六

一品藥。若不嘔而胸煩口渴者去之以其散水氣也。黄芩外堅内空故能内除煩熱利胸膈逆氣。腹中痛者是少陽相火為害。以其苦從火化。故易芍藥之酸以瀉之。心下悸小便不利者。以苦能補腎。故易茯苓之淡以滲之。人參甘草補中益氣。生薑大棗調和營衛。使正勝則邪却。内邪不留。外邪不復入也。仲景于表証不用人參。此因有半裡之無形痞。故用之以扶元氣。使内和而外邪勿入也。身有微熱是表全未解不可補中。心煩與欬是逆氣有餘不可益氣。故去之。如太陽汗後身痛而脈沉遲。下後協熱利而心下硬。是太陽之半表半裡症也。表雖不解。因汗下後重在裡。故參桂兼用。先輩論此湯轉旋在柴芩二味。以柴胡清表熱黄芩清裡熱也。盧氏以柴胡半夏得二至之氣而生為半表半裡之主治。俱似有理。然本方七味中半夏黄芩俱在可去之例。惟不去柴胡甘草。當知寒熱往來全賴柴胡解外甘草和中。故大柴胡去

甘草、便易名瀉、不入加減法

【論】註、總四條、皆互文見意也、一云〔經水〕適來、一云經水適斷、一云七八日熱除而脈遲身涼、一云七八日續得寒熱發作有時、一云胸脇下滿、一云邪氣因入與正氣相搏、結于脇下、一云如結胸狀、一云邪高痛下、一云譫語、一云晝日明了、暮則譫語、如見鬼狀、一云如瘧狀、一云往來寒熱休作有時、一云刺期門、一云用小柴胡湯、一云毋犯胃氣及上二焦、皆互文以見大意、而自爲註腳也、學者試因此而紬繹全書、思過半矣。如結胸狀四字、仲景尚恐形容不盡、重以藏府相連、邪高痛下之語暢發病情、蓋血室者、衝脈也、下居腹内、厥陰肝之所主也、而少陽之膽與肝相連、腑邪在上、藏邪在下、胃口適受二邪之爭、所以默默不欲飲食、而但喜嘔耳、期門者肝之募也、隨其實而瀉之、瀉肝之實也、又刺期門之註腳也、小柴胡湯治少陽之正法也、毋犯胃氣及上二焦、則舍期門小

少陽全篇

十七

產後風寒自古無人說出

柴胡，更無他法矣。如自愈，見府邪，可用小柴胡湯。而藏邪如侵經水，再行，其邪熱乃隨血去，又非藥之所能勝耳。少陽止此。右症叔和俱編入太陽經中，不知何意，或謂傷寒只分六經，合太陽一經，別無可入，故收也。然則霍亂證及陰陽易等證，曷不竟入太陽耶？況先既重六經，則少陽亦六經之一，曷為不重耶？若一一清出，以六經等六國，以合併諸病等附庸，俾業傷寒者一展玩而了然於心目耳。

（富）此言婦人產後之風寒也。不知何以謂之血弱氣盡乎？藏府指肝胆而言。之生產之後，血因去而弱，氣因血而盡，腠理無血氣以充之，則疏洞而御。邪氣入之，與些微之正氣搏結於少陽之脇下。邪勝正則作，正勝邪則休。默默不欲飲食，詳已見。陽邪在府而上逆，陰邪入藏而下宗。以肝胆相連屬，故上逆為嘔，而下守為痛也。此調和陰陽之小柴為無弊矣。

傷寒尚論未編條

慈谿柯琴韻伯編注

少陽經

傷寒嘔多雖有陽明症不可攻之

嘔者水氣在上焦上焦得通津液得下胃氣因和矣

得病六七日脉遲浮弱惡風寒手足溫醫二三下之不能食而脇下滿痛面目及身黃頸項強小便難者與柴胡湯後必下利本渴而飲水嘔食穀噦者柴胡不中與也

浮弱為桂枝脉惡風寒為桂枝症然手足溫而身不熱矣脉遲為寒為無陽為在藏是表裏虛寒也法當溫中散寒而反二三下之胃陽喪亡不能食矣食穀則噦飲水則嘔也虛陽外走故一身面目悉黃肺氣不利故小便難而渴營血不足故頸項強少陽之樞機無主故脇下滿痛此

太陽中風悞下之壞病。非柴胡症矣。柴胡症不欲食，此不能食；小便不利，此小便難；脅下痞硬，不是滿硬；或渴，不是不能飲水；喜嘔，不是飲水而嘔。與小柴胡湯後必下利者，雖有參甘，不禁柴芩栝蔞之寒也。此條亦是柴胡疑似症，而非柴胡壞病也。前條（指少陽十六）似少陰而實少陽，此條似少陽而實太陽壞病。得一症相似處，大宜着眼。

右柴胡症

合病

此說亦無人道破

喻氏曰合病者兩經之證各見一半如日月之合朔如王者之合圭璧界限中分不偏多偏少之謂也

高氏曰喻氏謂兩經之邪各見一半不偏多偏少之謂大悞不知仲景所謂合病者其人風有風寒之邪客熱陽明之府或少陽之署藏而未發或發而不重者至太陽受病而風邪響應彼此兜藉如合謀合縱之義故曰合也但六經除太陽為主合外其餘五經惟陽明少陽之經府易於藏邪故有此病作則為陰為藏不能容邪故無之此篇中之病下利嘔逆為多也明者察之

乙太陽病項背強几几反汗出惡風者桂枝加葛根湯主之

二太陽病項背強几几無汗惡風者葛根湯主之

(柯)足太陽脉自絡腦而還出下項挾背脊此風從風池而入不上干于

合病　一

膀而不行于背、故頭不痛而項背强也、几几、項背牽動之狀、動中見有强意、凡風傷衛分則皮毛閉、故無汗。風傷營分則血動搖、故汗自汗出。不可以本證之無汗為傷寒而非中風。亦不可以他條之自汗出為中風而非傷寒也。桂枝大青龍證惡風兼惡寒者。是中冬月之陰風。此惡風不惡寒者。是感三時鼓動之陽風。風勝而無寒也。故君葛根之甘凉。減桂枝之辛熱。大變麻桂二湯温散之法。內經云、東風生于春、病在肝、俞在頸項、中央為土、病在脾、俞在脊、又秋氣者、病在肩背、以此知頸項强不屬冬月之風寒、易以艮為山、又以艮為背、山主靜、人以背應之、故元首四肢皆主動、而背獨主靜也、葛根稟氣輕清、而賦體厚重、此不惟取其輕以去實、復取其重以鎮動也、此又培土寧風之法、

（喻）二條以有汗無汗定傷風傷寒之別、蓋太陽初交陽明、未盡而經合半、故仲景原文不用合病二字、然雖不名合病、其實乃合病之初證也

几几者，頸不舒也。頸屬陽明，既於太陽風傷衛證中纔見陽明一證，即於桂枝湯內加葛根一味；太陽寒傷營證中纔見陽明一證，即於麻黃湯內加葛根一味。此大匠天然不易之彀率也。然第二條不用麻黃全方加葛根，反用桂枝全方加麻黃葛根者，則并其巧而傳之矣。兄寒邪既欲傳于陽明，則胸間之喘必自止，自可不用杏仁；況頸項背俱是陽位，易於外汗之處，設以麻黃本湯加葛根，大發其汗，將無項背強几几者變為經脈振搖動惕乎？此仲景之所為精義入神也。　桂枝湯麻黃湯分主太陽之表，葛根湯總主陽明之表，小柴胡湯總主少陽之表，三陽經合併受病，即隨表邪見證多寡定方，照之入細。

〔注〕項與太陽經項強痛之項不同。蓋太陽之言項，在後髮際，此言結喉旁人迎是也。几几，禽鳥伸頸之貌，以陽明之經過從頭維歷項前人迎等穴而下行。今太陽之邪傳之，則人迎經盛，而項不可俯，故強也。背之

合病　二

強而悪風者太陽未罷之候言本太陽病今未罷而又有陽明經病有汗者即從解太陽之桂枝湯内加葛根無汗者即從解太陽之桂枝湯内加麻黄葛根則太陽解而陽明初受之經邪亦釋矣二條乃太陽正傳陽明之初症二陽乃正治太正二陽之經邪与合病何渉入此者豈其從葛根湯之類耶桂枝湯加葛根其義易見葛根湯不從麻黄湯内加葛根而於桂枝湯内加麻黄葛根者以寒傷營麻黄湯爲治營之藥甚明然其所以治營者桂枝也君麻黄而名湯正所謂変用之法以麻黄能通衛閉而後桂枝得行其解營之力故也今用桂枝本湯以疏營氣加麻黄以透衛氣則太陽可解加葛根則陽明并解此借山爲城因河爲險之固至於表邪之去留在陽氣之實与不實杏仁之去留在肺氣之喘与不喘所謂神而明之存乎其人也

三太陽与陽明合病不下利但嘔者葛根加半夏湯主之

四太陽與陽明合病必自下利葛根湯主之

(柯)太陽陽明合病太陽少陽合病陽明少陽合病必自下利則下利似乎合病常然之証今不下利而嘔又似乎与少陽合病矣于葛根湯加半夏兼解少陽半裡之邪便不得爲三陽合病 葛根湯方 軽可以去実麻黄葛根是也去沫者取其清陽發腠理之義也葛根能佐麻黄而發表佐桂枝以解肌不須啜粥者開其腠理而汗自出涼其肌肉而汗自止是涼散以驅風不必温中以逐邪矣 不言両経相合何等病但舉下利爲言是病偏于陽明矣太陽主表則不合下利下利而曰必必陽併于表表実裡虚故取葛根爲陽明経藥惟表実裡虚者宜之而胃家実非所宜也故仲景于陽明経中反不用葛根若謂其能亡津液而不用則与本草生津之義背矣若謂其能大開肌肉何反加于汗出悪風之合病乎有汗無汗下利不下利俱得葛根主之是葛根与桂

合病

三

枝因為解肌和中之劑，與麻黃之專于發表者不同矣。
(喻)二條又以下利不下利辨别合病主風主寒之不同也。風者陽也，陽性上行，故合陽明胃中之水飲而上逆；寒者陰也，陰性下行，故合陽明胃中之水穀而下奔。然上逆則必加半夏入葛根湯以滌飲止嘔；若下利則但用葛根湯以解兩經之邪，不治利而利自止耳。葛根湯即第一條桂枝湯加葛根，不用麻黃者是也。
(高)胃府有徹邪，其中多積飲者常也。但太陽未病，肺與胸中分布水氣，一則從毛皮洩而為汗，一則從小便滲而為溺，故其飲不為大害。及至太陽一病，既毛孔閉而汗閉，即小便熱而溺短，且太陽以壯熱之表邪從胃分而偏胃，以於是太陽以熱合飲，陽明以飲合熱，內外為奸，勢不得不奔迫於上下之兩途。積飲多而氣從下奔，則自下利；積飲少而氣從上逆，故嘔。然大槩下利者十居八九，故曰必自下利；嘔者十居二三。

故曰設或不下利而但嘔者此種症候似為棘手不知仲景爾蓋謂汗劑所惧者傷津液也所尤惧者傷胃府之津液也今其積飲為病是無容顧忌而當主滲泄之藥矣且上逆為嘔下奔為利不關玄府之旁門則而既之走經不可止故直任去津液之葛根使之去飲更妙在於解表之桂麻湯內使陽明之熱飲出為太陽之表汗而成雙擒之法也半夏降逆故不下利而嘔者加之且不加半夏又恐表藥擊動積飲而成吐下不止水藥不得入口之逆也　二條宜顛倒為合蓋太陽與陽明合病自下利者為主故也

五
太陽與陽明合病喘而胸滿者不可下宜麻黃湯主之

(析)三陽俱受氣于胸中而部位則屬陽明若喘屬太陽嘔屬少陽故胸滿而喘者當未離乎太陽雖有陽明可下之證而不可下如嘔多雖有陽明可攻之證而不可攻亦以未離乎少陽也

合病

四

喻兩經合病當合用兩藥之藥何乃偏用麻黃湯而此見仲景析義之
精蓋太陽邪在胸陽明邪在胃兩邪相合必上攻其肺所以喘而胸滿
麻黃杏仁治肺氣喘逆之顓藥用之恰當正所謂內舉不避親也何偏
之有

（高）喘而胸滿全是太陽麻黃湯症。且陽明尚未有利嘔之症。是太陽主
令之勢大。故獨任麻黃。不用葛根。以責其專也。若以喘滿而下之治致
結胸之變。故戒。上二條是罪和合故首從並嚴此條是罪主令故特
處首惡孰謂兵（医）法不同兵法匡道不用王道邪　客有問余者曰喘而
胸滿是太陽症麻黃湯是太陽藥條中並不載陽明一症而首揭之曰
太陽與陽明合病何也答曰凡將患合病者不必病合而俱可先見如
目眶有紗脈起之狀目下有水色者知陽明之素有積飲忽之善怒而
顴瘦具善飢而未能多食或脇下常微滿而顴外紅銳而上者知少陽

之素有積熱況太陽邪盛據必合之勢者乎故其曰合病者蓋必有実
見其合者直也

六太陽与少陽合病自下利者与黄芩湯若嘔者黄芩加半夏生姜湯

(柯)両陽合病陽盛陰虚○陽氣下陷入陰中故自下利○太陽与陽明合病○
是邪初入陽明之裡○与葛根湯辛甘発散以澄陽也○又下者挙之之法○
太陽与少陽合病○是邪已入少陽之裡○与黄芩湯酸苦湧泄以為陰也○
又通因通用之法○此小柴胡加減方也○熱不在半表已入半裡○故以
黄芩主之○雖非胃実亦非胃虚○故不須人参以補中也○
(喩)太陽之明合病下利○表証為多○陽明少陽合病下利○裡症為多○太陽
少陽合病下利○半表半裡之証為多○故用黄芩甘草芍薬大棗為和法
也○
(高)少陽有微邪○其氣多熱○以其位相火故也○然太陽未病則其机樞尝
合病

(周禹載曰)黄芩湯次温本草
也明言太少二陽○何不用二
経薬○雖傷寒○然傷寒之由
表入裏○此則自内而外○無
表何以知太少二陽○或脇満
或頭痛或口苦引飲○因不悪
寒而即熱○故不得謂之表也○
此偏寒合病○皆表病○今
不但無表且有下利裡症
傷寒協熱利○必自傳経
而入○不若此之即利○然温病
則邪從内發○未知内鬱深○
至人中年本症○実能一時乎

溉於所以勞也邪去作利矣。

自調暢，故不為大害。反至太陽一病，中風之陽熱，傷寒之化熱，從胃入腸，而與少陽之積熱相達，而熱共炎。其熱從少陽之氣而化木邪，木邪侮其所勝而乘脾，故土不自守而下利，下文謂所負者是也。以苦寒之黃芩為君，直入少陽以瀉其熱，蓋苦以堅之之義。少陽半乃肝氣，故以甘草緩其急也。佐以芍藥者，不特酸以瀉木，且脾屬陰藏，并欲其引入陰分以解木邪耳。凡下利者下必虛，故又以大棗補大腸之虛也。胃中微陽為熱邪所偪，嘗有上竄之勢，故嘔。加半夏於黃芩湯內，所以降其熱逆；加生姜於黃芩湯內，又所以扶其胃陽，道並行而不相悖也。此條雖曰太少合病，然太陽從合而化，故不責太陽者，以少陽之合熱如逢君之惡，其罪大也。

七 陽明少陽合病，必下利。其脈不負者順也，負者失也。互相尅賊，名為負也。脈滑而數者，有宿食也，當下之，宜大承氣湯。

柯：兩陽合病，必見兩陽之脈。陽明脈大，少陽脈弦，此為順脈。若大而不弦，負在少陽；弦而不大，負在陽明。是互相尅賊，名不順之候矣。惟木尅土是少陽為賊邪，若少陽負而陽明不負，亦負中之順脈。

柯：數為在府，滑為有食，數以至數言，是本來面目；疾以體狀言，在諸證潮熱時見，故為失度。

喻：土木之邪交動，則水穀不停而急奔，故下利可必也。陽明脈大，少陽脈弦，兩無相負，乃為順候。然而既合病，陽明氣衰，則弦脈獨見，少陽勝而陽明負矣。下之固是通因通用之法，而土受尅賊之邪，勢必藉大力之藥急從下奪，乃為解圍之善著。然亦必其脈滑而且數，有宿食者始為當下無疑也。設脈不滑數而遲軟，方慮土敗垂亡，尚敢下之乎。按太陽與陽明合病，陽明與少陽合病，俱半兼陽明，所以胃中之水穀不安，而必自下利。其有不下利者，亦必水飲上越而嘔，與少陽一經之証乾嘔者大不同也。或嘔或種，胃中之真氣與津液俱傷，所以要須散邪以安其胃，更慮少陽勝而陽明負，即當急下以救陽明，其取用大承氣湯，正迅掃外邪而承領元氣之義也。設稍牽泥，則脈之滑數必轉為遲軟下之善及矣，微哉危哉。

（註）陽明少陽合病者，陽明以宿病而合少陽之風寒也；者少陽以宿病而合陽明之風寒也。木邪乘土，俱致下利，故曰必下利。此言陽明少陽合病之常例也。少陽不弦數，陽明不滑數，即是不負。若少陽弦數而陽明不滑，是陽明正負與〔於〕少陽；陽明滑數而少陽不弦，是少陽反負與〔於〕陽明。脈不負為陰陽自平，故煩而易愈。脈負為氣血偏虧，是先藥先期之所致，故曰不負為順，負為失也。互相尅賊，正自解負字之義。脈滑四句言木勝土也。玩立黃芩湯以瀉木邪，土亦不宜勝木。若土邪熾實而脈來滑數，夫滑則凝聚，數則實熱，豈非宿食之診，是當用大承下之以抑其土矣。喻註多未是。

八 三陽合病，脈浮大上關上，但欲眠睡，目合則汗。

九 三陽合病，腹滿身重，難以轉側，口不仁而面垢，譫語遺尿，發汗則譫語，下

〔方中行〕太陽脉浮陽明脉大関上乃太陽之部位故
曰三陽合病但欲眠睡
寒熱蔵於胆也目合則
汗出少陽少血衰而不
与陽和講為除故盗汗也
〔周禹載〕曰浮兼長者乃兼三
陽嗜為其邪熱滿实不言
可知犹其脉浮長也懐裸
少陰脉則長脉亦云大也閏
内熱則因於逆上而浮長見於
関尺上故曰在関上也邪犠上
具陽経少陰之源未清竹躁
眠当躁本症而目合則汗出
而盗汗々又是少陽本症何以
往見少陽固無意之以奉
而少陰邪火与少相於此同耳

之則額上出汗手足冷若自汗出者白虎湯主之
析 下條言病状及治方此條詳病脉探病情寛病机兆两條合参而合
病之大要如治脉大為陽関上陽所治也是為重陽矣但欲瞌眠是陽
入于陰矣合目則衛氣行陰而盗汗出熱深于内矣与下文自汗同与
少陰脉微細而但欲寐不同 此本陽明病而畧兼太少也胃氣不通
故腹滿陽明主肉無氣以動故身重難以轉側少陽行身之側也口
主胃之門戸胃病則津液不能上行故不仁陽明病則顔黒少陽病面
微有塵陽氣不榮于面故垢膀胱不約為遺溺遺尿者太陽本病也雖
三陽合病而陽明症多則當独取陽明矣無表証則不宜汗胃未実則
不當下此陽明半表裡症也裡熱而非裡実故當用白虎而不當用承
氣若妄汗則津竭而譫語悞下則亡陽而額汗出手足厥也此自汗出
為内熱甚者言耳接遺尿句来若自汗而無大煩大渴症無洪大浮滑

合病 七

燔灼也,所以稍蚤挂病仕。目合则汗出,不似热病之大汗不止也。汗何以知之?太阳阳明二经症,以浮为太阳经脉,大为阳明经脉也。汗法莫小柴胡去人参姜半加芍药为主。

(周禹载)曰:此因中暍而引动伏邪,齐出三阳为病,热重腹满,热本病也;身重难以转侧,多汗本病也;口不仁而面垢谵语遗溺,然是暍本病矣。惟热暍相兼,其热势尤剧,非时伤寒。汗之则津液外亡而谵语于甚者;下之则阴竭于下,不竭而阳争上脱,故额上汗而手足逆冷。实热必仍自汗出者,以白虎汤。误汗下而症如上,故加人参为无疑也。

脉。尚浮者,尚不可妄用白虎。若额上汗出,手足冷,见烦燥谵语等证与洪滑之脉,亦可行白虎汤。

(喻)三阳合病,五合之表里俱伤,故其脉浮大,其证欲眠,而目合则汗。中州之扰乱可知矣。此时发汗则偏于阳,而阳明之津液倍竭,故谵语益甚,将成无阳之证也;下之则偏于阴,而真阳以无偶而益孤,故手足逆冷而额上生汗,将成亡阳之证也。既不宜于汗下,惟有白虎一汤,主解热而不碍表里,在所急用。然非自汗出,则表犹未解,尚未可用。此证夏月最多,当与痉湿暍篇参看。

按三阳经之受外邪,太阳头痛腰脊痛,阳明目痛鼻干不眠,少阳寒热往来,口苦呕渴,各有专司。今合病,而兼同二阳三阳之证也。仲景但以合之一字括其义,而归重在下利与呕喘胸满之内症,盖以邪既相合,其人腹内必有相合之徵验故也。後人於此等处漫不加察,是以不知合病为何病耳。前按少阳篇第九条云:病

寒六七日發熱微惡寒支節煩疼微嘔心下支結外證未除者柴胡桂
枝湯主之一條其證全是太陽與少陽合併之病但內無下利其嘔復
微即不謂之合病心下支結又與心下痞硬時如結胸者不同而不謂
之併病乃知合併之病重在內有合併之微驗我昌已脫說矣後人
謂三陽合病宜從中治此等議論似得仲景表邪未散用小柴胡湯程
熱已極用白虎湯之奇然未可向癡人說夢也設泥此則仲景所用麻
黃湯大承氣湯之妙法第不敢從矣嗟乎安得無聞提徑為周行也耶
（高）浮為在上大為在外今上關上則陽氣皆上浮外鬱而陰無主今故
但欲眠睡也陰無陽主則虛故合目則汗意者其柴胡加桂枝之證乎
脈浮為太陽脈大為陽明脈上關上為少陽以其氣從上逆故也故曰
三陽合病　腹滿[九]身重難以轉側是脾中之真陽為熱所傷而不能運
動之症味熱枯養故口不仁而不知味火熾化土故面垢而不澤也津
合病
八

竭於上則譫語氣浮於上則遺尿皆極熱極亂之候倘從表而汗之則津液
更枯而譫語益甚從裡而下之則孤陽無附上沖而生額汗暴伏而手足
逆冷矣若前症具而自汗出者則而火內蒸非清肅之白虎湯何能救
其涸微乎也上條是二陽來合而直從太陽此條是三陽和合而兵賊
太陰上條不出方者脈浮陰虛汗出太陽條中已立桂枝之例故前擬
之曰柴胡加桂湯此條主白虎湯者白虎為救肺之劑脾肺全主太陰
故借之以救脾耳

併病

喻氏曰：併病者，兩經之證連串為一，如貫索然，即兼併之義也。併則不論多寡，一經見三五證，一經見一二證，即可言併病也。然太陽證多，陽明少陽證少，如秦之併六國者，乃病之常；若陽明少陽證多，太陽證少，則太陽必將自罷，又不得擬之為六國併秦矣。

高氏曰：併病之名，即傳經而本經未罷之謂。本經邪甚，如强秦兼併之義，故名。然篇中第一條是言太正併病，三條四條是言太少併病，二五兩條雖有併病字樣，都是本經已罷而為併病傳經之病，不宜入此也。夫風寒之邪於三陽經而將傳未傳，邪在兩經搭界，俱有併病，本經一罷即入傳經正例，何必另立篇目。鄙意以太陽併陽明即宜次於陽明之前，併少陽即宜次於少陽之首，俾本經不罷，不妨列于兩經之界，本經一罷即接後條傳經正病故也。然終以不見原書之次第為痛恨。

耳、

已二陽併病，太陽初得病時發其汗，汗先出不徹，因轉屬陽明（五句是太陽併陽明之病），續自微汗出，不惡寒（二句是太陽已罷陽明之正傳）。若太陽病症不罷者，不可下，下之為逆，如此可小發汗（四句是併病之畧輕者）。設面色緣緣正赤者，陽氣怫鬱在表，當解之熏之（三句是併病之重者）。若發汗不徹不足言，陽氣怫鬱不得越（此說發若太陽四句之輕併病），當汗不汗，其人躁煩，不知痛處，乍在腹中，乍在四肢，按之不可得，其人短氣（此說發面色緣三句之重併病），但坐以汗出不徹故也，更發汗則愈（此又申言輕併病）。何以知汗出不徹？以脈濇故知也。

柯注缺

喻注併下條

（直）二陽謂太陽陽明。不知痛處，寒閉風，因煩熱在脉中之處，按之則風邪那散，故不可得其處也。短氣者，毛孔閉而氣不充暢也。蓋謂太陽併

陽明之病、若病在太陽時、酌桂量以發其汗則病邪頓解、豈復有併病

乎、多以藥不勝病、或發而不得汗、或汗而不得透、則太陽之邪併及陽

明、而爲二陽併病矣、如病後毛孔忽踈、激汗出、而不惡寒、則太陽罷、而

爲傳入陽明之正病、其胃實之可下也、若太陽未罷、縱然胃實、亦不可

下、下之則爲結胸及五瘀之逆矣、但可酌量用葛根湯之桂劑小發之

以救其未徹之汗則愈、若太陽不罷、而面色正赤、此陽氣盛而怫鬱在

表、全然不足越出、又非小發汗可愈也、解之熏之、以大發其汗爲令、蓋

汗不徹是前曾發過汗猶不徹耶、第不得陽氣怫鬱不得越、其陽氣怫

鬱是當汗之證、從來未曾汗故、當見種種之候也、其言當汗不汗者、至

其人短氣句正、若所謂但坐汗出不徹之故、去重與汗之則愈、是可於

浮濇之脉診得之、　更發更字、喻氏讀作平聲、作更換解、蓋更發汗

實照應上文發其汗句、更換之義無謂、

併病　　　　　　　　　　　　　　二

二陽併病太陽症罷但發潮熱手足漐漐汗出大便難而譫語者下之則
愈宜大承氣湯

(柯)太陽症罷是全屬陽明矣先揭二陽併病者見未罷時便有可下之
机也今太陽一罷則種種皆下症矣

(喻)按二陽併病二條皆是太陽與陽明併也上條症初入陽明而太陽
仍未罷宜小汗此條症已入陽明而太陽亦隨罷宜大下所以宜小汗
大下之故昌言之已悉可以無贅但上條之文從前未有註釋發明
之太陽初入僅傷營之病以麻黃湯發其汗汗出而邪去病不傳矣因
汗出不徹故傳陽明續自微汗出不惡寒陽明熱熾似乎當用下法以
太陽之邪未徹故下之為逆謂其如成結胸等症也如汗者可小發汗
擱後下之設面色緣緣正赤者寒邪深重陽氣怫鬱在表必須先未用
麻黃湯或已用麻黃湯而未得汗所以重當解之熏之之文既小發汗所

緣勝矣蓋是發汗不徹不足言陽氣怫鬱不得越也畢竟當汗不汗其
人躁煩不知痛處乍在腹中乍在四肢按之不可得方是陽氣不得越
耳短氣者因汗而氣傷也脈濇者因汗而血傷也汗雖未徹其已得汗
可知其不怫鬱又可知所以宜更他藥以小發其汗更字讀平聲与太
陽中篇傷寒發汗解半日許復煩脈浮數者可更發汗互發裁則復更
桂枝去湯此更桂枝加葛根湯并可推矣
(高)此併後之症當入陽明言併病者特領其來路耳以併病字様入此
不合
三
三太陽与少陽併病頭項強痛或眩冒時如結胸心下痞硬者當刺大椎第
一間肺俞肝俞慎不可發汗發汗則譫語脈弦五六日譫語不止當刺期
門
二
(柯)脈弦屬少陽頭項強痛屬太陽眩冒結胸心下痞則兩陽皆有之症

併病

三

兩陽併病陽氣重可知，然是經脈之為害，汗吐下之法非少陽所宜，若不得刺法不足以言治。督主諸陽，刺大椎以瀉陽氣；肺主氣，肝主血，肺肝二俞瀉主太陽，調其氣血，則頭項強痛可除，脈之弦大可和，眩冒可清，結胸痞硬等証可不至矣。若發汗是犯少陽，膽液虛必轉屬胃而譫語，此譫語雖屬胃實，而兩陽之症未罷，亦非下法可施也。土欲實，木當平之，必肝氣清而水土治，故刺期門而三陽自和。

(喻)少陽之脈循脇之間，併入太陽之邪，則與結胸証邪似是而實非也。肝與膽合，刺肝俞所以瀉膽也；膀胱不與肺合，然肺主氣，刺肺俞以通其氣，斯膀胱之氣化行而邪自不能留矣。發汗則譫語，與合病木盛尅土之意同，經謂木盛則生心火，節外生枝，反失正意。脈弦亦與合病內少陽勝而陽明負之互詞，此所以刺期門隨木邪之實而瀉之也。仲景通身手眼，後人只泥于一手一目可乎。

頸項強痛為太陽症，眩冒為少陽症，如結胸者，結胸為表邪内陷，此
從少陽之經，邪上逆，故由脇而上心以下為痞硬也。刺大椎肺俞肝俞者，
瀉太陽之熱邪也。傷寒法例，太少併病禁發太陽之汗，以汗則但可解
太陽而遺却少陽一半，是徒竭其津液，故譫語，且少陽不特當須而邪
以汗出而更逆，故脈愈弦，而五六日後譫語不止矣。刺期門者，瀉肝以
瀉胆也。此條及下條不言湯而言刺，与小柴胡湯互發，蓋謂此症除小
柴胡湯外，惟有刺之一法，以見安不可汗也。　按大椎第一間，素問所
謂背俞，即大杼也。在脊之第一椎下兩旁各相去同身寸之一寸半，陷
者中，督脈別絡手足太陽三脈氣之会，刺可入同身寸之三分，留七呼。
肺之俞，曰太淵，在掌後陷者中，是少陽（手太陰）脈之所注也，刺可入同身寸之
二分，留二呼。肝之俞，曰太衝，在大足指本節後同身寸之二寸陷者中，
動脈應手，足厥陰肝之所注也，刺可入同身寸之三分，留三呼。又按俞

府七十二穴肝之府為胆胆之俞曰臨泣在小足指次指本節後間陥者中足少陽脉之所注也刺可入同身寸之三分留二呼肺之府為大腸大腸之俞曰三間在手大指次指本節後内側陥者中手陽明脉之所注也刺可入同身寸之二分留三呼

四太陽少陽併病心下硬頭項強而眩者當刺大椎肺俞肝俞慎勿下之

柯註併下條

喻 全中不可下之禁与上條不可汗互發

高 心下硬為少陽之逆氣上至心下也頭項強為太陽症眩為風木交熾之症下之即如下條之逆故戒

五太陽少陽併病而反下之成結胸心下硬下利不止水漿不下其人心煩

柯 併病無結胸症但陽氣怫鬱于内时之若結胸狀耳併病在陽而反下之如結胸者成真結胸矣結胸法當下今下利不止水漿不入是陽

明之闔病于下。太陽之開病于上。少陽之樞機甚至其人心煩。是結胸
症具煩躁者死也。
（喻）誤下之變乃至結胸下利上下交征。而陽明之居中者水漿不入。心
煩待斃。傷寒顧可易言哉。併病即不誤用汗下。已如結胸心下痞硬
矣。況加誤下乎。此比太陽一經誤下之結胸殆有甚焉。其人心煩似不
至之語。然仲景太陽經謂結胸證悉具煩躁者亦死。意者此謂其人心
煩者死乎。
（高）太少併病汗下俱禁。而誤下之變為更甚也。蓋太陽誤下之結胸止
表邪內陷一路。太少併病誤下之結胸。又兼卻少陽之逆氣上貫一路。
從脇至胃。而與外入之邪同結。是兩路夾攻也。下利不止者。少陽裡邪
以木横而乘胃土。故并水漿不下也。津液盡逼于下。邪火突結于上。其
能免心煩之症乎。喻氏則結胸症具煩躁者一條。謂此條心煩之是死

症、未是、蓋結胸一症、熱邪内熾、未有不煩者、故以大陷胸下其熱邪、正所以救其煩也、彼躁之死、但死于煩而且躁耳。蓋躁為陽盡欲亡。腎氣欲動之症。結胸死陷胸不可。而陷胸又死陽盡者所宜。是下與不下皆死也。若單煩者豈至此乎。

汗吐下溫針諸法俱可成壞病何必摘此二條另名篇目耶

壞病

喻氏曰壞病者已汗已下已吐已溫鍼病猶不解治法多端無一定可據擬故名之爲壞病也壞病與過經不解大異過經不解者連三陰經俱已傳過故其治但在表裏差多差少宜先宜後之間若壞病則病在三陽未入于陰故其治但在陽經其症有結胸下利脹滿振惕驚悸譫妄嘔噦煩躁之不同其脈有弦促細數緊滑沉微濇結代之不同故必辨其脈證犯何逆然後以法而治其逆也

高氏曰壞病者既過經不解亦非雜證不可治之症蓋風寒中人即有內外等症症在証也如見証于証之義或經或府或首尾只在一經之中或前後界於兩經之半當病用藥戰擊誅戮殘賊一鼓就擒矣若不相病情不知經絡亂用汗吐鍼下將病邪沖突驚惶如竄賊之狀不成片段故曰壞也然亦不可分卷隨其本經之壞而列之爲合蓋三陽之

條。除却麻黄桂枝葛根柴胡五苓承氣理中梔甘草等湯正治外。餘皆
救壞之藥。則論中諸條。除却太陽之明少陽或經或腑正病外。餘皆論
壞之條。此二條者。特其既耳。故曰知犯何逆以法救之者。正欲人熟讀
前後論條。熟思前後方藥耳。不然豈傷寒論外另有辨壞之條另有未
傳之法耶。

乙太陽病三日已發汗若吐若下若溫鍼仍不解者此為壞病桂枝不中與
也觀其脈症知犯何逆以法救之

(柯)內經曰未滿三日者可汗而已。已汗不解者須當更汗之。吐下溫鍼
之法非太陽所宜。而三日中亦非吐下之時也。治之不當故病仍不解
壞病者。即變症也。若誤汗則有遂漏汗不止心下悸臍下悸等症。妄吐
則有饑不能食朝食暮吐不欲近衣等症。妄下則有結胸痞硬協熱下
利脹滿清穀等症。火逆則有發黃圊血亡陽奔豚等症。是桂枝症已罷

故不可更行桂枝湯也桂枝以五味成方減一增一便非桂枝湯所謂
桂枝竟不可用也下文皆隨症治逆法
（喻）相傳傷寒過經日久二三十日不痊者謂之壞病遂與過經不解之
病無辨此古今大惑也仲景只說病三日即五六日亦未說到且此條
止說太陽病逮少陽亦未說到故謂桂枝偏表之法不可用觀下條太
陽轉入少陽之壞証有柴胡症罷四字可見此為桂枝症罷故不可復
用也設桂枝症仍在而不得謂之壞病與少陽篇内柴胡証仍在在此
雖已下之不為逆復與柴胡湯必蒸蒸而振却發熱汗出而解之文又
互相發照也豈有桂枝柴胡之証尚未罷而得指為壞病之理耶故此
細察其脈為何脈証為何証從前所誤今犯何逆然後隨其証而治之
此為當耳
（高）此當列太陽正治條後以起種種誤行汗吐鍼下之逆并治救逆之

壞　二

法也○

二本太陽病不解轉入少陽者脇下硬滿乾嘔不能食往來寒熱尚未吐下脉沈緊者與小柴胡湯若已吐下發汗温鍼譫語柴胡症罷此爲壊病知犯何逆以法治之

㊀柯 少陽爲樞○太陽外症不解○風寒從樞而入少陽矣○若見脇下硬滿乾嘔不能食往來寒熱之一証○便是柴胡症未罷○即慎于吐下發汗温鍼尚可用柴胡治之若慎治後不見半表半裏症而發譫語是將轉屬陽明而不轉屬少陽矣柴胡湯不中與之亦不得以譫語即爲胃實也知犯何逆治病必求其本也與桂枝不中與同義此亦太陽壊病轉少陽壊病也

㊀俞 按上條太陽經之壊病也此條少陽經之壊病也兩條文意互發其旨甚明叔和分彙後淺疑竊並合而觀之乃知上條云桂枝湯不中與

則其所犯要不離于太陽一經之誤吐誤下誤發汗誤燒鍼之壞逆也
此條云柴胡湯不中与、則其所犯要不離于少陽一經之誤吐誤下誤
發汗誤燒鍼之壞逆也、後人擬議何逆四條見為劍獲、緣此觀之真嘆
謬矣

(高)本太陽病至与柴胡湯、為太陽正傳少陽之例、故遵正法而与小柴
胡湯、若已吐下至未、始為少陽之壞病、故當遵法以救壞也、程注當列
少陽正傳條後、以起汗吐鍼下之逆、并該救逆之法也、　傷寒中風於
陰經無壞病、而陽經有之、蓋陰經之症多從陽經壞起、故止言陽經呈
表、陽經於陽明無壞病、而太少有之、蓋陽明之症又多從太少壞來、故
只言太少呈表、舉一反三、此聖人不与不能再復告也

壞病　三

痰病

喻氏曰概自傷寒失傳後人乃以食積虛煩痰飲脚氣牽合爲類傷寒四証此等名目一出凡習傷寒之家茍簡粗疏已自不識要妙况復加冬温之病寒疫橫病濕病風病霍亂痙病內癰畜血爲類傷寒十四証頭上安頭愈求愈失茲欲直溯源（闕）流不得不考闡岐派蓋仲景于春夏秋三時之病既以冬月之傷寒統之則十四証亦皆傷寒中之所有也若後之爲外漫不加察至臨証模糊更何以應無窮之變哉昌於春夏病中逐一指出於于三陽經後特立痰病一門凡痰飲素積之人有挾外感而動者有不緣外感而自動者仲景分別甚明挾外感之邪搏結胸膈三陽篇中已致詳矣此但舉不繫外感之痰病明揭其旨俾學者辨証以施治焉耳

高氏曰喻氏既嘗以人立類傷寒之名爲頭上安頭而又自立痰病一

痰病　一

沙則食積虛煩脚氣冬溫之病寒暑熱病濕溫風溫蓄血等門亦不可議矣尤而效之何其异耶況所例三條與痰病有何干涉強將仲景原文寒字抹壞改作痰字一時自欺之人之語其如千古之明眼何哉詳本篇所例三條并各經凡用吐條下

乙

病如桂枝症頭不痛項不強寸脉微浮胸中痞硬氣上沖咽喉不得息者此為胸有寒也當吐之宜瓜蒂散諸亡血虛家不可與

析

病如桂枝是見發熱汗出惡風鼻鳴乾嘔等証頭不痛項不強則非太陽中風未經汗下而胸中痞硬其氣上沖便非桂枝症矣病机在胸中痞硬便當究痞硬之病因思胸中痞硬之治法矣胸中者陽明之表也邪中于面則入陽明中于膺亦入陽明則鼻鳴發熱汗出惡風者是邪中于面在表之表也胸中痞硬氣上沖不得息者邪中于膺在裡之表也寒邪結而不散胃陽抑而不升故成此痞象耳胃者土也土生萬

物不吐者死。必用鹹湧苦洩之味。因而越之。胃陽得升。胸寒自散。裡之表和。表之表亦解矣。此瓜蒂散為陽明裡之表劑。瓜為甘果。而熟于長夏。清胃熱者也。其蒂乃瓜之生氣所係也。色青味苦。象東方甲木之化。乃春升生發之機。故能提胃中之氣。除胸中實邪。為吐劑中第一品藥。故必用穀氣以和之。赤小豆甘酸。其性下行而止吐。取為反佐。制其太過也。香豉本性沉重。糜熟而使輕浮。苦甘相濟。引陽氣以上升。驅陰邪而外出。作為稀糜。調二散。雖快吐而不傷神。仲景製方精義。赤豆為心穀而主降。香豉為腎穀而反升。既濟之理也。

(喻)寒者痰也。痰飲內動。身必有汗。加以發熱惡寒。全似中風。但頭不痛。項不強。此非外入之風。乃內蘊之痰。窒塞胸間。宜用瓜蒂散以湧出其痰也。

(高)此條為口鼻所感之風寒。傷其胸中之陽氣者也。邪不在經表。故表

痰病 二

不實所不痛頭不強在此也。邪在胸中故胸中痞滿氣上不得息者此也。且營行脈中。營不受傷故脈上微浮。肺與胸中為表裏。故肺氣上而不得息。所以說是胸有寒。何以改作痰字耶。但太陽皮毛之感久而既能入絡。太陽口鼻之感久而亦能出表。故發熱微浮如桂枝症矣。當此而誤認為汗症而主桂枝。則徒虛其表。而胸中之寒不去也。高者越之。惟吐法為最便矣。瓜蒂苦寒能令胃氣急而不下。故能致吐之。則提其陽氣使之上湧。故能送寒與吐俱出也。吐能動血。故亡血者不可與吐能耗氣。故諸虛家不可與也。

二 病人有寒復發汗胃中冷必吐蚘

注 有寒是未病時原有寒也。內寒則不能化物。飲食停滯而成蚘。以內寒之人復感外邪。當溫中以逐寒。若復發其汗。汗生于穀。穀之氣外散。胃脘陽虛無穀氣以食蚘。故蚘動而上從口出也。蚘多不止者死。吐蚘不能食者亦死。

(喻)寒亦痰也。此即上條之互文。上條雖似桂枝之證。此條雖不可發汗。蓋痰從內動。無外感與俱。悞發其汗。必至迷塞經絡。留連不返。故示戒也。設兼外感。若三陽證中諸條。則無形之感。挾有形之痰。結於一處。汗則外和必不解。即纔吐之。其痰飲亦必不出。所以小青龍一法。卓擅奇功也。此言有痰無感。悞發其汗。重亡津液。即大損陽氣。其人胃冷而吐蚘有必至也。

(齋)此即上條而申之也。蓋謂胃感寒之人。不用吐法而用汗法。不但發汗不能解病。亦且有害也。夫胸中陽氣充滿。斷不受寒。寒則胃中之陽微可知。又發其汗而洩胃陽。則胃中冷。胃蚘以煖為安。故上就胃分之陽。住而吐出也。夫至蚘冷而不安于胃。則其熟穀之化亡。危矣。豈吐而用汗之害又如此。

痰病

三

柯 手足為諸陽之本厥冷則胃陽不達於四肢矣 緊則為寒乍緊者不厥時不緊言緊與厥相應也此寒結胸中之脉證心下者胃口也滿者胃氣逆煩者胃火盛也火能消物故飢寒結胸中故不能食此從併上陽併於下故寒傷形熱傷氣也非汗下溫補之法所能治必瓜蒂散吐之此通因通用法 第一條是陽明中風脈症此條是陽明傷寒脈症一條是陽明小結胸此條是陽明大結胸大結胸因熱入硬滿而痛為胃實故製大陷胸小陷胸陽明結胸因寒塞硬滿不痛為寒飲故製瓜蒂散吐之

三病人手足厥冷脉乍紧者邪結在胸中心中滿而煩飢不能食者病在胸中當吐之宜瓜蒂散

柯註缺

喻 手足厥冷與厥陰之熱深厥深相似其脉乍緊則有時不緊殊不似矣可見痰結在胸故滿煩而不能食也宜瓜蒂為吐法也 合三條總見痰証可吐不可汗合食積寒煩脚氣四証論之勿指為類傷寒但指為不可發汗則其理甚精蓋食積胸中陽氣不布更發汗則陽氣外越一團陰氣用事愈成危候寒煩則胃中津液已竭更發汗則津液無亡矣脚氣即地氣之濕邪從足先受者正濕家不可發汗之義耳奈何舍正路而趨曲徑耶 開

门人問曰吾師於三陽証中挈出合病併病壞病痰病之條可謂暗室一燈炯然達旦矣但不識陽明何以無壞病耶答曰陽明之誤治最多

其脉証同当辨別但不得以壊病名之也蓋陽明原有可汗可下之條
汗下原不為大逆且誤在汗当不誤在下矣誤在下当不誤在汗矣即
使汗下焼鍼屡誤其病亦止在胃中原有宜法可施与壊証無宜法之
例微有不協此壊病所以不入陽明耳
門人又問曰救陽明誤治之宜法可得聞乎答曰仲景云陽明病脉浮
而緊咽燥口苦腹満而喘発熱汗出不悪寒反悪熱身重若発汗則燥
心憒憒反譫語若加焼鍼必怵惕煩躁不得眠若下之則胃中空虚客
氣動膈心中懊憹舌上胎者梔子豉湯主之観其悞汗悞焼鍼之変煩
躁怵惕譫語不眠止是邪在胃中擾其津液与[illegible]近陽之証不同也観
其悞下之変客氣動膈心中懊憹止是熱邪上膈心逼不安与結胸之
証不同也故遵内経高者越之之旨以梔子豉湯湧出其邪耳此豈無
宜中之宜法乎

痿病

四

（高）此是風寒從口鼻而傷其胸中，且由胃注脇而有傳入少陽之勢也。蓋少陽厥陰為陰陽之樞紐，氣病則不能暢達諸陽於四末，故手足厥冷也。胸中結，胸中滿，與太少併病同義。太陽為陽化，故煩而善飢；少陽有逆氣，故不能食也。此雖似小柴胡症，而不得主小柴也，猶之前條似桂枝湯症而不得主桂枝湯，其理同，故其用瓜蒂散以吐之亦一也。

太陰經證治大意

西昌喻昌嘉言著

仲景傷寒論六經中惟太陰經文止九條方止二道後人致惜其非全書昌細繹其所以約畧之意言中風即不言傷寒言桂枝即不言麻黄言當溫者則曰宜四逆輩全是引伸觸類之妙可見治法總不出三陽外但清其風寒之原以定發汗解肌更於腹之或滿或痛閒辨其虛實以定其當下當溫而已了無餘義矣自非深入閫奥者孰能會其為全書也哉

太經總説

古越高學山漢峙校正發明

按太陰之陽氣亦從腎陽上貫而為陽明贊腐化運行之妙故太過則與陽明同見癃閉發黄不及亦與陽明同見悶滿吐利等症其陰則先根於腎而後資於胃故腎胃病者亦能反吸其精汁也仲景不言病脉但言陽微陰濇而長者為欲愈則陽盛陰滑而短之為病可知詳本篇

二條下其隧道之出於太陽皮部者從足大指内甲角之陰白穴由足内臁之前側而上胸次故外症則見四肢煩疼而温熱内行入腸絡胃通膈而上連喉舌故内症則見腹滿吐而自利或時痛丹溪并謂心煩而心下急痛舌本强痛也其轄亦主肌肉脉氣不營則肌肉軟而舌痿者死其署爲腹悞下以傷其陽則腹中之症爲多又腹爲肝腎所寄且三陰俱屬陰藏同以陽氣爲貴一藏受傳往往因陽虚而遞及之故能正傳少厥二陰也其本鄉爲脾藏形薄小且以灌注四旁之故而精氣之受藏者未富故汗下俱不得任情也其人黄色粗理者脾大大則湊眇痛而不能疾行揭唇者脾高高則眇引季脇痛唇下縱者脾下下則下加於大腸藏苦受邪唇大不堅者脾脆脆則善病消癉而易傷又脾病者唇黄其見於面部者左目内眥下三指其本色與胃同候如以縞裹括蔞實者吉又曰黄欲如羅裹雄黄不欲如黄土又曰黄如枳實者

死又曰以太陰終者腹脹閉不得息善噫嘔、嘔則逆而面赤、不嘔不逆則上下不通皮毛焦而終矣大槩厥中滿而唇反者甲篤乙死其音宮忌見角

太陰之為病腹滿而吐食不下自利益甚時腹自痛若下之必胸下結硬

柯陽明主陽之裡故提綱屬裡之陽証太陰主陰之裡故提綱皆裡之陰証太陰之上濕氣主之腹痛吐利從濕化也脾為濕土故傷于濕脾先受之然寒濕傷人入于陰經不能動藏則還之于府府者胃也太陰脉布胃中又絡于胃胃中寒濕故食不中內而吐利交作也太陰脉從足入腹寒氣時上故腹時時痛法宜溫中散寒若以腹滿為實而誤下胃口受寒故胸下結硬

喻腹滿自利太陰之本証也吐而食不下則邪迫于上利甚而腹痛則邪迫于下上下交乱胃中空虛此但可行溫散設不知而悞下之其在

大陰全篇　二

下之邪可去，而在上之邪陷矣，故胸下結硬與結胸之變頗同。胃中津液上結，胸中陽氣不布，卒難開也。

（高）太陰為濕土，濕土之下寒水承之，故其藏之為體常濕常寒，而其性之所喜在溫在燥也。腹滿而吐食不下，濕氣之邪而上升之症；自利腹痛，寒氣之邪而下迫之症。此當如下文四條所云四逆輩以溫之，乃因腹滿痛而用寒下之藥則誤矣。結硬者兼結胸痞硬而言，蓋謂前症具而脉浮且有表症，如三條所云如桂枝湯者，而誤下之，則表邪內陷而為結胸；前症具而無表症，如四條所云宜四逆輩者，而誤下之，則裡陰上乘而為痞硬矣。然仲景於太陰條中偏重痞硬一邊，結胸不過帶說耳。蓋邪至太陰，表邪衰薄，結胸原少，而脾家最重真陽，惧下而傷之，則痞硬一邊十居八九，故曰藏有寒，又曰當溫之，又曰大實痛者不過於桂枝湯內加大黄，又曰大黄宜減，其意可知矣。

喻氏單言表陷之結

胸而又遺上焦之痞硬滿

二太陰中風四肢煩疼陽微陰濇而長者為欲愈

柯風為陽邪四肢為諸陽之本脾主四肢陰氣衰少則兩陽相搏故煩疼也脉濇與長不是並見濇本病脉濇而轉長病始愈耳風脉本浮今浮已微知風邪當去濇則當少氣少血今而長則氣治故愈　四肢煩疼是中風未愈前証微濇而轉長是中風將愈之脉宜作兩截看　太陽以惡風惡寒別風寒陽明以能食不能食別風寒太陰以四肢煩溫別風寒是最宜着眼少陽為半表半裡又屬風藏故傷寒中風互稱少陰厥陰則但有欲愈脉無未愈証精詳

喻四肢煩疼者脾主四肢亦風淫末疾之驗也陽脉微陰脉澀則風邪已去而顯不足之象但脉見不足正恐元氣已漓暗伏危机故必微澀之中更察其脉之長而不短知元氣未漓其病為自愈也註不審來意謂

太陰全篇

三

濇為血凝氣滯大繆豈有血凝氣滯反為欲愈之理耶

(高)太陰之經行手足之內臁上側故四肢之煩疼在太陰之表証也陽指脉之至者而言陰指脉之去者而言太陰之真陽原微大即為外邪微則其本脉也太陰之本性惡濕滑當見澀利濇則其善脉也於來微去濇之中更見迢迢而長則是其陽氣調達充暢故為欲愈但四肢煩痛為太陰之表病者從長脉中知其能透為微汗乎

三 太陰病脉浮者可發汗宜桂枝湯

(柯)太陰主裡故提綱皆屬裡症然太陰主開不全主裡也脉浮者病在表可發汗太陰亦然不獨為太陽言也尺寸俱沉者太陰受病也沉為在裡當見腹痛吐利等証此浮為在表當見四肢煩疼等証裡有寒邪當溫之宜四逆輩表有風熱可發汗宜桂枝湯太陽脉沉者因于寒寒為陰邪沉為陰脉也太陰脉浮者因乎風風為陽邪浮為陽脉也有

謂脉在三陰則俱沉陰経不當発汗者未審此耳但浮為是麻黄脉不是桂枝証而反用桂枝湯者以太陰是裡之表証桂枝是表之裡薬也

喻 太陰脉尺寸俱沉細今脉浮則邪還於表可知矣故仍用桂枝解肌之法也　太陽経中以浮緩為中風浮緊為傷寒故此不重發但揭一浮字其義即全該風邪用桂枝湯其脉之浮緩不待言矣然則寒邪之脉浮緊其當用麻黄湯更不待言矣況少陽篇中云設胸満脇痛者与小柴胡湯脉但浮者与麻黄湯早已挈明用麻黄湯之義故於太陰証中但以桂枝互之乃称全現全彰也不然因一浮脉何所見而少陽者用麻黄太陰當用桂枝也耶

高 五経隧道皆出而外附於太陽之皮部故皆能發熱皆有汗病五経津液俱入而内資於陽明之胃府故皆有胃実皆有下証所謂皆有汗病如太陽始条論陽明之葛根湯病少陽之小柴胡湯病太陰之借用

太陰全篇

桂枝湯症。少陰之麻黄附子細辛湯症。厥陰之當歸四逆湯症是也。所
謂消有下証者。陽明姑無論。太陽之大陷胸湯症。少陽之大柴胡湯症。
太陰之桂枝加大黄湯症。少陰厥陰之大承氣湯症是也。此條言太陰
脉浮。明之浮為太陰之浮。非浮出太陽之謂。見太陰脉浮之表症。亦可
以桂枝湯解太陰之表耳。喻氏謂邪還於表。乃用解肌之法。且引脉
浮者与麻黄湯句。謂是此條互文。是認為浮出太陽。則悞人無限矣。

四
自利不渴者。屬太陰。以其藏有寒故也。當溫之。宜服四逆輩。

柯 此條明自利之因。此條言自利之兆。

喻註 謂自利不渴。濕勝也。故用四逆輩以燠土燥濕。此老生常談。無切要
也。仲景大意。以自利不渴者屬太陰。以自利而渴者屬少陰。分經辨証
所關甚鉅。蓋太陰屬濕土。熱邪入而蒸動其濕。則顯有餘。故不渴而多
發黄。少陰屬腎水。熱邪入而消耗其水。則顯不足。故口渴而多煩躁。若

不全篇體会徒恃註釋之名其精微之蘊不能闡發者多矣

(周)太陰脾藏其病有寒熱二者、与少厥二陰之傳経直中頗同。以三藏俱重真陽故也。真陽実者。邪従化熱傳来。則燥其湿反其寒。而不下利。若兼小便不利。則必発黄一症。故後文有大実痛設出行二條。真陽虚者。直中陰邪。則脾陽残絶。而其湿与寒俱不能運動。湿寒故不渇。不能運動故自利也。此宜四逆輩以温之矣。曰輩者。兼理中附子等湯而言。正欲酌量於湿氣寒氣之軽重。而增減姜附茯朮之義。　喻註将両症混成一塊。而謂太陰湿土。熱邪入而蒸動其湿。故不渇而多発黄。熱邪入而消耗其水。故口渇而多煩躁。是言此條之自利不渇。係傳経之熱邪入之也。不知太少二陰。凡屬傳経熱邪自利之症少。故當温之法亦少。直中寒邪自利之症多、故當温之法亦多、試問熱邪入而蒸動其湿将成黄症者。猶能自利乎。猶可温之以四逆輩乎。旧註為是喻氏之説。

太陰全篇　　五

有病

五傷寒脈浮而緩手足自溫者繫在太陰太陰當發身黃若小便自利者不能發黃至七八日雖暴煩下利日十餘行必自止以脾家實腐穢當去故也

〔柯〕（指本篇の厥陰先）前條是太陰寒濕脈當沉細此條是太陰濕熱故脈浮緩首揭傷寒知有惡寒證浮而緩是桂枝脈然不發熱而手足溫是太陰傷寒非太陽中風矣手足溫句時對不發熱言耳非太陰傷寒必當手足溫也夫病在三陽尚有手足冷者何況太陰陶氏分太陰手足溫少陰手足寒厥陰手足厥冷是大背太陰四肢煩疼少陰一身（手足）盡熱之義第可言手足為諸陽之本當自溫不可謂脾主四肢故當溫也凡傷寒則病熱太陰為陰中之至陰陰寒相合故不發熱太陰主肌肉寒濕傷于肌肉而不得越于皮膚故身當發黃若水道通調則濕氣下輸膀胱便不發黃

矣。然寒濕之傷于表者，因小便而出；濕熱之蓄于內者，從大便而出
也。發于陰者六日愈，至七八日陽氣來復，因而暴煩下利，雖日十餘行
不須治之。以脾家穢積自塞于中，去者自止矣。手足自溫，是表陽猶在；
暴煩是裡陽陡發。此陰中有陽，與前藏寒不同。能使小便自利，則利自
止矣。故不須溫，亦不須下也。

（喻）太陰脈本緩，故浮緩雖類太陽中風，然手足自溫，則不似太陽之發
熱，更不似少陰厥陰之四逆與厥，所以繫在太陰，允為恰當也。太陰脈
見浮緩，其濕熱交盛，勢必蒸身為黃。若小便自利者，濕熱從小便時洩
不能發黃也。前陽明篇中不能發黃以上諸句皆同，但彼以胃實而便
硬，其證復轉陽明；此以脾實而下穢腐，其證正屬太陰。至七八日暴
煩下利，日十餘行，其證又與少陰無別，而利者穢腐當自止，則不似少
陰之煩躁有加，下利漫無止期也。況少陰之煩而下利，手足反溫，脈緊

反去者，仍為欲愈之候。若不辨晰而誤以四逆之法治之，幾何不反增
危困耶。雖陽明與太陰藏府相連，其便硬與下利自有陽分陰分之別，
註家呐重于脾，謂脾為胃行津液則如此，不為胃行津液則如彼，似是
而非，全失仲景三陰互發之旨。
(高)此條脾陽自足傳經之化熱入太陰之症也。太陽之手足壯熱，陽明
之手足熱而不壯，少陽之手足或冷或熱，少陰之手足直中之寒傳經
之手足心熱，厥陰之手足逆冷，雖太陰之手足溫。今脈見浮緩而手足
溫，則知緩為太陰之本脈，而緩而浮者為太陰之表熱也，故曰繫在太
陰。太陰本為濕土，和熱乘之，濕熱相持，蒸出脾土之氣，發於周身，故當
發黃。若小便利，則濕熱從溺而出，故不發黃。此種症候本不該下利，況至
七八日之久，寒氣化熱，尤不當下利。今暴煩而十日餘行，則知暴煩為
脾中之陽氣勝而自振，而十日餘行，以邪負而腐穢當去，故知自止。

六本太陽病醫反下之因而腹滿時痛者屬太陰也桂枝加芍藥湯主之

（柯註併下條）腹滿時痛因于下後是陽邪轉屬非太陰本病矣表邪未罷故仍用桂枝湯解外滿痛既見故倍加芍藥以和裡此病本于陽故用陰以和陽也。若（下條）因下後而腹大實痛是太陽轉屬陽明而胃已實尚未離乎太陽此之謂有表裡症矣。仍用桂枝湯加大黄以除實痛此雙解表裡法也凡妄下必傷胃氣胃氣虛則陽邪襲陰故轉屬太陰胃氣實則兩陽相搏。故轉屬陽明。屬太陰則滿痛不實。陰主虛也。屬陽明則大實而痛。陽道實也。滿而時痛則下利之兆。大實而痛是燥屎之徵。桂枝加芍藥而建中之劑桂枝加大黄即調胃之方

（喻）太陽之誤下其變皆在胸脇以上此之誤下而腹滿時痛無胸脇等證則其邪已入陰位所以屬太陰也仍用桂枝解肌之法以升舉陽邪但倍芍藥以收太陰之逆氣本方不增一藥斯爲神耳

太陰全篇　七

〔高〕此太陽誤下而跳傳太陰之症也。蓋太陽之胸與陽明之心下，旁與少陽之脇再下與太陰之腹，俱有病機相引之勢。其人脾臟之真陽比陽明少陽爲較虛，故太陽下陷之邪不從胸而傳陽明之心下及少陽之脇，而直傳太陰之腹。此滿而時痛者，脾虛而寒氣下擊之症，故曰屬太陰。主桂枝加芍藥者，因邪從太陽陷入，故仍主桂枝加芍藥者，太陰位低而在内，故加酸斂之品，引桂甘薑棗辛甘之性，下入脾臟而調暢之，則脾陽發而腹之滿痛可除。抑亦資其自汗以解太陰之表熱耳。

七 大實痛者，桂枝加大黄湯主之。

析見上條。

〔喻〕大實大滿，此（宜從急下）陽分之邪初陷太陰，未可峻攻，但于桂枝湯中少加大黄，七表三裏，以分殺其邪可也。

〔高〕此太陰之表未除，而又見實痛之裏症者也。表未除，故用桂枝湯以

八

解太陰之表裡實痛故隨便加大黄以清其結熱耳　或曰諸經實痛之症俱用大承今太陰條中既曰大實痛乃但加大黄於桂枝湯内何也答曰此正長沙之神妙處蓋脾爲濕土下乘寒水故其性喜温燥而便易動今於辛甘而調達脾氣之桂枝湯内略加苦寒之大黄是於所喜之中存投所畏故用瀉而不傷藥輕而功倍矣

八太陰爲病脈弱其人續自便利設當行大黄芍藥者宜減之以其人胃氣弱易動故也

(柯)太陰脈本弱弱則多胃少則脾病此内因也若因于外感其脈或但浮或濇緩是陰病見陽脈矣自利爲太陰本証自利因脾實者腐穢去盡則愈自利因藏寒者四逆輩温之則愈若自利因太陽誤下者則腹痛時痛當加芍藥而大實痛者當加大黄矣此下後脈弱胃氣亦弱矣小其制而与之動其易動合乎通因通用之法大黄瀉胃是陽明血分之下

太陰全篇

八

藥。芍藥瀉脾，是太陰氣分之下藥。下利腹痛挾肝火而患也。宜芍藥下之。下利腹痛屬陰寒也。非芍藥所宜矣。仲景于此將芍藥與大黃並稱，勿草草看過。

（喻）此段呵嘆與陽明篇中互發。陽明曰不轉失氣，曰先硬後溏，曰未定成硬，皆是恐傷太陰脾氣。此太陰証而脉弱便利，減用大黃芍藥，又是恐傷陽明胃氣也。

（高）行者作用，與下文連讀自見。行大黃芍藥，即上條桂枝加大黃湯是也。言太陰用下，原當從權。若脉弱便利者，尤當減少。蓋一則防夫脾為濕土，再則減於脉弱不勝也。

九 太陰病欲解時，從亥至丑上。

經曰：夜半後而陰隆為重陰。又曰：合夜至雞鳴，天之陰，陰中之陰也。脾為陰中之至陰，故主亥子丑時。

傷寒論尚論篇辨似補抄

少陰篇

*cm

冊六

傷寒尚論未編條

慈谿柯琴韻伯 編註

太陰經

惡寒脈微而復利利止亡血也四逆加人參湯主之

利雖止惡寒未罷仍宜四逆以其脈微為無血當仍加人參以通之也

○此與桂枝加桂湯同義夫利止而惡寒脈微者尚加人參豈有不利清穀厥逆惡寒脈微欲絕反不用參乎

右太陰脈症

寒實結胸無熱症者與三白小陷胸湯為散亦可服

太陽表熱未除而反下之熱邪與寒水相結成熱實結胸太陰腹滿時痛而反下之寒邪與寒藥相結成寒實結胸無熱症不四肢煩疼者也名曰三白者三物皆白別於黃連小陷胸之黃色也舊本誤作三物若以

黃連栝蔞投之，陽甚爲亡矣。又誤作白散，是二方矣。黃連巴豆，寒熱天淵，云亦可服，豈不誤人。且妄編於太陽篇中水潠證後，而方後又以身熱皮粟一段雜之，使人難解。今移太陽胸下結硬之後，其證其方，若合符節。

三物白散方　貝母主療心胸鬱結。桔梗能開提氣血，利膈寬胸。然非巴豆之辛熱斬關而入，何以勝硝黃之苦寒，使陰氣流行而成陽也。白飲和服者，甘以緩之，取其留戀於胸，不使速下耳。散者散其結塞，比湯以蕩之更精。

病在膈上者必吐，在膈下者必利

膈之所以吐，下所以利者，本證原是吐利，因胸下結硬而暫止耳，因其勢而利導之，使復其常，則結硬自除矣。

不利進熱粥一盃，利過不止進冷粥一盃

東垣云：淡粥爲陰中之陽，所以利小便。今人服大黃後用粥止利，即此

遺意耳　仲景每用粥為反佐法以草木之性各有偏長惟稼穡作甘為中和之味桂枝湯以熱粥發汗理中湯以熱粥溫中此以熱粥導利復以冷粥止利神哉

少陰經證治大意　西昌喻昌嘉言著

傳經熱邪先傷經中之陰甚者邪未除而陰已竭獨是傳入少陰其急下之證反十之三急溫之證反十之七而宜溫之中復有次第不同毫釐千里粗工不解必於曾犯房勞之證始敢用溫及遇一切當溫之證反不能用詎知未病先勞其腎水者不可因是遂謀為當溫也必其人腎中之真陽素虧復因汗吐下擾之外出而不能內返勢必藉溫藥以回其陽方可得生所以傷寒門中亡陽之證最多即在太陽已有種種危候至傳少陰其難證之際仲景多少遲細顧惜不得從正治之法清熱奪邪以存陰為先務也今以從權溫經之法疏為前篇正治存陰之法疏為後篇俾業醫者免臨岐之惑云

少陰經總說　古越高學山漢峙校正發明

按靈素等書少陰一經有真陽元陰二氣真陽者從父母構精之際一

點溼和元氣漸鼓漸長於是積溼和而成丙丁之妙遂從命门上達溼
胃對胸其餘氣由太陽而包裹周身之表所謂衛氣是也又其和下另
闹一經從本臟外出太陽所發之皮部由足心之湧泉穴歷内臁之後
側以肩通於表元陰存與真陽同稟于父精而為闹（潮）之氣靜守本藏以
固密其陽且與四藏六府之津液隨真陽之熏蒸而貫通於其會者也
其隧道自足小指斜走足心歷内踝後跟上内臁下側貫脊屬腎又内
行貫肝膈絡心肺循喉舌之本故正虚則見逆冷怠惰足軟踜而背惡
寒并積飲洩利燥汗等症邪實則見脛瘦熱痛煩渴欬嗽咽痛咽瘡并
膿血等症也其主周身之骨故骨瘦骨痛見焉其署為腰故正虚則如
脘邪實則如石臭其本卿為腎陽痿（病）則不能自强故喜寐又與肝為子
毋故直傳其藏也其人黑色而粗理者腎大大則善腰痛易傷以邪耳
高者腎高高則常苦背膂痛目後陷者腎下下則腰尻痛而為狐疝耳

落不堅者腎脆〻則善病消癉而易傷其見於面部者顴下三指面中
央後外二指經曰腎病者顴与顔俱黒又其色如烏羽者吉又曰生於
腎者如以縞裹紫又曰黒欲如重漆不欲如地蒼大抵是少陰氣絶則
大骨枯槁肉濡軟却齒長而垢面黒而髮無澤者不治戊篤己死其音
羽忌見宮

少陰前篇

高氏曰當論分少陰爲前後篇而謂凡直中少陰爲宜溫之症者列前
篇傳經熱邪凡可汗下合正治之法者列後篇識力最高但其位置論
條既多互先且於宜溫及宜汗下之症未能暢發爲可惜耳大抵凡屬
陰寒皆直中三陰凡屬風寒皆太陽傳變詳已別具至其所以宜溫所
以宜汗下之理當再辯以補其未逮也蓋風邪從太陽歷陽明少陽而
傳入陰分者以風寒既屬陽邪且其氣挾陽經之化遂變成大熱矣若

自足內臁之後側箐隱道由本經之私路而入藏則陰寒既居陰邪且乘本經陰藏之氣而為陰寒凝冱矣本寒之浸肌切骨。脊軀陽絕燔之勢。不用大辛大熱助火之陽光以消燥毒。則真陽熄於陰寒而死耳。化熱之元到燔灼。有沸河乾海之勢。不用甘涼苦寒壯水之源所以常消燥。則元陰絕于陽熱而死耳。知此則不特喻氏分篇之是處可見而兩篇中互發之條亦昭著矣

少陰病始得之反發熱脈沉者麻黃附子細辛湯主之

（析）太陽主表病發于陽故當發熱少陰主裡病發于陰只當內熱今始得寒邪即便發熱似乎太陽而屬之少陰者何內經曰逆冬氣則少陰不藏腎氣獨沉故反熱而脈則沉也腎為坎象二陰不藏則一陽無蔽陰邪始得而內侵孤陽因得以外散耳病在表脈浮者可發汗可知病在表脈沉者亦不可不汗矣然沉為在裡而反發其汗津液越出亡陽

則陰獨矣。故用麻黄開腠理、細辛散浮熱、而無附子固元陽、則熱去寒
起亡可立待也。世人不知眷藏之道、逢冬氣而傷腎、故有此証。惟不攝
守陽、無洩皮膚、去寒就温、蓋有此患歟。本條當有無汗惡寒症。
（論）脉沉爲在裡、証見少陰、不當復有外熱。若發熱者、乃是少陰之表邪、即
當行表散之法者也。但三陰之表法與三陽迥異、三陰必以温經之藥
爲表、而少陰尤爲緊關、故麻黄與附子合用、俾外邪出而真陽不出、纔
是少陰表法之正也。
（高）發熱者、足少陰及手之隧道外見于手足内臁之後側、而與表氣相
依也。脉沉、寒邪入内之験。此言直中少陰而邪歸之病、反發熱者、是邪
氣當留少陰之表。雖脉見沉而有入藏之象、更可因發熱以攻表、因脉
沉以救裡也。主本湯者、少陰病雖得是發熱、發熱是只少陰之表陽不
虚也。又少陰病所忌者脉沉、脉沉是只少陰之藏陽不振也。表陽不虚

故可用麻黄以解表。藏陽不振，故必用附子以溫裡。解表者，拔其根而
半其内入之勢；溫裡者，益其力而助其外禦之威。然後以細辛香利之
品，半以開提腎陽，半以宣暢經表，真動靜兼行、息徹並濟之妙劑也。

二　少陰病得之一二日，口中和，其背惡寒者，當灸之，附子湯主之

（析）前半注本篇第十 少陰主水，于象為坎，一陽居其中，故多熱証，是水中有火，陰中有陽
也。此陰中無陽而陰獨治，為純陰無陽証矣。陰寒切膚，故身疼。四肢不
得陽氣，故手足寒。寒之邪自經入藏，藏之氣實而不得入，則從陰内注于骨，
故骨節疼。此身疼骨痛雖與麻黄証同，而陰陽寒熱彼此判然。脉沉者，
少陰不藏，腎氣獨沉也。後而注本條 口中兼咽與舌言。少陰之脉循喉嚨，挾舌本，故
少陰有口乾舌燥咽痛等証。此云和者，不燥不乾不渴，火化殺于息矣。
人之生也，負陰而抱陽，故五藏之俞皆係于背。背之惡寒者，俞氣化為陰
寒得以乘之也。此陽氣凝聚而成寒也。灸其背俞，使陰氣流行而為陽。

急温以附子湯、壯火之陽而陰自和矣　附子湯　此傷寒温補第一
方也。與真武似同而實異。倍朮附去姜加參。全是温補以壯元陽。真武
湯還是温散而利腎水也　附灸法　一大椎督主諸陽也二肺俞肺
朝百脈也、三膏肓四通八達之衝也四命門引火生氣也
補得之一二日即上條始得之之互文口中和者不渇不燥全無裡熱
其背惡寒則陽微陰盛之机已露一班故灸之以火助陽而消陰主之
以附子湯温經而散寒也
寓此條之症初看似覺輕可何以用此重劑乃至加附二枚而又佐以
參苓朮芍耶不知仲景巨眼卓識全從口和背寒看入微妙耳。蓋背上
惡寒有二、一則内有熱邪陰氣逼出陽分故所惡者為皮膚拘緊之寒
一則陽氣衰絶背為胸之府故其所惡者從胸内陰氣而出者也仲景
之意謂口不和而背惡寒則為内熱之症今口中和則所惡者為真陽

氣絶之寒，且口和則能飲食，背惡寒而真陽氣絶，不能化食運飲，寒邪持之，必成十三條下利不止，十四水氣爲逆等症，正此投以白通真武等湯，不亡晚乎，故用外火灸之，以急通其陽，然後大用辛熱之生附爲君，佐以人參之溫補，以挽其將息之微陽，以芍藥之酸歛之爲使，引入至陰而自連之，加白术以溫土，茯苓以滲水，則陽氣回而背寒可除，水土平而嘔利不作，仲景蓋千古見微知著之神人也。但言灸而不言所主之處，論背惡寒當灸中行督脈，論少陰腎寒當主而旁二行太陽脈，以太陽爲少陰之府也，今併並考之，以俟取用。按素問水熱穴篇王冰註曰，背脊中行督脈氣所發者五穴，曰脊中在十一椎下，不可灸，令人僂，曰懸樞在十三椎下，曰命門在十四椎下，曰腰俞在二十一椎下，曰長強在脊骶端，督脈別絡少陰所結，俱可灸三壯。夾督脈而旁去同身寸之一寸半，足太陽脈氣所發者五穴，曰大腸俞在十六椎旁，曰小腸俞在十八椎旁，曰膀胱俞在十九椎旁，曰中膂俞在二十

推旁曰白環兪在二十一推旁俱可灸三壯

三少陰病得之二三日麻黄附子甘草湯微發汗以二三日無裏症故微發汗也

(柯)言無裏症則有表症可知以甘草易細辛故曰微發汗要知此條是微惡寒微發熱故微發汗也皮部論云少陰之陰其入于經也從陽部注于經其出者從陰内注于骨此證與附子湯證皆是少陰表症發熱脈沉無裏證者從陽部注于經也身體骨節痛手足寒背惡寒脈沉者從陰内注于骨也從陽注經故用麻黄細辛從陰注骨故用參苓术芍口中和裏無熱皆可用附子

(喻)不吐利煩躁嘔渴為無裏症既無裏症病尚在表可知故以甘草易細辛而微發汗又温散之緩法也

(高)喻氏曰不吐利煩躁嘔渴為無裏症病尚在少陰之表故以甘草易

細辛以微發汗，又溫散之緩法。愚謂此條當編於第一條下，蓋溫其可汗之類也。第一條脈沉，故用細辛以開提陽氣，宣發經表。此條無脈沉字樣，故只消易甘草以緩麻黄發越之性，故曰微發汗。

四　少陰病，欲吐不吐，心煩但欲寐，五六日自利而渴者，屬少陰也，虛故引水自救。若小便色白者，少陰病形悉具，小便白者，以下焦虛有寒，不能制水，故令色白也。

（柯）欲吐而不得吐者，樞病而開合不利也，與喜嘔同。少陽脈下胸中，故胸煩，是病在表之裡也。少陰經出絡心，故心煩，是病在裡之裡也。欲吐不得吐，欲寐不得寐，少陰樞機之象也。五六日是少陰發病之期。太陰從濕化，故自利不渴。少陰從火化，故自利而渴。少陰主下焦，輸津液，司閉藏者也。下焦虛則坎中之陽不能引水上交于離，故心煩而渴。關門不閉，故自利也。不能制火，由于不能制水故耳。然必驗於小便者，以

少陰主水，熱則黃赤，寒則清白，有可徵也。若不于此詳察之，則心煩而
渴。但治上焦之實熱，而不顧下焦之虛寒，則熱病未除，下利不止矣。
(論)欲吐不吐，心煩，腎氣上逆之徵也。自利而渴，加以口燥舌乾，引水自
救，似乎傳經熱病之形悉具，然腎熱則水道黃赤。若小便色白，又非腎
熱證，乃下焦虛寒不能制水，仍當從事溫法，不可誤認為熱而輕用寒
下也。
(嘔)有物為吐，吐則胃之权也。今腎中陰寒上逆，故欲吐。然究非胃病，故
不吐也。心煩者，熱邪移于手少陰之虛，雖為有陰無陽之象，然非真寐。
但以陽微陰盛，故陰喜自困而欲靜寐耳。真陽不布，寒邪持之，故五六
日自利。渴則似熱入胃也。陰虛，故引水自救。此當看其小便。若小便色
白，是下焦虛寒不能制水，則溫陽資陰而不相背，斯為當矣。　此條是
陰陽兩虛之人，或從太陽，或從少陽，跳傳少陰之症也，以其從陽經傳

侍來故見他熱之症以其陰陽兩虛之人故謂之陰症則引水自救謂
謂之陽症則不能制水然終當入後篇次此本文也
五病人脈陰陽俱緊反汗出者亡陽也此屬少陰法當咽痛而復吐利
（衍）太少異氣陰陽殊塗或脈同症殊或脈症相同從症從脈之時大宜
詳審脈況發熱爲太陽少陰相似証前輩言之矣陰陽俱緊爲太陽少
陰相似脈當求有知之者緊脈爲寒當屬少陰然病發于陰不當有寒
汗反汗出者陰極似陽也蓋太陽主外陽虛不能作汗故發熱而反無
汗少陰主裡陰虛生內熱故身無熱而汗反出也亡陽者虛陽不歸其
部皆因少陰不藏所致故上進從火化而咽痛嘔吐下進從陰虛而下
利不止也宜八味腎氣丸主之
（喻）陰陽俱緊傷寒之脈也傷寒無汗反汗出者無陽以固護其外所以邪
不出而汗先出也少陰之邪不出則咽痛吐利一一顯其少陰之本証

即當用少陰溫經散邪之法不言可知矣

(篤)陰陽俱緊是無汗之脈而反汗出、則緊是陰寒內偏。而汗出為亡陽亡越也。又脈緊為寒為痛、陽脈緊故當吐而咽痛。陰脈緊故當寒而下利也。

六少陰病脈微不可發汗亡陽故也陽已虛尺脈弱濇者復不可下之

(柯)少陰之不可汗下與少陽同。因反發熱故用麻黃微汗。因裡熱甚故用承氣急下。此病反其本。故治亦反其本耳。微為無陽濇為少血。汗之亡陽下之亡陰矣。陽已虛則釋無陽之義。言陽虛者既不可汗。即不可下。玩復字可知。其尺脈弱濇者。復不可下。亦不可汗也。此互文以見意耳若謂無陽是陰邪而下之其誤人甚矣

(喻)亡陽不可發汗與上條互發亡與無同。無陽則其邪為陰邪、陰邪本宜下、然其人陽已虛、尺脈弱濇者、復不可下、其當遵行溫法、又可見矣、

少陰前篇　七

（高）脈微為無陽，無陽而汗之則亡陽。尺脈弱濇為無陰，無陰而下之則亡陰。可知陽微者宜溫，陰弱濇者宜潤矣。

七 少陰病，下利，若利自止，惡寒而卧踡，手足溫者可治

柯註併後二十條

（喻）惡寒踡卧，証本虛寒，利止手足溫，則陽氣未離，其陰寒之易散，故可用溫法也

（高）下利惡寒踡卧，皆少陰無陽之症，利自止，則陽氣還於裡，手足溫則陽氣通於表，雖有惡寒踡卧二症，溫之則復，故曰可治

八 少陰病，惡寒而踡，時自煩，欲去衣被者可治

柯注併後二十三條

（喻）自煩欲去衣被，真陽擾亂不寧，然尚未至出亡在外，故可用溫法也

（高）煩為躁擾之症，寒邪內逼而腎陽未服，故自煩而欲去衣被，溫之則

陽自勝故可治也

九 少陰病脉緊至七八日自下利脉暴微手足反温脉緊反去者為欲愈（解）也
雖煩下利必自愈

（析）（指脉係指條緊條）前條是已陽脉証此條是回陽脉証前條是反叛之反此條是反正之反既反温前此已冷可知微本少陰脉煩利本少陰証至七八日陰盡陽復之時緊去微見所謂穀氣之來徐而和知煩則陽已返于中宮温則陽已敷於四末陰平陽秘故煩利自止

（前）三條互見此則邪解陽回可勿藥自愈之証即陰去入奇之互詞也

（高）此從手足温上看出自愈之机也蓋脉緊為寒七八日自利脉暴微未始為愈兆也雖下利脉微而手足反温則知下利无寒極之利乃腐穢自去脉微无陽敗之勝乃係解而自瘥耳故知為欲解而自愈也曰雖煩下利必自愈則知煩与下利並見為重症矣

少陰前篇　八

十少陰病身体痛手足寒骨節痛脉沉者附子湯主之

柯注已見前第二條

喻 身体痛手足寒骨節痛脉沉皆寒邪入少陰之本証即當用附子湯行温経散寒之定法也

高 身体骨節疼痛手足寒冷皆寒邪凝結而無陽氣以衛禦之之症脉又沉而在裡則純是一片陰寒故用附子湯以温之大凡寒極則聚濕陽光不布而妖水為災上奔為嘔下奔為利勢所必至故温陽補虛滲濕之附子湯當直任而無可那移也

十一少陰病吐利手足厥冷煩躁欲死者呉茱萸湯主之

柯 少陰病吐利煩躁四逆者死四逆者四肢厥冷兼臂脛而言此云手足是指掌而言四肢之陽猶在岐伯曰四末陰陽之会氣之大絡也四街者氣之徑路也絡絶則徑通四末解則氣從合故用呉茱萸湯以

温之。吐利止而煩躁除，陰邪入乎合者更得從陽而出乎井矣。

【喻】吐利厥逆而至於煩躁欲死，腎中之陰氣上逆，將成危候，故用吳茱萸以下其逆氣，而用人參薑棗以厚土，則陰氣不復上干，此之温經兼用温中矣。

【高】三陽以少陽爲樞，三陰以厥陰爲樞。樞者門戶之象，闔闢之機也。故其一臟一府性頗相似，病則俱喜氣逆。但少陽以陽木挾相火之逆熱以侮陽明，故能吐利；厥陰以陰木挾風木之逆冷以侮太陰，故亦能吐利也。夫少陰爲厥陰之母，半從子氣，故少陰病吐利厥冷矣。腎中真陽爲寒所偪，不能自安，有欲與逆氣上適之勢，故煩躁欲死。此時未嘗不宜于薑附，但其逆氣已甚，縱用薑附回陽，煩躁及下利等症可減，其如吐與厥逆之逆氣何也？故以辛苦温降之吳茱萸爲君，蓋辛以散逆，苦以洩逆，温以順逆，降以歛逆，然後以甘温之參薑大棗補太陰之氣，而

使之不受所侮寒之仍不失為温肝温腎之義斯為神妙耳

十二少陰病下利白通湯主之

柯注訣

（喻）下利無陽証者純陰之象恐陰盛而陽絕其陽故用白通湯以通其陽而消其陰也

（高）純陰無陽之症。偏微陽於無何有之鄉。主此湯而名之曰白通者。蓋用姜附以大溫之。又恐真陽微極。而其所居之位。為寒邪捍隔而温藥無可通之路。故以辛熱之葱白。体其氣。利為通陽之鍼線耳。

十三少陰病下利脉微者與白通湯利不止厥逆無脉乾嘔煩者白通加猪胆汁湯主之服湯脉暴出者死微續者生

（柯）下利脉微是下焦虛寒不能制水故也與白通湯以通其陽。補虛卻寒而制水服之利仍不止更厥逆反無脉是陰盛格陽也。此乾嘔而煩。

是陽欲通而不得通也猪者水畜属少陰也胆者甲木従少陽也法當取猪胆汁之苦寒而反佐加入白通湯中従陰引陽則陰盛格陽者當成水火既済矣脉暴出者孤陽独行也故死微續者少陽初生也故生

白通加猪胆汁湯本方加人尿五合葱辛温而脹莖白通脉以行營衛陰陽格於數寒邪而通陽氣率領姜附入陽明而上升入少陰而生脉也附子生用亦取其勇氣耳論中不及人尿而方後反云無胆汁亦可服者以人尿鹹寒直達下焦亦能止煩除嘔耳

(喩)与白通湯反至厥逆無脉乾嘔而煩此非薬之不勝病也以無郷導之力宜其不入耳故後加人尿猪胆汁之陰以引陽薬深入然脉暴出者死微續者生亦危矣非故上條纔見下利即用白通圖功于未著真良法也

(周)下利脉微用白通以通其陽宜其利止脉起矣乃反厥逆無脉乾

嘔煩者是陰極格陽水火不相入也。陰極格陽故亂嘔反煩。水火不相入故利不止。且溫熱之性不能下通。反資其外逆之氣。故厥逆。厥逆故無脈也。仍於白通湯內以鹹寒而能走其臟者為使，則直至下焦而為本家之說合。故加人尿，因溫熱之性格拒于上而嘔煩。故加苦寒之豬膽汁，包裹姜附而偷過上焦，且以苦而洩其逆也。故加膽汁脈暴出與除之義同故死。微續則如火之燃然，象之燃達而有本也故生。

少陰病二三日不已，至四五日，腹痛，小便不利，四肢沉重疼痛，自下利者，此為有水氣。其人或咳，或小便利，或下利，或嘔者，真武湯主之。

（柯）此有水氣是立真武湯本意。小便不利是病根。腹痛下利，四肢沉重疼痛，皆水氣為患。因小便不利所致。然小便不利，實由坎中之無陽。坎中火用不宣，故腎家水體失職。是下焦虛有寒，不能制水故也。法當壯元陽以消陰翳，逐留垢以清水道，因立此湯。末句語意直接有水氣來。後三項是真武加減症不是主症若雖有水氣為患不屬少陰不得以真武主之也　真武湯方　欬者加五味半升細辛一兩　小便利而下利者去芍藥茯苓加乾姜一兩　嘔者去附子加生姜足前成半斤　真武北方水神也坎為水而一陽居其中柔中之剛故名真武是陽根于陰靜為動本之義蓋水體本靜動而不息者火之用也火失其位則水逆行君附子之辛溫以奠陰中之陽佐芍藥之酸寒以收炎上之用茯苓淡滲以正潤下之體白朮甘苦以制水邪之溢陰平陽秘少陰之樞機有主開闔得宜小便自利腹痛下利自止矣生姜者用以散四肢之水氣與皮膚之浮腫也　欬者是水氣射肺所致加五味子之酸溫佐芍藥以收腎中水氣細辛之辛溫佐生姜以散肺中水氣　小便自利而下利者胃中無陽則腹痛不屬相火四肢困于脾濕故去芍藥之酸寒加以乾姜之辛熱即伏苓之甘平亦去之此為溫中之劑而非利

水之劑矣。嘔者是水氣在中，故中焦不治。四肢不利者，不獨少陰，由于太陰濕化不宣也。與水氣射肺不同法。不須附子之溫腎，倍加生姜以散邪。此和中之劑，而非下焦之藥矣。附子、生姜、茯苓、白术，皆真武所宜。若去一姜一味，即非真武湯。如桂枝湯以桂枝、芍藥為主，若去桂芍，便非桂枝湯。

（喻）陰寒內搏，濕勝而水不行，因而內滲外溢，甚至水穀不分，或欬或利，泛溢無所不之。允賴真武坐鎮北方之水，寧有底哉。太陽篇中厥逆筋惕肉瞤而亡陽者，用真武湯之法已表明之矣。若少陰之水濕上逆，仍用真武一法以鎮攝之，可見太陽膀胱與少陰腎，一藏一府，同居北方寒水之位。府邪為陽邪，藉用麻桂為青龍；藏邪為寒邪，藉用附子為真武。得此二湯以滌痰導水，消陰攝陽，其神功妙濟，真有不可思議者矣。

（高）小便利當作不利。蓋利則不致有水氣，并無下利等症，且可不必云真武湯矣。寒邪內盛，諸陽畏服而不能分布水氣，故積至五六日而寒

水相搏下而侵脾則腹痛侵小腸膀胱則轄遏之陽氣為寒所阻故小
便不利甚則水穀不別總由大腸而下利或其水氣外侵四肢則沉重
疼痛或上而侵肺則欬侵胸則嘔總由腎中真陽消索故陰寒上逆以
致昏墊之禍故用真武湯壯火以滲水補陽以洩陰而奠定之功真(直)与
神禹同垂百世矣

十五少陰病下利清穀裡寒外熱手足厥逆脈微欲絶身反不悪寒其人面赤
色或腹痛或乾嘔或咽痛或利不止脈不出者通脈四逆湯主之其脈即
出者愈

(析)此寒熱相半症下利清穀陰盛于裡也手足厥逆寒盛于外也身不
悪寒面色赤陽欝在表也咽痛利止陽回于内也腹痛乾嘔寒熱交争
也從其裡通其脈乃扶陽之法脈為司命脈出則從陽而生厥逆則從
陰而死

少陰前篇

十二

（俞）下利裡寒種〻危殆，其外反熱，其面反赤，其身反不惡寒，而手足厥逆，脈微欲絕，明係羣陰隔陽於外，不能內返也。故倣白通之法，加葱入四逆湯中，以入陰迎陽而復其脈也。前條云脈暴出者死，此條云脈即出者愈，其功最細。蓋暴出則脈已離根。即出則陽已返舍。繇其外反發熱，反不惡寒。真陽尚在軀殼。然必通其脈，而脈即出，始為休徵。設脈出艱澀，其陽已隨熱勢外散，又主死矣。

（高）此少陰寒邪上犯胃關，將陽氣偪迫於外者也。脈中營氣起於中焦胃府，胃得寒逆，故脈欲絕。此通脈者，通其胃中之陽也。條中總以裡寒外熱句為綱領。裡寒故下利清穀，手足厥逆，脈欲絕，腹痛乾嘔。外熱故不惡寒，面赤咽痛也。利不止，即下利清穀之甚者；脈不出，即脈欲絕之甚者。以辛熱之姜附而繞于倖緩守中之甘草，則胃陽復而陰氣返其于下焦，故諸症可除。胃陽復而營氣得通于四末，故脈絕可出也。此條為

有陽而格之在上在外即出在是通之而即通也出亡反因之象故愈
上條是表裡無陽暴出在外是通之而盡也如先因而出亡之象故死観
或愈或死而正在陽氣之有無知陽氣之所関甚大而傷寒之為法甚
微矣　通脈四逆湯　面赤為格陽於上葱白能引陽氣下通故加之
腹痛為脾藏之寒故加芍薬以斂姜附在而其内動脾陽也　嘔為胃府
之寒故用生姜以散之　咽痛在上焦之逆也故加桔梗以開其逆氣
耳　利止脈不出是元氣已虚纔能回陽不能送出營分故加人参以之温補
之也

十六　少陰病脈沉在急温之宜四逆湯

柯註缺

(喩)外邪入少陰宜与腎氣兩相搏撃乃脈見沉而不鼓即内経所謂腎
脈独沉之義其人陽氣衰微可知故當急温之以助其陽也

㊉高即引喻氏語無异

十七少陰病飲食入口即吐心下溫溫欲吐復不能吐始得之手足寒脉弦遲者此胸中實不可下也當吐之若膈上有寒飲乾嘔者不可吐也急溫之宜四逆湯

（柯）欲吐而不吐者少陰虛症此飲食入口即吐非胃寒矣心下溫溫即欲吐溫止則不欲吐矣復不能吐者寒氣在胸中似有形而實無形非若飲食有形而可直拒之也此病升而不降宜溫高者抑之之法下之則愈矣而不敢下者以始得病時手足寒脉弦遲疑其為寒今以心下溫溫之此為熱實然實不在胃而在胸中則不可下也當因其勢而利導之不出高者越之之法然病在少陰嘔吐多屬于虛寒宜細究若膈上有寒飲與心下溫溫者不同而反乾嘔者與飲食即吐者不伴知瓜蒂散不中與也氣上衝滿而煩心下是皆是瓜蒂散着眼處手足

漏溫字

寒脈弦遲有心溫膈寒二証須着眼

(喻)飲食入口而吐，猶曰胃中不能納穀也。若不飲食之時復欲吐而不能吐，此係陰邪上逆矣。此等處必加細察。若如此之便手足寒而脈弦遲，即非傳經熱邪，是為陰邪上逆無疑，當從乎溫經之法也。若胸中實者，是為陽邪在胸而不在腹，即不可用下，而當吐以提之也。然必果係陽邪方可用吐，設膈上有寒飲乾嘔，即是陰邪，用乎吐必轉增其逆，計惟有急溫一法，可助陽而勝陰矣。

(高)此係少陰陽虛之人寒邪從口鼻而傷其胸分者也。蓋少陰命門之陽上熏水穀則為胃陽，胃陽上蒸心肺者則為胸分之陽，而與太陽之氣相会，故少陰病虛寒之人，腎陽一衰，則胃與胸分之陽俱弱，寒邪從口鼻之呼吸而入胸分，無陽氣以禦之逆之，遂不出為表熱，而且有下侵胃府之勢，故飲食則吐，縱不飲食而欲吐不吐之候常在也。若果

少陰前篇　　十四

遲久則從太陽之胸歷陽明之胃由太陰之腹而下入少陰此又另
一傳法故當於其始得時雖手足冷而不出表脈弦遲而未入藏而其
所以遲冷之故則是腎陽衰弱勢必傳入故趁邪在胸中間宜提吐以提
之也寒者邪實之謂倘以飲食則吐謂為陽明病而寒下之則擊其陽
而招之入藏矣故戒若膈上積有寒飲而且乾嘔等物者是胸陽不能
分運水氣而腎陰上逆之應吐之則愈提其逆故不可吐當急溫之以
救其營脈之遲手足之寒矣

十八 少陰病下利脈微濇嘔而汗出必數更衣反少者當溫其上灸之

(柯) 脈微濇嘔而汗出陽虛已矣大便數而少不下利是下焦之陽尚存急灸百会以溫其上以陽猶可復也

(喻) 下利而脈見陽微陰濇為真陰真陽兩傷之候矣嘔者陰邪上逆也
汗出者陽虛不能外固陰弱不能內守也數更衣反少者陽虛則氣下
墜陰弱則勤努責也是證陽虛本當用溫然陰弱復不宜於溫一藥之

中脘欲救陽又欲護陰漫妄逼亂故於頂之上百会穴中灸之以温其上而升其陽、庶陽不致下陷以逼迫其陰、然後陰得安靜不擾而下利自止耳、此証設用藥以温其下、必逼迫轉加下利不止而陰立亡、故不用温藥、但用灸法、有如此之回護也、　前條用吳茱萸湯兼温其中、此條用灸法於温其上、妙義天開、令人舞蹈、

㊄此條喻註謂陰陽兩傷、不知係陰陽倒置亂而傷也、若果陰陽兩傷、則灸後當用藥以補其陽、第二條灸背寒而用附子湯是可証、且不乃偏却補陰矣、何以灸其上而並不出方乎、蓋陽上陰下天地自然之理、陰氣逆於上、故脉微而症見嘔、陽氣陷於下、故脉濇而症見汗出數更衣、而反少、所以因下利之故、而陽浮下陷、又以陽陷之故、而陰浮上逆、則所數更衣者氣也、非利也、故所出反少、灸其頂上以提其陽、則陰自返安于下、故一灸而可無遺議矣、當主督脉頂心之百会穴、素問及甲

少陰前篇

壹

乙經俱灸五壯

九少陰病吐利手足不逆冷反發熱者不死脈不至者灸少陰七壯

（柯）上吐下利胃脘之陽將脫手足不逆冷諸陽之本猶在反發熱衛外之陽尚存急灸少陰則脈可復而吐利可止也

（喻）既吐且利手足逆冷者其常也若反發熱則陽氣似乎衰憊然正恐真陽越出軀殼之外故反發熱耳設脈不至則當急溫矣雖但溫藥必至偏陰故於少陰本穴用灸法以引其陽內返斯脈至而吐利亦將自止矣前條背惡寒之證灸後用附子湯者陰寒內凝定非一灸所能勝此條手足反熱止是陰內陽外故但灸本經以招之內入不必更用溫藥也絲絲入扣

（高）此與前下利清穀一條頗同而較輕而與上條相反之症也上條為陽陷于下故灸其上以提之此條為陽格于外故灸其內以引之也蓋吐利為本藏寒逆之症今手足係諸陽之本不見逆冷而表反發熱是

有陽而猶為寒邪外格之故、不死、治宜灸少陰本經、以引之內返為
合矣　按少陰經別走太陽者、曰復溜、在內踝上同身寸之二寸陷者中、
可灸五壯、曰照海、內踝下、可灸三壯、曰交信、在內踝外上同身寸之二
寸、少陰前太陰後筋骨間陰蹻之郄、可灸三壯、曰築賓、內踝上腨分中
陰維之郄、可灸五壯、曰陰谷、在膝下內轉骨之後大筋下小筋上、屈膝
而得之、可灸三壯

三十少陰病惡寒身踡而利手足逆冷者不治

(柯)併前七條　傷寒以陽為主、不特陰證見陽脉者生、又陰病見陽證者
可治、背為陽、腹為陰、陽盛則作痓、陰盛則踡臥、若利止而手足仍溫、是
陽回、故可治、若利不止而手足逆冷、是純陰無陽、所謂六府氣絕于外
者、手足寒、五藏氣絕于內者、下利不禁矣、

(喻)陰盛無陽、即用四逆等法回陽氣于無何有之鄉、其不能回者多矣

故曰不治。

（鑑）純陰症不見一点陽氣，雖用姜附以温之，而陽無根蒂，故不治。

廿一 少陰病吐利煩躁四逆者死

（柯）證僃前十九條，上吐下利，胃脘之陽將脫，手足不逆冷，諸陽之本猶在，反發熱，衛外之陽尚存，急救少陰，則脉可復，而吐利可止也。若吐利而兼煩躁，四肢俱冷，純陰無陽，不可復生矣。少陰動脉在太谿，取川流不息之義也，其穴在足內踝後跟骨上動脉陷中，主手足厥冷寒至骨節，是少陰之原，此脉絕則死。伏留在足內踝骨上二寸，動脉陷中，灸之能還大脉，是少陰之經。

（喻）上吐下利，因至煩躁，則陰陽擾亂，而竭絕可虞，更加四肢逆冷，是中州之土先敗，上下交征，中氣立斷，故主死也。使蚤用温中之法，寧至此矣。

（眞）吐利爲寒邪極盛四逆爲陽氣竭絶更加煩躁則些微之陽有出亡之勢而不可挽救死也蓋吐則上脱利則下脱躁則外脱逆則內脱內外上下之陽將離脱而去不死何待乎

廿二少陰病下利止而頭眩時時自冒者死

（柯）冒家自汗則愈今頭眩而時時自冒清陽之氣已脱此非陽回而利止是水穀已竭無物更行也

（喩）下利既止其人似可得生乃頭眩時時自冒者復爲死候蓋人身陰陽相爲依附者也陰亡於下則諸陽之上聚于頭者紛紛而動所以頭眩時時自冒陽脱於上而主死也可見陽回利止則生陰盡利止則死矣

（舊）引喩氏註無異

廿三少陰病四逆悪寒而身踡脈不至不煩而躁者死

少陰前篇

(柯)註併前第六條　陽盛則煩。陰極則燥。煩屬氣，燥屬形。煩發于內。燥見
于外。形從氣動也。附自煩是陽漸回。不煩而燥是氣已先亡。惟形獨存
耳。
(喻)四逆惡寒身蜷，更加脈不至，陽已去矣。陽去故不煩。然尚可施桂之
回陽之法。若其人復加躁擾，則陰亦垂絕，而欲回陽，而基址已壞，不能
回也。
(高)此條重在不煩二字。蓋煩為熱症，少陰直中之病，總以見熱症者為
可喜。以其尚有一絲之陽也。言少陰病四逆惡寒身蜷，脈不至，種種陰
寒之症悉見。若更不煩，則毫無熱氣，且加腎陽已動而躁，則去不可留。
雖用辛熱以溫之，已無及矣。故死。　前條是吐利一症，雖煩亦死，以吐
利而煩。為亡陰之煩。非陽熱之煩。此條吐利不見，若見煩症，尚可借此
一點微熱之根。以回其陽耳。是則諸症俱，但得不吐利而煩者不死、不

煩而不躁者之未遂至于死也

廿四 少陰病六七日息高者死

(衍) 氣息者乃腎間動氣臟府之本經脈之根呼吸之第三道生氣之原也息高者但出心與肺不能入肝與腎生氣已絕于内也六經中獨少陰歷言死症他經無死証甚者但言難治耳要知少陰病是生死關

(喩) 諸陽主氣息高則真氣上逆于胸中本實先撥而不能復歸于氣海故主死也六七日三字亦記最細見六七日經傳少陰而息高與二三日太陽作喘之表証迥殊也

(高) 直中少陰之症氣多微細以陽氣不足故也今息高是寒邪逼陽于上不能下引氣机而短浮于胸分則是氣海已為陰寒佔據即經所謂胸中多氣者死也

廿五 少陰病脈微沉細但欲卧汗出不煩自欲吐至五六日自利復煩躁不得

卧寐者死

（柯）併前十八條　脈微而濇，嘔而汗出，陽已亡矣，大便數少而不下利，是下焦之陽尚存，急灸百会以温其上，則陽猶可復也。本條脈沉微細，是少陰本脈，欲卧欲吐，是少陰本証，当心煩而反不煩，心不煩而反汗出，亡陽已兆于始得之日矣，五六日自利而反煩躁不得卧，是微陽將绝，無生理矣。同條　同是惡寒倦卧，利止手足温者可治，利不止手足逆冷者不治，時自煩欲去衣被者可治，不煩而躁四逆而脈不至者死，同是吐利，手足不逆冷反發熱者不死，煩躁四逆者死，同是嘔吐，汗出大便數少者可治，自利煩躁不得卧者死，蓋陰陽互為其根，陰中有陽則生，無陽則死，獨陰不生故也，是以六經以少陰為樞。

（喻）脈微沉細但欲卧，少陰之本証也，汗出不煩則陽証悉罷而当顾慮其陰矣，乃於中兼帶欲吐一証，欲吐明係陰邪上逆，正当急温之時，失

此不圖至五六日自利有加復煩煩躁不得卧寐非外邪至此轉增正
少陰腎中之真陽擾亂頃刻奔散正陽之亡無及故主死也
㊂高 此條之死皆決于自利而煩躁至不得卧寐耳蓋自利之煩是津液
已竭之亂煩自利而躁是陽無所附之亡躁陰陽並壞故主死也蓋謂
脉微沉細而欲寐所係附子湯症乃先用而至衛氣失守汗出不煩寒
飲食積而温温欲吐則寒水相搏至五六日而自利所必然也加之陰
已竭而煩陽欲去而躁以至無陰而陽無所依附而不得卧寐温之潤
之而無根蒂故必死也

少陰後篇

喻氏曰凡少陰傳經熱邪正治之法悉列此篇
高氏曰尚論謂凡少陰傳經熱邪正治之法悉列此篇並亡有应入前
篇之條而誤入此者見各條下

少陰後篇

九

乙少陰之為病脈微細但欲寐也

（柯）三陽以少陽為樞三陰以少陰為樞○弦為木象浮而弦細者陽之少也○微為水象沉而微細者陰之少也○衛氣行陽則寤行陰則寐○衛日行二十五度常從足少陰之分間行藏府○今少陰病則入行陰分多○故欲寐也○欲寐是病人意中欲也○實未能寐也○此與少陽提綱各臻其妙○

（喻）陽脈滑大陰脈微細外邪傳入少陰其脈必微細而與三陽之滑大迥殊衛氣行陽則寤行陰則寐邪入少陰則氣行於陰不行於陽故但欲寐也與少陰之總脈總證也○

（高）少陰本藏為真陰真陽之根蒂真陰足則脈見滑細真陽足則脈見沉實陰陽兩足即合滑細沉實而曰營曰石也合脈微為無陽脈細為有陰微而且細是有陰無陽之脈矣陰不能自強賴依陽氣以為用今有陰無陽故止覺晦晚而成暮夜之象但欲寐而非真寐也 喻氏引

内経衛氣行陽則寤行陰則寐是平人之寤寐知少陰之為病也謂此入條當入前篇以其為宜温之脉症也

二少陰病脉細沉數病為在裡不可發汗

〔何〕前條（指前篇の）詳証此條詳脉之浮為在表然亦有裡証如脉浮而大心下反硬有熱属藏者是矣沉為在裡然亦有表証如少陰病反發熱脉沉者是矣少陰脉沉有當温然數則為熱又不可温而數為在藏是為在裡更不可汗可不審之精而辨之確乎

〔喩〕沉細之中加之以數正熱邪入裡之徵熱邪入裡即不可發汗發汗則動其経氣而有奪血亡陽之変故示戒也

〔高〕細沉為少陰之本脉細沉而數為少陰之熱也裡指少陰之藏而言發汗謂麻附細辛等類也此條總言傳経直中之禁蓋風寒之邪従外経傳入一見此脉當在數一边着眼用黄連阿膠湯救真陰以禦其熱

汗之則奪血而亡陰矣若寒邪從本經直內臟之後側直入之一見此脈當在細沉一邊着眼用四逆等物溫真陽以提其熱汗之則洩氣而亡陽矣故曰不可發汗

三少陰病欬而下利譫語者被火氣劫故也小便必難以強責少陰汗也

㊀柯 上欬下利津液喪亡而譫語非轉屬陽明腎主五液入心為汗少陰受病液不上升所以陰不得有汗也少陰發熱不得已用麻黃發汗即用附子以固裡豈可以火氣劫之而強發汗乎少陰脈入肺中出絡心肺主聲心主言火氣迫於心肺故欬而譫語也腎主二便治下焦濟泌別汁滲入膀胱今少陰受邪復受火侮樞机無主大腸清濁不分膀胱水道不利故下利而小便難也小便利者其人可治此陰虛故小便難

㊀喻 少陰之脈從足入腹上循喉嚨縈繞舌根故多咽痛之證其支別出肺故間有咳証今以火氣強劫其汗則熱邪挾火力上攻必為咳以肺

皆悪火攻也下攻必為利以火勢逼迫而走其竅故也内攻必譫語以
火勢燔炳而乱神識故也小便必難者見三証皆妨小便蓋肺為火熱
所傷則膀胱氣化不行大腸奔迫无度則水穀併趨一路心胞燔灼不
已則小腸枯涸必至耳少陰可強責其汗乎

(高)此亦当温之症不悞在用火而誤在用火劫汗耳蓋少陰之症寒逆
於上則欬寒逆於下則利但此宜温之症不当見澹乳譫語等症故知
而小便以從短而难也若係传經熱邪用火劫汗
以火劫汗貫為逆豈止如此一部傷寒論其診法微妙全是此等處其
要著眼看此喩註先之

四 少陰中風陽微陰浮乃為欲愈

(柯)陽微者浚少陰之本體陰浮者知坎中陽回微則不欬浮則不沉即
暴微而緊反去之謂也邪從外来者仍得自内而出故愈

(喩)風邪传入少陰仍見陽浮陰弱之脉則其勢方熾必陽脉反微陰脉

反浮明為欲愈蓋陽微則外邪不復內入陰浮則內邪盡從外出故欲
愈少陰傷寒之愈脉自可類推

（高）喻氏曰陽微則外邪不復內入陰浮則內邪盡從外出故欲愈愚謂
尤重在陰浮一邊蓋陽浮猶為入陰之階惟陽微而陰浮經所謂陰病
得陽脉故愈

五 少陰病欲解時從子至寅上

（符）天以一生水而開于子故少陰主于子

（喻）各經皆解於所王之時而少陰獨解于陽生之時陽進則陰退陽長
則陰消正所謂陰得陽則解也即是推之而少陰所重在真陽不可識
矣

（高）喻氏曰各經皆解於旺時而少陰獨解於陽氣勝養生長之時陽進
則陰退陽長則陰消正所謂陰得陽則解也然則少陰所重在真陽不

證可識乎、細但此條宜入前篇、蓋以直中者責在陽氣。若轉經熱邪。又當解於壬水之壬時故也。

六少陰病八九日一身手足盡熱者以熱在膀胱必便血也

柯 此藏病傳府。陰乘陽也。氣病而傷血。陽乘陰也。亦見少陰中樞之象。發于陰者六日愈到七日以來其人微發熱手足溫者此陰出之陽則愈也。到八日以上反大發熱者、腎移熱于膀胱也。膀胱熱則太陽經皆熱。太陽主一身之表。為諸陽主氣。手足者諸陽之本。故一身手足盡熱。太陽經多血。血得熱則行。陽病者上行極而下、故尿血也、此裡傳表證、是自陰轉陽、陰轉陽則解、故熱雖甚不死、輕則猪苓湯、重則黃連阿膠湯可治、與太陽熱結膀胱血自下者、證同而來因則異、　少陰傳陽證者有二、六七日腹脹不大便者是傳陽明。八九日一身手足盡熱者是傳太陽。下利便膿血指大便言、熱在膀胱而便血是指小便言、

少陰後篇

（喻）少陰病難於得熱熱則陰病見陽故前篇謂手足不逆冷反發熱者
不死然病至八九日陰邪內解之時反一身手足盡熱則少陰必無此
候當是藏邪傳府腎移熱於膀胱之証也以膀胱主表一身及手足正
軀殼之表故尔盡熱也膀胱之血為少陰之熱所逼其出必趨二陰之
竅以陰主降故也

（高）喻注八九日陰邪內解之時反一身手足盡熱則是少陰之藏邪傳
府腎移熱於膀胱之症以膀胱主表一身及手足正軀殼之表故也甚
是其謂膀胱之血為少陰之熱所偪其出必趨二陰之竅則有弊矣蓋
膀胱之血謂從前陰而出則可謂從後陰而出其誰欺乎當是腎移熱
於膀胱而膀胱亦移其熱于大腸耳

七 少陰病但厥無汗而強發之必動其血未知從何道出或從口鼻或從目
出是名下厥上竭為難治

(柯)陽氣不達於四肢故厥厥為無陽不能作汗矣而強發之血之與汗
異名同類不奪其汗必動其血矣上條火劫發汗上傷心肺下及膀胱
猶在氣分其害尚淺耗此因峻劑發汗傷經動血若陰絡傷而下行猶
可以救若陽絡傷而上溢不可復生矣妄汗之害如此
(喻)強發少陰汗而動其血勢必逆行而上出陽竅以諸發汗藥皆陽藥
故也或口鼻或耳目較前症血從陰竅出者則倍危矣下厥者少陰居
下不得汗而熱深也上竭者少陰之血盡從上而越竭也少陰本少血
且從上逆故為難治然則上條不言難治者豈非以膀胱多血且從血
出為順乎
(直)喻氏曰強發少陰汗而動其血勢必逆行而上出陽竅以諸發汗藥
皆行陽經也〇動陽明之血則從口出動太陽之血則從鼻出動少陽
之血則從目出也厥為陰陽不相順接之故今陽洩於上則陰以無陽

少陰後篇　廿三

而下厥陽以陰格而上竭陰陽有絶離之勢且治厥則有碍於上治竭則有碍於下故難治

周注 伏邪未發津液先已暗耗今得之二三日已上雖陰火不升未見咽痛等症而心煩不臥已知陰血消耗故令芩連積熱膠芍滋陰兩得之矣

八 少陰病得之二三日以上心中煩不得臥黄連阿膠湯主之

柯 此病發于陰熱爲在裡与二三日無裡症而熱在表者不同 按少陰受病當五六日發然發于二三日居多二三日皆惡寒者腎火衰敗也必温補以益陽反發熱者腎火不藏也宜微汗以固陽口燥咽乾者腎火上走空竅急下之以存津液此心中煩不得臥者腎火上攻于心也當滋陰以涼心腎 黄連阿膠湯 鶏感巽化得心之母氣者也黄連南方火色芍藥之酸入心而斂神明引黄芩之苦入心而清壯火驢皮被北方水色入通腎水濟水性急趋下内合于心与之相錯而成膠是火位之下陰精承之凡位以内爲陰外爲陽色以黑爲陰赤爲陽鶏黄赤而居内驢皮黑而居外法坎宮陽内陰外之象因以制壯火之

周注 裡熱者積之内燥液滋之涸滋之而即炳其涸積之而通灕蒸推之人令更心煩故主黄連佐以黄芩以解胃之邪俱清其熱甚以滋少陰之水水滋既燥津液乃不遂之矣乃輕不受何膠滋蓋知之味以滋其陰連芩得此功莫大焉次加芍藥以斂清煩之心而更入肝煩不煩不眠者臥矣

食氣耳〇

(喻)心煩不得臥而無躁證，則與真陽發動迥別。蓋真陽發動必先陰氣四布，爲嘔爲下利爲四逆，乃致煩而且躁，魄汗不止耳。今但心煩不臥而無嘔利四逆等症，是其煩爲陽煩，乃真陰爲邪熱煎熬，如日中纖雲頃刻消散，安能霾蔽青天也哉。故以解熱生陰爲主治，如克有濟。少緩則無及矣。

(高)少陰腎藏爲陰陽之本，處邪無休，當依藏真之氣以爲崇〇。真陽處其邪與陰合而爲陰寒，以殘賊其陽〇，既立辛溫以救陽之法；真陰處其邪與陽合而爲陽熱，以剝消其陰〇，又立苦寒以撤陰之法也。心中煩其亂也，又熱也。不得臥，熱邪逼傷真陰，而衛陽不能內伏之象，故用苦寒之黃連爲君，而佐以苦寒之黃芩，所以解其熱也。以甘溫之阿膠爲臣，而獨以甘溫之鷄子黃，所以從其亂也。然後以下引之芍藥爲使，藉其引

少陰後篇　苗

入少陰耳

九少陰病二三日至四五日腹痛小便不利下利不止便膿血者桃花湯主之

〔衍〕本証与真武大同彼以四肢沉痛重疼痛是為有水氣此便膿血是為有火氣矣蓋不清火而反用溫補蓋治下焦水氣与心下水氣不同法則下焦便膿血与心下痛心中煩亦應異治也心為離火而真水居其中法當隨其勢之潤下故用苦寒以洩之坎為水而真火居其中法當從其性之炎上故用苦溫以發之火鬱于下則克庚金火炎于上則生戊土五行之理將來者進已往者退土得其令則土自退位水歸其職腹痛自除膿血自清小便自利矣故製此方不清火不利水一惟培土又全賴乾姜轉旋而石脂粳米得收平成之績也名桃花者取春和之義非徒以色言耳　桃花湯　石脂性濇以固脫色赤以和血味甘

而酸辛、甘以補元氣酸以收逆氣辛以散邪氣故以爲君半爲塊而半
爲散、是使胃中清者歸心而入膚○胃中濁者入腸而止利也○火曰炎上、
又火炎則發、乃石脂以實腸、可以遂其炎上之性矣、炎上作苦、佐乾姜
之苦溫以從火化火欝則發之也、火熾亢則不生土、臣以粳米之甘、使
火有所生、遂成有用之火、土中既用乃宣○則水中火體乃位○下陷者既
已上達○妄行者亡以歸原○火自升而水自降○不清火而膿血自止○不導
水而小便自利矣○　少陰病腹痛下利、是坎中陽虛、故真武有附子、桃
花用乾姜、不可以小便不利作熱治、真武用附子、是引火歸原法○桃花
用乾姜、是升陽散火法○　坎陽有餘○能出形軀之表而發熱○麻黄附子
湯證是矣○坎陽不露○當能發熱于軀内之上焦○如口燥舌乾咽痛心煩
胸滿心痛等證是矣○坎陽不足○不能發熱于腰以上之陽○僅發熱于腰
以下之陰○如小便不利下利便膿血者是矣○此是伏明屬伏之火○与升
少陰後篇　盖

明之火不同。

喻 腹痛小便不利，少陰熱邪也。而下利不止便膿血，則下焦滑脫矣。滑脫即不可用寒藥，故取乾姜石脂之辛澀以散邪固脫，而加糯米之甘以益中虛。蓋治下必先中，中氣不下墜，則滑脫無源而自止也。註家見用乾姜，謂是寒邪傷胃，欠清。蓋熱邪挾少陰之氣填塞胃中，故用乾姜之辛以散之。若混指熱邪為寒邪，寧不貽悞後人耶。

高 此及下條，古註以為寒，寒則本病何以有便膿血之症也。喻註以為熱，熱則本方何以主溫熱之藥也。二說皆是，而特不能會其全耳。蓋寒邪初入少陰，先傷陽氣，脾腎二陽兩相為用，腎寒則脾亦寒，故二三至四五日腹痛也。陽氣為陰寒所傷，不能分運水道，故并小便不利。及至鬱寒成熱，熱則傷血，積水成利，利則洩氣，氣傷故便膿，血傷故便血也。是則此症便血為標，便膿為本；膿血為標，利不止為本；下利便膿血為標小便不利而腹痛爲本試問先腹痛因而下利不止以及便膿血者用辛甘温熱之劑爲不合法乎至於陽氣治而本寒變化熱之根便膿止而便血不久當自愈矣此古人探本窮源之妙世人不但不能用其法亦且不能明其理而混爲饒舌是可哀也愚嘗窮其意而治秋後之利紅白者其效如神倘本寒未化標熱無膿而但便血者只消方中加黄連一味則標本相當真假互對矣　桃花湯　以赤石脂爲君者其用有二而固脫者不與焉蓋石脂爲石中之髓能填少陰之空一也性温体濇温以聚氣濇以滲濕能理氣分水而利小便二也然後以辛熱之乾姜温其氣以甘平之粳米補其氣則氣理而下利可止氣温而便膿可止總有化熱之便血一症既以下利不止而泄其熱於前又復分理水道而清其熱於後則便血當不治而自愈矣名之曰桃花湯非止以赤石脂之湯色如桃花也蓋月令桃始華則陽氣滿而寒已去爲春

少陰後篇

芺

和景明之象耳

十少陰病下利便膿血者桃花湯主之少陰病便膿血者可刺

（柯）便膿血亦是熱入血室所致刺期門以瀉之乃下条之一法病在少陰而刺厥陰實則瀉其子也

（錫）兼証下利便膿血則用桃花湯若不下利而但便膿血則可刺經穴以散其熱節上文之互意也

（高）下利便膿是本寒。雖便血是化熱。雖無腹痛一証。亦用桃花湯以治其本也。若不下利而但便膿血。則是單熱以傷其氣血。便不得用此湯以犯其熱。可刺少陰經穴以瀉之。蓋熱可刺而寒不可刺也。喻註上文之互意然。按腎藏之俞穴其井曰湧泉在足心陷者中屈足捲指宛宛中足少陰脈之所出也可灸三壯其營曰然谷在足內踝前起大骨下陷者中足少陰脈之所流也可灸三壯其俞曰大谿在足內踝後跟骨

上動脈陷者中足少陰脈之所注也可灸三壯其經曰復溜在足内踝
上二寸陷者中足少陰脈之所行也可灸五壯其合曰陰谷在膝下内
輔骨之後大筋之下小筋之上足少陰脈之所入也可灸五壯又按足
少陰腎之府爲膀胱其井爲至陰在足小指外側去爪甲角如韭葉足
太陽脈之所出也可灸三壯其營爲通谷在足小指外側本節前陷者
中足太陽脈之所流也可灸三壯其俞爲束骨在足小指外側本節後
赤白肉際陷者中足太陽脈之所注也可灸三壯其原爲京骨在足外
側大骨下赤白肉際陷者中按而得之足太陽脈之所過也可灸三壯
其經爲崑崙在足外踝後跟骨上陷者中細脈動應手足太陽脈之所
行也可灸三壯其合爲委中在膕中央約文中動脈足太陽脈之所入
也可灸三壯以上諸穴俱可刺以瀉之

上少陰病下利咽痛腹滿心煩者猪膚湯主之

少陰後篇　　艾

柯 少陰下利下焦虛矣少陰脈循喉嚨其支者出絡心注胸中咽痛胸滿心煩者腎火不藏循經而上走陽分陽併于上陰併于下火不下交于腎水不上承于心此未濟之象猪為水畜而津液在膚君其膚以除上浮之虛火佐白蜜白粉之甘瀉心潤肺而和脾滋化源培母氣水升火降上熱自除而下利自止矣

喻 下利咽痛胸滿心煩少陰熱邪充斥上下中間無所不到寒下之藥不可用矣又立猪膚湯一法以潤少陰之燥与用黑驢皮之意頗同若以為燖猪皮外毛根薄膚則簽劣無力且与熬香之說不符但用外皮去其肉膚之肥白為是此藥大不可忽陽微者用附子溫經陰竭者用猪膚潤燥溫經潤燥中同具散邪之義比而觀之思過半矣

高 此條津液下洩陽氣上浮胃中虛客氣動膈之症也初因寒而下利。下利則津液洩而陰傷。於是孤陽以無附而上浮。故咽痛而心煩。又

下利則津液洩而胃虛於是客氣以上逆而動膈故胸滿也此惟潤陰
津填胃氣為正治故以甘寒之豬膚以潤燥甘平之白粉以益胃潤燥
則咽痛心煩可止益胃則下利胸滿可止矣　豬膚舊註謂毛根薄皮
喻氏謂即豬皮之去肥白者舊註非喻註為是但其云与白粉熬香之
說不符則誤也蓋熬香者單將白粉炒香非与豬膚同炒而香也本方
自明識者鑑之　豬膚湯　蓋謂以豬膚煮湯濾去渣後入蜜并熬香
之白粉和勻分六服耳

（周注）伏氣發出少陰之經必咽痛者不必言矣先与甘草湯以緩其上升之勢与桔梗湯以開其怫鬱之邪亦不必言矣但伏氣為重病少陰為要樞當特之先試不用甘草桔梗湯者矣豈無故以徒發少陰之見咽痛乎胸滿心煩等症也無利嘔渴等症也形用仲景何入手故二三日間

十二少陰病二三日咽痛者与甘草湯不差者与桔梗湯
（柯）但咽痛而無下利胸滿心煩等症但甘以緩之足矣不差者配以桔
梗辛以散之也其熱微故用此輕劑耳
（喻）邪熱客於少陰故咽痛用甘草湯者和緩其勢也用桔梗湯者開提
其邪也此在二三日他症未具故可用之若五六日則少陰之下利嘔

少陰後篇　廿八

此就咽痛述畢二湯使服之痛而少陰之邪先已十去大半僅有浸息隨之故藥此主人以示其妄治之道也 甘草湯 少陰之脈循喉嚨邪熱客之能無痛乎已按少陰之火上升也主甘草以甘緩治熱火也 桔梗湯 設服前湯而不除此藥之不勝病也正少陰之大熱邪上攻則非更無兵痛故加桔梗開之而自無不愈矣

述諸症蠢起此法又未可用矣

（高）少陰初病而咽痛者因邪入少陰貴藏中陽熱之氣為寒邪所遏而上浮故咽中燃痛也與甘草湯以甘草生用能清浮熱而散逆氣故咽痛可愈若不差則是所逆之氣不能宣暢之故此於本湯加辛温之之桔梗蓋辛以宣之温以暢之也夫寒邪始入少陰豈借藏真之陰陽以為寒熱藏中陰偏勝則從陰而賊陽陽偏勝則從陽而賊陰今二三日而但見咽痛寒熱未判故但用其靈溪宕之甘草桔梗二湯以為前驅其不欲以大温大涼闰妄端而害功生事可知矣

十三 少陰病咽中痛半夏散及湯主之少陰病咽中傷生瘡不能言語聲不出者苦酒湯主之

（柯）若不能散服以水一升煎七沸內散方寸匕更煮三沸下火令少冷少少嚥之（半夏散）此必有惡寒欲嘔症故加桂枝以散寒半夏以除嘔也若

夫於火則辛溫猶許宜矣　苦酒湯　取苦酒以斂瘡、鷄子以發聲，而
兼半夏去飲。必因嘔而咽痛，胸中之痰飲當去，故用之。且以散鷄子黃滯
之酸寒，但令滋潤其咽，不令泥痰于胸膈也。置刀環中，放火上，只三沸
即去滓，此畏火氣不欲其出其味，意可知矣。鷄子黃走血分，故心煩
不眠者宜之。其白走氣分，故聲不出者宜之。
(喻)熱邪挾痰，故咽當用半夏滌飲、桂枝散邪。若劇者咽傷生瘡，音聲不
出，桂枝之熱既不可用，而陰邪上結，復與寒下不宜，故用半夏、鷄子以
滌飲潤咽，更有藉於苦酒之消腫斂瘡，以勝陰熱也。
(高)此即上條之較重者。半夏散及湯、苦酒湯，即甘桔二湯而更進之
外另一法也。蓋前條曰咽痛，是咽則痛，不咽則不痛；此曰咽中痛，則無
時不痛矣。故前條以甘草緩逆，此則易半夏以降逆矣；前條以桔梗宣達，
此則易桂枝以散逆矣。至于咽中不特痛，而且生瘡，以致痛而不能言

語，更至聲不出者，則是咽中與會厭俱受陰火之熏，而因瘡腫重之故。彼辛熱之桂枝又在當禁，故少用降逆之半夏，佐以甘寒滋潤之雞子清，而以酸斂之苦酒濃之，以降陰火而滋乾熱俱得之。藥滿蛋殼煎至三沸，服宜少少含嚥，所謂補上治上制宜緩小也。

十四　少陰病四逆，其人或欬，或悸，或小便不利，或腹中痛，或洩利下重者，四逆散主之。

柯喻二注失
寫補在後

（高）此條言在四逆一症，但逆雖似厥而微，其實太有分別。蓋手足為陽氣之充，胃中真陽為熱邪所傷，於是陰陽格拒於脈，而陽氣不充於四末，故四逆也。與厥陰厥宜下之之熱厥頗同，而與宜溫之寒厥大異也。故以芍藥之走經，配以甘草之守中者，蓋以陽氣之根連於胃故也。然後以柴胡解其邪熱，以枳實去其結氣，邪結平而真陽遂出，故四逆自愈。不用湯而用散者，欲其遲戀胃中也。　四逆散　咳者，肺寒而氣緩，故以乾姜温之五味歛之下利胃寒而脾氣散故上所宜也悸者心陽虚故加桂枝茯苓淡滲故小便不利者加之腹痛爲寒故加附子泄利下重爲陽氣下陷故以薤白療陽厥以升陽也

㊒四肢爲諸陽之本。陽氣不達于四肢因而厥逆。故四肢多属于陰。此則泄利下重。是陽邪下陷入陰中。陽内而陰反外。以致陰陽脉氣不相順接也。可知以手足厥冷爲熱厥。四肢厥逆爲寒厥者上鑿矣。條中無主症而皆是或然症。四逆下必有闕文。今以泄利下重四字移至四逆下。則本方乃有綱目。或欬或悸或小便不利因小青龍症厥而心悸因茯苓甘草証或欬或利或腹中痛或小便不利又因真武症種種是水氣爲患不發汗利水者。泄利下重故也。泄利下重又不用白頭翁者。四逆故也。此少陰樞机無主。故多或然之証。因取四物以散四逆之熱邪隨証加味以治或然証。此少陰氣分之下劑也。所謂厥應下之者。此方

少陰後篇　卅

是矣。四逆散　欬者加五味子、乾姜各五分，并主下利；悸者加桂枝五分；小便不利者加茯苓五分；腹中痛者加附子一枚，炮令拆；泄利下重者，先以水五升，内薤白三升，煮取三升，去滓，以散三方寸匕内湯中，更煮取一升半，分温再服。此仿大柴胡之下法也。以少陰為陰樞，故去黄芩之太寒、姜夏之辛散，加甘草以易大棗，良有深意。然服方寸匕，總不濟事。少陽心下悸者加茯苓，此加桂枝；少陽腹中痛者加芍藥，此加附子。其法雖有陰陽之別，恐於洩利下重者宜加也。薤白性滑，能洩下焦陰陽滯氣，然辛温太甚，葷氣逼人，頻用三升而入散三匕，只聞薤氣而不知藥味矣。且所加之味俱用五分，而附子一枚，薤白三升，何多寡不同若是耶？不能不致疑于叔和編集之誤耶。

㊀論　傳經熱邪至于（手足）四逆，最當辨悉。若見欬利種種之症，其為熱症無疑矣。然雖四逆而不至于厥，其熱未深，故主此方為和解，亦如少陽經之

用小柴胡湯為一定之法矣讀者詳之

十五 少陰病下利六七日咳而嘔渇心煩不得眠者猪苓湯主之

(柯) 少陰病但欲寐心煩而反不得卧是黄連阿膠症也然二三日心煩是実熱六七日心煩是虚煩矣且下利而渇是下焦虚不能制水之故非芩連芍藥所宜咳嘔煩渇者是腎水不升下利不眠者是心火不降耳凡利水之劑必先上升而後下降故猪苓湯主之以滋陰利水而升津液斯上焦如霧而咳渇除中焦如漚而煩嘔静下焦如瀆而利自止矣 猪苓湯 五味皆潤下之品為少陰樞機之劑猪苓阿膠黒色通腎理少陰之本也茯苓滑石白色通膀胱少陰之源也澤瀉阿膠鹹先入腎壮少陰之體二苓甘淡滲膀胱利少陰之用故能升水降火為治陰和陽通理三焦之妙

(周注) 熱蓄膀胱非水能解何者水有止渇之功而無祛熱之力也故用猪苓之淡滲与澤瀉之鹹寒与五苓不異而此易白术以阿膠者彼属氣此兼血也易桂以滑石者彼有表而此為清熱也然則猪苓之功在於清熱氣開液之味故利清便矣

(附) 下利六七日本熱去寒起之時其人当兼欬渇心煩不眠等症則是

少陰後篇　廿一

熱邪搏結水飲，以故羈留不去，用猪苓湯以利水潤燥，不治利而利自止也。

（高）下利六七日，則陰虛。陰虛則陽氣無所伏而上逆，故欬而嘔渴，心煩不得眠也。猪苓湯滋陰而利小水，滋陰則上逆之陽下伏，而渴嘔等證可愈；利小水則水各分，而下利亦愈。此萬全之計也。

十六　少陰病，得之二三日，口燥咽乾者，急下之，宜大承氣湯。翼本口燥之上有不大便三字

（柯）熱淫于內，胃水枯涸，因轉屬陽明，胃火上炎，故口燥咽乾也。急下之，火歸于坎，津液自升矣。此必有不大便症。若非本有宿食，何得二三日中便當急下。

（喻）得病纔二三日，即口燥咽乾，則腎水之不足上供可知。延至五六日始下，必枯槁難回矣。故宜急下以救腎水也。

（高）此平日陽勝陰虧之人，故入少陰二三日而熱邪劇鬪，其陰便見口

燥咽乾之症雖屬上焦而実則下焦陰精為邪熱所傷反吸太陰陽明
之液故也是宜急下其熱以存陰否則腎水枯涸而莫救矣
十七 少陰病自利清水色純青心下必痛口乾燥者急下之宜大承氣湯
(柯) 自利而渇者屬少陰今自利清水疑其為寒矣而利清水時必心下
痛必口燥舌乾是土燥火炎脾氣不濡胃氣反厚水去而穀不去故純
青也雖曰通因通用仍是通因塞用
(喻) 熱邪傳入少陰逼迫津水注為自利質清而無渣滓相雜色青而無
黄赤相間可見陽邪暴虐之極反与陰邪無異但陽邪傳自上焦其人
心下必痛口必乾燥設係陰邪必心下滿而不痛口中和而不燥必
無此枯槁之象故宜急下以救其陰也
(高) 此條来路淵微頗難理会故諸家俱不得其真解蓋胃實真無自利
一証利則脾実穢去而愈矣何至心下尚痛哉也自利亦有無胃実一

少陰後篇　　　　丗二

痞。實則利當早止矣。何以心下痛而當利清水也。不知此條卻是陽經或太陰經病時。胃中宿垢已有積實之勢。及邪傳少陰。則又從腎中之陰化而自利矣。夫宿食已結而不能下。新食未入而無可下。惟所飲之水從旁偷下。所利者乃純清水耳。且肝腎為子母。有互相資助之應。胃中積實於上。腎中陰泄于下。母借子氣以應自利。色青者肝木之氣也。況口中乾燥是上中二焦已有取資於腎之勢。而腎陰不支者乎。故直下其胃實以救陰為急也。喻註熱邪傳少陰。偏迫津水。注為下利。及陽邪暴虐與陰邪無異等註。膚陋不堪。

柯 三陽惟少陽無承氣症。三陰惟少陰有承氣症。蓋少陽為陽樞。陽稍虛邪便入於陰。故不可妄下以虛其陽。少陰為陰樞。陽有餘邪便傷其陰。故宜急下以存其陰。[illegible]知且少陽屬木。邪在少陽惟畏其克土。故無下症。少陰主水。邪在少陰更畏

十八 少陰病六七日腹脹不大便者急下之宜大承氣湯

柯 六七日當解不解。因轉屬陽明。是藏氣實而不能入。則還之于府也。急攻之。所謂已入于府者可下而已。

喻 六七日腹脹不大便。則胃土過實。腎水不足以上供。有立盡之勢。又

有土剋故當急下蓋真陰不可去
陽鋒不可縱也

凡少陰負趺陽為順候之兆此時下之已遲安得不急

(高)前條重在二三日蓋謂二三日津液不續傷而乾燥已見久則愈甚

殆矣故急下之以早救于前也上條重在心下痛自利清水而色青不

續者心下痛等證是前已失下故宜急下以補救于後也此條又重在

六七日失腹脹而不痛人多不加急而六七日不大便為日既久故宜

急下之以救於人所因循也

十九 少陰負趺陽者為順也 柯本作少陽

(柯)兩陽合病必見兩陽之脈陽明脈大少陽脈弦此為順脈若大而不

弦負在少陽弦而不大負在陽明是互相剋賊皆不順之候矣然木剋

土是少陽為賊邪若少陽負而陽明不負亦負中之順脈 東垣旧本

誤入厥陰篇中又悞作少陰

(喻)少陰水也趺陽土也諸病惡土剋水而傷寒少陰見證惟恐土不能

少陰後篇 廿三

柯氏雖擅改重經然少陰負趺陽土剋水則陽明為賊邪何以為順喻氏以水泛溢予權於土平成可稱解然論負語常也皆擊其要也水勢泛濫則有真武等法可設若少陰果負覓不勝何能流演為禍哉

制水其水反得以泛溢水一泛溢則嘔吐下利無所不至究今中州土敗而真陽外越神丹莫救故予其權於土則平成可紀予其權於水則諸擊立至與脈法中消息病情之奧旨也　按少陰水藏也水居北方源自坎止惟挾外邪而動則波翻浪湧橫流逆射無所不到為嘔為欬為下利為四肢沉重仲景不顧外邪惟以真武一法坐鎮北方之水水不橫溢則諸證自止而人之命根賴以修固命根者何即父母構精時一點真陽伏藏于腎水之中者是也水中火發謂以其證雖陰其人反煩躁多汗而似陽仲景每用乾薑附子白通之法以收攝其陽初不慮夫外感蓋陽出則腠理大開外感先出所以一回陽而了無餘義也若用寒涼以助水則真陽不返而命根斯斷矣其有腎水衰薄邪入不能橫溢轉而內挾真陽蘊崇為患外顯心煩舌燥咽痛不眠等證亦不敢擅用汗下諸法以重傷其陰但用黃連阿膠湯苦酒湯豬苓湯豬膚湯

四逆散之類以分解其熱而調釋其枯於中雖有急下三証反是當下一証所以前方俱用主劑固下一日三服恐勝其任設熱邪不能盡解傳入厥陰則熱深者其厥亦深而咽痛者轉為喉痺嘔欬者轉吐癰膿下利者轉便膿血甚者發熱厥逆躁不能臥仍是腎氣先絶而死也必識此意然後知仲景溫經散邪之法與清熱潤燥之法微細直捷與九轉還丹不覺後人窺見一班者遇陰邪便主溫遇陽邪便急下其鹵莽滅裂尚不可勝言況於聾瞶之輩乎於分前後二篇暢發其義有知我者諒不以為僭也

(高)此為少陰病陽盛陰虛者順陰盛陽虛者逆耶蓋寒邪中人嘗因人之陽氣以為寒熱陽盛則寒邪從陽而化熱之氣上炎則胃家熱實以吸腎精為煩為熱為渴此即少陰負趺陽也然而大承氣遠阿膠猪膚等湯下之固之為功頗易且條中死症甚少故曰順也陽虛則寒邪從

少陰後篇　　畄

陰而逆寒之氣上逆則胃家虛冷以積外飲為嘔為利為逆為厥此即殘陽負少陰也然而附子白通四逆通脈等湯之補之而效甚難且條中死症甚多故不言逆而逆在中矣當參合病中其脈不負者順參看

喻註似是而非其謂土不制水汎以泛溢豈腎中真有水以上泛乎哉

傷寒論尚論篇辨似補抄

厥陰篇

*CM

冊七

傷寒尚論未編條

慈谿柯琴韻伯 編註

少陰經

脉陰陽俱緊者口中氣出唇口乾燥鼻中涕出踡臥足冷舌上胎滑勿妄治也到七日以來其人微發熱手足溫者此為欲解或到八日以上反大發熱者此為難治設使惡寒者必欲嘔也腹內痛者必欲利也

此是少陰經文與此上下文符爲王氏集脉法中以無少陰二字故也

少陰脉絡肺ゝ主鼻故鼻中涕出少陰脉絡舌本故舌上胎滑少陰大絡注諸絡以溫足脛故足冷諸証全似亡陽而不名亡陽者外不汗出內不吐利也口中氣出唇口乾燥鼻中涕出此為內熱陰陽脉緊舌上胎滑踡臥足冷又是內寒此少陰為樞故見寒熱相持之証痛緊者於陰而口舌唇鼻之半表裏恰與少陽口咽目之半表裏相應也治之者

補抄柯註 一

与少陽不同，當神而明之，汗吐下温法補之法勿妄用也，与其用之不當，寧靜以待之，若至七日一陽來復，濈濈發熱，手足温，是陰得陽則解也，陰陽自和，緊脉自去矣，若濈熱不解，而八日以上反大熱，此為晚發，恐蓄熱已深，或發癰膿，或便腸血，為難治耳，若七日來，設使其人不能發熱，以陰陽俱緊之脉，反加惡寒，是寒甚於表，上焦應之，必欲嘔也，如反加腹痛，是寒甚於裏，中焦受之，必欲利矣，

脉陰陽俱緊，至於吐利，其脉獨不解，緊去人安，此為欲解

陰陽俱緊，至於吐利，緊脉不去，此亡陽也，緊去必吐利自止，其人可安，

此據脉辨證法

病六七日，手足三部脉皆至，大煩而口噤不能言，其人躁擾者，必欲解也

若脉和，其人大煩，目重，瞼内際黄者，此欲解也

脉者資始於腎，起會於肺，腎事絶則脉不至，三部手足皆至，是脉道已

通曰標有本非暴出可知大煩躁擾者是陰出之陽飛陰極而発也口噤不能言因脈無初後営血未凋脾濇不運故耳若所投之脈和調経大煩不解亦不足慮再視其人之目重瞼肉際此属於脾若色黄而不雑他藏之色是立陰未虧雖口噤亦不足慮矣所以然者以脾為五藏之母又水位之下土氣承之也

右少陰脈症

下利腹脹満身體疼痛先温其裏

傷寒下之續得下利清穀不止身疼痛者急當救裏宜四逆湯

下利者裏寒身痛者表寒表宜温散裏宜温補裏為本表為標先救裏切治其本也

病発熱頭疼脈反沈若不差身體疼痛當救其裏宜四逆湯

此太陽麻黄証病為在表脈當浮而反沈此為逆也若汗之不差即身

補抄柯注　二

體痛不罷。不當更責之在表。當憑其脈之沉而為在裏。氣陽証見陰脈。是陽消陰長之兆也。此種皆於表為虛陽。寒反據於裏為真陰矣。必有裏証伏而未見。藉其表陽之尚存。乘其裏陰之未動。亟而奪之。庶無吐利厥逆之患。裏和而表自解矣。 邪之所湊其氣必虛。故脈有餘而証不足則從症。症有餘而脈不足必從脈。有餘可假。而不足為真。此仲景心法。

既吐且利小便復利而大汗出下利清穀內寒外熱脈微欲絕者四逆湯主之

吐利交作。中焦大虛。完穀不化。脈微欲絕。是血衰亡矣。小便復利而大汗出。是門戶不要。幽都不藏。元府不閉矣。所幸身熱未去。手足不厥。知衛外之陽。諸陽之本猶在。脈尚未絕。有一線之生機。急救其裏。正勝而邪可却也。

吐利汗出發熱惡寒四肢拘急手足厥冷者四逆湯主之

此吐利非清穀汗出不大雖手足厥冷而脈不微弱稍此發熱亡表陽助以四逆而温裏當有可生之望

自利不渴者屬太陰以其藏有寒故也當温之宜四逆輩重出

若膈上有寒飲者當温之宜四逆湯

惡寒脈微而復利亡血也四逆加人參湯主之

利雖止而惡寒未罷仍宜四逆以其脈微為無血當仍加人參以通之也

此與桂枝加桂湯同義矣利止而惡寒脈微者當加人參寔有不利清穀厥逆惡寒脈微欲絶反不用參

吐已下斷汗出而厥四肢拘急不解脈微欲絶者通脈四逆加猪胆汁湯主之

此為有陰盛格陽之症故加胆汁為反佐閲白通証可知

補抄柯注　三

吐利止而脉平小煩者以新虛不勝穀氣故也

右四逆症

厥陰経大意

西昌喻昌嘉言著

厥陰雖兩経交尽之名、然厥者逆也、腎居極下、逆行而上、以傳於肝、故名曰厥陰也、邪傳厥陰、其熱深矣、熱深而發厥、厥之証皆屬於陽、以陽与陰不相承接、因致厥也、厥後發熱、陽邪出表、則易愈、厥多熱少則病進、熱多厥少則病退、所以仲景雖同三陽経治法、即詳證之當下者、但用小承氣湯微和胃氣、他証皆不用下、而欲其熱多而邪從外出耳、然厥証多兼下利、則陽熱變爲陰寒者十居其七、蓋木盛則胃土受尅、水穀奔迫、胃陽發露、能食則爲除中、木盛則腎水暗虧、汲取無休、腎陽發露、面赤則爲戴陽、繇是陽微則厥愈甚、陽絶則厥不返矣、所以温之灸之、以回其陽、仍不出少陰之成法也、但厥而下利、陰陽之辨甚微、不便分爲二篇、故發其奥於篇首、俾讀者先会其意云、

厥陰總說

古越高學山漢峙校正發明

按厥陰年氣六分，先於腎陽，但陽氣清誤上，原為陰藏所貴，而肝居至陰之下，比之太少二陰為尤甚也。經曰：肝藏血，其津液較他經界勝，故其經多血少氣，而條中救陽之法十居八九，救陰之法十止二三者此也。其體陰滯而性喜溫暢，故脈浮為欲愈，脈數為病退，脈微遲為未滅，脈不還為死也。其隧道從足大指次指之太敦穴，歷足正內廉，上陰器，少腹，屬肝絡膽，內行連脾胃，過脇，貫膈，通心肺，及喉舌，系目，故症則見足脛逆冷，陰囊縮，少腹冷結，及吐逆，脹滿，自利，咽痛，目赤等候。其所屬主筋，故厥則抽掣而好蜷。其本錯為肝，肝主血，故邪實者多見於或吐或便也。其入者，表粗理去脾大之別道，胃近咽膈，脇苦痛，膺胸反發在肝高之則支責脇為息賁，合脇鬼發在肝下，下之則道胃，脇下其易受邪，肝首弱者肝脆〻則善病消癉而易傷其見於面部者左下極下一指其色則青如翠羽者吉又曰生于肝者如以縞裹紺又青欲如蒼璧之澤不如欲藍又曰青如草茲者死肝者筋之合筋聚於陰器而絡舌本肝脈不營則筋急筋急則引舌與卵故唇青舌捲卵縮庚篤辛死其音角恚見處〻者堅勁而上揚也傷經熱邪則兼徵直中陰寒則兼羽易則皆為欲愈

厥陰全篇說

(直)尚論將少陰傷經直中分為宜溫宜清作前後二篇雖亂原書渾樸舊次然其情理頗為恰當似亦易麻晃以純之像也夫三陰同例既將少陰諸條分編前後而於太厥二陰卻又雜混次而皆曰全篇豈以二經獨無傷經直中之別耶今將此經及前太陰篇各條下俱分別注明庶於尚論分少陰之意不無小補而於仲景原書或鮮割裂之咎

厥陰全篇

二

乎

厥陰之為病消渴氣上撞心心中疼熱飢而不欲食食則吐蚘下之利不止

按太陰厥陰皆以裡症為提綱。太陰主寒。厥陰主熱。太陰為陰中之至陰。厥陰為陰中之陽也。太陰腹滿而吐食不下。厥陰飢不欲食食即吐蚘。同是不能食。而太陰則滿。厥陰則飢。同是一吐。而太陰吐食。厥陰吐蚘。此又主脾主肝之別也。太陰病則氣下陷。故腹時痛而自利。厥陰病則氣上逆。故心疼熱而消渴。此濕土風木之殊也。太陰主開。本自利而下之則開折。胸下結硬者。開折反闔也。厥陰主闔。氣上逆而下之則闔折。利不止者。闔折反開也。兩陰交盡。名曰厥陰。又名陰之絕陰。又名陰之絕陽。則厥陰為病。宜無病熱矣。然厥陰脈絡於少陽。厥陰熱症皆相火化令耳。厥陰經脈上貫膈。肝氣旺。故上撞於心。氣有餘即是火。故

消渴而心中疼熱火能消物故饑肝脈挾胃肝氣旺故胃口閉塞而不
欲食也蟲為風化厥陰病則生蚘蚘聞食臭則上入于膈而從口出也
病發于陰而反下之則氣無止息而利不止矣烏梅丸主之可以除蚘
亦可以止利

(補)消渴者飲水多而小便少也厥陰屬木厥陰邪甚則腎水為之消腎
消則引水以自救故消而且渴其渴不為水止也氣上撞心心中疼熱
者肝氣通於心也饑不能食者木邪橫肆胃土受制也食則吐蚘者胃
中饑蚘嗅食則出也下之利不止者邪屬厥陰下則徒虛陽明陽明虛
木益乘其所勝也此條文義形容厥陰經之病情最著蓋子盛則母虛
故腎水消而生渴母盛則子實故氣撞心而疼熱然足經與手
經有別雖御閑而攻究不能入心之郭廓也至胃則受脩凌之勢寒亦
逆蚘食則吐而下則利不止矣亦邪由自陽明傳入胃氣發其故易動耳

厥陰全篇

(寓)此外經傳入厥陰之症也厥陰之性与少陽相似而更甚病則善逆但傳經之熱邪多上逆直中之寒邪多下逆下逆則挾虛寒以侮其所勝故下逆為之下利上逆則挾實熱以援其所生故上逆為之消渴上撞疼熱也氣上撞心心中疼熱即消渴之註腳蓋消水而渴皆因厥陰之陰火乘熱而上撞故津液先亂借資于水而水為之消也胃中津液不足而邪火勝之故如飢狀木邪傷其胃中之真氣故不欲食正与少陽之默默不欲食同蚘性避寒就熱厥陰之証上熱下寒故蚘皆上聚食則聞香而上故吐出也此宜主當歸四逆及黃連阿膠湯為合若誤下之則利不止矣蓋木邪既橫又下之以擊脾胃之真氣脾陽胃陽俱冷木氣下逆而愈凌之故其利不止也

二厥陰中風脈微浮為欲愈不浮為未愈

(衍)厥陰受病則尺寸微緩而不浮今微浮是陰出之陽之陰病見陽脈

也　有厥陰中風欲愈脈則應有未愈証矣以風木之藏值風木主事時復中于風則變端必有更甚他經者不得一焉不能無闕文之憾

喻 厥陰之脈微緩不浮中風病傳厥陰脈轉微浮則邪還於表而爲欲愈

高 此直中厥陰先厥後熱之症也脈微浮者微爲邪退浮爲陽起故爲欲愈蓋厥陰有厥陰之表厥陰脈浮必厥去而發熱即下文厥熱相應而自愈之理若不浮則微爲無陽非厥陰之所宜也故未愈

三厥陰病欲解時從丑至卯上

四厥陰病欲飲水者少少與之愈

柯 木趨于丑旺于寅卯故至此三時　水能生木能制火故厥陰消渴最宜之

喻 丑寅卯厥陰風木之王時故病解

厥陰全篇　四

（高）此亦傳經之病也傳經故熱之故引水自救而欲飲水少少與之即
太陽條中利胃氣之意

五
諸四逆厥者不可下之虛家亦然凡厥者陰陽氣不相順接便為厥厥者
手足逆冷者是也

（析）熱厥者有可下之法寒厥為虛則宜溫補手足六經之脈皆自陰傳
陽自陽傳陰陰氣勝則陽不達于四肢故為寒厥

（喻）厥即四逆之極陰陽既不相順接下則必至于脱絶也　厥陰証仲
景總不欲下無非欲邪還於表而陰從陽解也此但舉最不可下之二
端以嚴其戒耳　手之三陰與手之三陽相接于手足之三陰與足之
三陽相接於足陰主寒陽主熱故陽氣内陷不與陰氣相順接則手足
厥冷也然四肢屬脾之為陰與胃之陽不相順接亦主逆冷所以厥証
難傳經熱邪復者不少然尤最難消息

（喜）此直中厥陰之證也。四逆與厥皆辨喻謂厥即逆之極。故蓋四逆者胃陽者微。又為邪氣閉住，其微陽不行暢于四末。故逆冷。比厥症少戰及抽掣二候。厥則風木之性火流動跳折處為寒邪把住。遂與諸陽之氣不相貫通。陰外逆則手足逆冷。微陽欲竄，故筋脈抽掣。而其治法同是通胃陽為主。故四逆與厥俱不可下。下之以傷其胃陽也。下之則愈厥而利不止。遂成死症矣。虛家陽虛故亦禁下之。文四句雖是解厥都應是言厥之不可下處。言陰陽不相順接而厥。下之則陽厥而愈不相接矣

六 傷寒脈遲六七日而反與黃芩湯徹其熱。脈遲為寒。今與黃芩湯復除其熱。腹中應冷。當不能食。今反能食。此名除中。必死

（柯）凡首揭陽明病者，必身熱汗出不惡寒反惡熱也。此言傷寒則惡寒可知。言徹其熱則發熱可知。脈遲為無陽不能作汗，必使桂枝湯啜稀熱粥，令汗生于穀耳。黃芩湯本為協熱下利而設，不為脈遲表熱而設

厥陰全篇　　五

今不知脉遲爲裡寒但知清表之餘熱之去寒起則不能食者爲中寒反能食者爲除中矣除中者胃陽不支假穀氣以自救凡人將死而反强食者是也

喻 脉遲爲寒寒則胃中之陽氣已薄不可更用寒藥矣腹中即胃中胃煖乃能納食今胃冷而反能食則是胃氣發露無餘其陽亦必漸去而不能久存故爲必死除者去也與除夕之義同又除者授也與授攀帶之義同

高 除者浄盡之義謂將陽氣剗根而出於外也如燈將滅而復明日將落而返照故必死

傷寒始發熱六日厥反九日而利凡厥利者當不能食今反能食者恐爲除中食以索餅不發熱者知胃氣尚在必愈恐暴熱出來而復去也後三日脉之其熱續在者期之旦日夜半愈所以然者本發熱六日厥反九日

復発熱三日并前六日亦為九日与厥相応故期之旦日夜半愈後三日
脈之而脈數其熱不罷者此為熱気有餘必発癰膿也

(衍) 病雖発于陽而陰反勝之厥利九日胃陽将竭矣如胃陽未亡腹中
不冷当能化食故食之自安若除中則反見善食之状如中其餌物今
俗云食禄将盡者是也此為陽邪入陰原是熱厥熱利故能食而不為
除中其人必有煩躁見于外是厥深熱亦深故九日復能発熱復熱則
厥利自止可知曰熱續在則与暴出者別續熱三日来其脈自和可知
熱当自止正与厥相応故愈此愈指熱言夜半者陽得陰則解也若續
熱三日而脈數可知熱必不止是陽気有餘必有癰膿之患　便膿血
是陽邪下注于陰竅発癰膿是陽邪外溢于形身俗所云傷寒流毒者
是也

(喩) 少陰経中内藏真陽最患四逆故云吐利手足不逆冷反発熱者不

死厥陰經中内無真陽不患其厥但患不能發熱與夫熱少厥多耳論
中恐暴熱出來而復去後三日脈之其熱尚在形容厥證重熱之意近
心滿意讀者不可草草然内熱與厥於病尤無後患若熱氣有餘病熱
雖退其後必發癰膿以厥陰主血熱與血久持不散必至癰毀也
(高)厥陰傷寒以陽勝為順但陽勝者起伏陽起則熱陽伏則厥之熱於
常厥多于熱為逆為病進熱多于厥為順為欲愈厥甚也利熱甚必癰
此厥熱順逆之例也故其謂厥陰一起發熱六日論厥熱於應之理厥
亦宜六日今厥九日而利是寒勝於熱當不能食而反能食者反常也
故恐陽氣離根入胃而為除中索餅即麵餅除中者陽氣無根食之必
不勝而發熱若不發熱者知胃氣素壯而能消穀故知厥利將自止而
必發熱以愈也然又有暴熱來出於外胃其熱將復去者又死即愈之
病後三日脈之其熱續在則熱非暴熱而為陽勝之熱故愈期可定旦

日夜半為陽氣實旺生長之候故也此死厥多於熱而能愈以後三日
其熱續至與厥之九日相應仍厥熱之常也再至三日脈數不減熱不
罷并前後之熱為十二日矣厥至九日是熱甚于厥熱甚則氣血兩傷
氣傷而癰血傷而膿所必至也癰膿當指咽喉口舌而言如下文咽痛
喉痺之類死重症也喻氏謂厥陰主血熱血久持必至壅敗是為肝傷
之症大失仲景厥陰重陽重熱之旨矣

八 傷寒先厥後發熱而利者必自止見厥者復利傷寒先厥後發熱下利必
自止而反汗出咽中痛者其喉為痺發熱無汗而利必自止若不止必便
膿血便膿血者其喉不痺

(柯)先厥利而後發熱者寒邪盛而陽氣微陽為陰抑故也其始無熱
惡寒而後厥利。疑為無陽。其繼也發熱而厥利自止。是為晚發此時陰
陽自和則愈。若陰氣勝。則虛熱外退而真寒內生。厥利復作矣。厥與利

(詞)下段與上段同為先條後陽
寒鬱主熱之症而陽氣虛寒實鬲
上焦陽不敵陰故陽熱而陽復進致
熱雖發於厥後而陽從勝陰故
厥利自止而不復發此陽之未足
條也至有熱上傳于之而咽痛於
發熱時有汗無汗而逼則下利不
止者有汗無汗是陽在上而咽中痛

厥陰全篇 七

而成喉痹無汗是陽經中發足
與厥爲厥利止而寒熱自解矣若
厥止而熱與利不止是陽邪下陷必使
膿血下而不止故咽不痛而喉不痹
上而但見陰之陷陽下而收陽明之協熱
利汗自於心無汗則心氣平熱火不
上炎而咽不痛利因於胃利止則胃
液藏故火不下陷而無膿血

相應則甚與熱相應則愈是陽消陰長之機
(喻)先厥後熱下利止其病爲欲愈矣乃反汗出咽中痛是熱邪有餘上攻咽喉挾濕痰而爲痹也能既發熱即無汗而邪亦外出所以利必自止若不止則無汗明係邪不外出仍在於裡必主便膿血也便膿血者其喉不痹見熱邪在裡即不復在表在下即不復在上也
(真)喉痹即上文所謂癰膿者是此條就厥熱汗利喉痹便膿血六症分爲三段以辨析病機之上下內外耳自首至見厥復利二句爲一段言厥利熱止緊〻相跟以或陰或陽氣併於一也自傷寒先厥至其喉爲痹四句爲二段自發熱無汗至末五句爲三段二段三段總言厥而利不止之重症始無汗其發熱而利止汗出者是熱鬱於在上在外故咽痛喉痹發熱無汗而利不止是熱逆於在下在內故必便膿血其曰便膿血者喉不痹則知喉痹者不便膿血仲景啟後之婆心可謂詳切著明矣

柯崎兩註失寫補出陰

九傷寒一二日至四五日厥者必發熱前熱者後必厥厥深者熱亦深厥微者熱亦微厥應下之而反發汗者必口傷爛赤

(高)此條之厥與他變不同他處為冷厥此為熱厥故也蓋直中厥陰則先厥後熱故冷而禁下傳經則先熱後厥故熱而宜下也言厥陰傷寒其直中傳經二症除厥而不反死症外餘皆熱厥相應如先厥一二日或四五日後必熱而與厥相應此句是客如前熱一二日或四五日後必厥而與熱相應此種先熱後厥之症與尋常冷厥大異蓋其內既熱。文與陰陽不相順接。則是熱遏陰氣於外而厥。故又將前後相應之理變為內外二厥冷至肘膝而深者內熱亦深外厥冷至手足而微者內熱亦微熱厥與陽明胃實同治以胃實而阻塞陽氣不得內外通也當視其熱之深微而量其大小承氣以下之若因厥冷而誤為太陽惡寒症反用陽藥以發其汗則亂以滑熱而且提熱於上不特咽痛喉痺而且口

厥陰全篇　八

傷爛赤矣。汗藥且戒，況汗藥乎。○喻注謂厥陰無下之法，亦未執拗。深厥深者而細究其言耳。

（柯）其四五日來惡寒無熱可知。手足為諸陽之本，陰盛而陽不達，故厥冷也。傷寒三日，三陽為盡，四五日而厥者，三陰受邪也。陰經受邪，無熱可發。陰主藏，藏之氣實而不能實入，則還之于府，必發熱。者寒極而生熱也。先厥後熱，為陽乘陰。陰之邪未散，故必復厥。○此陰中有陽，乃陰陽相持而為厥。然與厥陰之陽有迴別也。欲知其人陽氣之多寡，即觀其厥之微甚。厥之久者，鬱熱亦久；厥之輕者，鬱熱亦輕。故熱與厥相應耳。若陽盛而不能支，邪成陰厥，而無熱矣。熱發三陽未入于府者可汗，熱在三陰已入于府可下。陰不得有汗，而強發之，此為逆也。陽盛不能外散而為汗，必上走其竅，以傷爛赤所由至矣。然此指熱傷氣而言，若動其血，或從口鼻，或從目出，其害有不可言者。下之、清之，謂對汗而言，是胃熱而

不是胃實故三承氣所宜厥微者當四逆散芍藥枳實以攻裡柴胡甘草以和表也厥深者當白虎湯參甘粳米以扶陽石膏知母以除熱也

（喻）前云諸四逆厥者不可下矣此云厥應下之者其辨甚微蓋先四逆而後厥与先發熱而後厥者其來迥異故彼云不可下此云應下之也以其熱深厥深當用苦寒之藥清解其在裡之熱即名為下如下利譫語但用小承氣湯止耳從未聞有峻下之法也若不用苦寒反用辛甘發汗寧不引熱勢上攻乎口傷爛赤与喉痺互意

十傷寒病厥五日熱亦五日設六日當復厥不厥者自愈厥終不過五日以熱五日故知自愈

（柯）陰盛格陽故先厥陰極陽生故後熱熱与厥相應是謂陰陽和平故愈

厥終即不厥也不過五日即六日不復厥之謂愈指熱言

（喻）厥終不過五日即上句之註脚見熱与厥相應陰陽一勝一復恰恰

於当故可勿藥自愈

(高)此当与前第七條參看蓋厥五日热亦五日為厥热於應已當愈矣設热六日當補厥一日今不厥是陽多于陰故必自愈然恐未免於咽痛耳

十一 傷寒脈微而厥至七八日膚冷其人躁無暫安时者此為藏厥非蚘厥也蚘厥者其人当吐蚘令（当是全字之訛）病者静而復时煩者此為藏寒蚘上入其膈故煩須臾復止得食而嘔又煩者蚘聞食臭出其人当自吐蚘蚘厥者烏梅丸主之又主久利

(柯)傷寒脈微厥冷煩躁者在六七日急灸厥陰以救之此至七八日而膚冷不煩而躁。是純陰無陽。因藏寒而厥。不治之証矣。然蚘厥之証亦有脈微膚冷者是内热而外寒勿遽認為藏厥而不治也其顯症在吐蚘。而細辨在煩躁。藏寒則躁而不煩。内热則煩而不躁。其人静而时煩

与躁而無皆安时者迴殊矣此与氣上撞心々中疼熱飢不能食々即
吐蚘亦互文以見意也蚘亦昆虫也因所食生冷之物与胃中湿熱之
氣相結而成今風木為患相火上攻故不下行穀道而上出咽喉故用
藥亦寒熱相須也此是胸中煩而吐蚘不是胃中寒而吐蚘故可用連
蘗要知連蘗是寒因熱用不特苦以安蚘也看厥陰諸症与本方相符
下之利不止与又主久利句合則烏梅丸為厥陰主方非只為蚘厥之
剤矣　烏梅丸　右十味異擣篩合治之以苦酒漬烏梅一宿去核蒸
之五斗米下飯熟擣成泥和藥令相得内臼中与蜜杵三千下丸如桐
子大先食飲服十丸日三服稍加至二十丸禁生冷滑物臭物等　蚘
従風化得酸則靜得辛則伏得苦則下故用烏梅苦酒至酸者為君姜
椒辛附連蘗大辛大苦者為臣佐參帰以調氣血桂枝以散風邪藉米
之氣以和胃蜜之味以引蚘少与之而漸加之則煩漸止而蚘漸化矣
厥陰全篇　十

食生冷則蚘動，得滑物則蚘上入膈，故禁之。

（喻）此條微旨千百年來全無識者，昌於篇首總括大意，挈出腎陽胃陽二端，原有所屬，藏厥者正指腎而言也，蚘厥者正指胃而言也，曰脈微而厥，則陽氣衰微可知，然未定其為藏厥蚘厥也，惟膚冷而躁無暫安乃為藏厥，藏厥用四逆及灸法，其厥不回者主死，若蚘厥則時煩時止未為死候，但因此而馴至胃中無陽則死也，烏梅丸中酸苦辛溫互用，以安蚘溫胃益虛，久利而便膿血亦主此者，能解陰陽錯雜之邪故也。

（高）此條是就厥中别出蚘厥一種，而細辨之者也。前五句言藏厥是客，後十二句言蚘厥是主。厥者藏中真陽虛微，寒邪又困，厥則因与四末諸陽不通之意，藏厥不特不通，而且有逼之出亡之勢，喻氏謂即厥不回者誠是也。蚘厥者其人藏寒，故中下焦亦寒，胸為陽位，比他處較熱，蚘性喜煖，故欲上入膈，為宗氣之城郭，更蚘擾之，宗氣亂而不与陰相擾故煩而厥矣与藏厥不同藏厥死而蚘厥生也主本方者其神妙之用真有不可思議者君烏梅酸以入肝也佐藥少于烏梅則從其性而俱為入肝可知本為藏寒故以姜附溫之本為藏虛故以人參補之夫厥為陰陽不相接之故用細辛者所以通其陽氣也用桂枝者所以和其陰氣也蜀椒辛熱而善閉蓋溫補其陽而更為封固之耳至于以連柏為佐者又因藏寒而遂投辛熱之品陰陽相格水火不相入者常也故用苦寒以為反佐如白通湯之加人尿膽汁者一也且少厥二陰為子母厥陰陽微其來路原從少陰加黃連於烏梅之次而等于衆藥且以黃柏副之是治厥陰而併分引其熱以溫手足之少陰二也至其酸苦辛辣之味為蚘所畏而使之伏首則又其餘義矣借之以主久利其方義如壺天又是一番世界絕非主蚘厥之用意也蓋利起本寒成於化熱○既則傷氣○久則脫血○故辛熱以治本寒○苦寒以治化熱○蜀椒固氣

厥陰全篇

土

而以細辛達之。當歸益血而以桂枝行之。加人參合補氣血。而總交於烏梅之酸澀。所以斂止其下滑之機致而已。喻氏以腎陽胃陽之說矜其独創，不知五藏六府中俱有精汁，俱有真氣，精汁者陰也，真氣者陽也。但六府屬陽。反俱主精汁。五藏屬陰。反俱主陽氣。既謂腎與胃總者之所，故心陽微則悸，肝陽微則厥，脾陽微則飧利䐜脹，肺陽微則喘而氣不足息，腎陽微則躁欲絕矣。

十二　傷寒熱少厥微，指頭寒，默默不欲食，煩躁數日，小便利，色白者，此熱除也，欲得食，其病為愈。若厥而嘔，胸脇煩滿者，其後必便血。

(析) 身無大熱，手足不冷，但指頭寒，此熱微厥亦微也。凡能食不嘔，是三陰不受邪。若其人不嘔，但默默不欲飲食，是内寒亦微；煩躁，是内熱反甚。數日來小便之難者已利，色赤者仍白，是陰陽自和，熱除可知。不欲食者今欲得食，不厥可知矣。若其人外雖熱少厥微，而嘔不能食，内寒稍深

矣胸脇逆満而熱亦深矣熱深厥深不早治之致熱傷陰絡其後必便血也此皆少陽半表半裡証微者小柴胡和之深者大柴胡下之

（喻）熱少厥微指頭微寒其候原不重然默默不欲食煩躁数日胃中津液傷而坐困矣若小便利色白則胃熱暗除故欲得食若厥而嘔胸脇満不去則邪聚中焦其後陰邪必走下竅而便血以厥陰主血也

（高）厥陰乃邪則逆其逆氣或上或下与少陽同熱少厥微而僅指頭寒則其逆氣原不甚但默默不欲飲食則是熱從上逆爲多而阻其下運之机故也今上熱而煩下寒而躁数日忽小便利是上逆之氣下通其色白是上逆之熱解除也再加欲得食胃中下運之机已動故爲欲愈若前証具而小便不利且不欲食但厥嘔胸脇煩満者是其上逆之熱久而不解則熱傷胃中之陰血将来必從大便而出可知矣

十三 傷寒発熱四日厥反三日復熱四日厥少熱多其病当愈四日至七日熱

厥陰全篇 十二

不除者必便膿血。傷寒厥四日，熱反三日，復厥五日，其病為進。寒多熱少，陽氣退，故為進也。

（柯）傷寒以陽為主。熱多當愈。熱不除者為太過。熱深厥微。必傷陰絡，醫者當于陽盛時預滋其陰，以善其後也。四日至七日，自當熱起至厥止而言。熱不除指復熱四日言。復熱四日句，疑意在其病當愈下。凡厥與熱不相應，便謂之反。上文先熱後厥，是陽為主。此先厥後熱，是陰為主。熱不及厥之一厥，反進熱之二熱，微而厥反勝，此時不急扶其陽，陰盛以亡矣。

（錡）以陰陽進退之義互舉其旨，躍然。

（高）厥陰傷寒，以厥熱相應為陰陽起伏之常，故愈而無槃。厥少熱多者為陽太過。熱少厥多者為陰太過。陽盛雖愈，必便膿血。陰盛不愈而且下利。便膿血者生，下利者多死，甚矣三陰之重真陽也，有是夫。

十四傷寒六七日脉微手足厥冷煩躁灸厥陰厥不還者死

（柯）厥陰肝脉也應春生之氣故灸其五輸而陽可回也

（喻）脉微而厥更加煩躁則是陽微陰盛用灸法以通其陽而陽不回則死也

（高）微為脉無陽厥為症無陽更加陰不足而煩陽欲去而躁陰不足不宜服湯藥以剝陰陽欲去灸厥陰而不還則無回之之法矣　按藏俞肝之井曰大敦在足大指端去爪甲角如韭葉及三毛之中足厥陰肝之所出也灸可三壯其滎曰行間在足大指之間動脉應手陷者中足厥陰肝之所流也可灸三壯其俞曰大衝在足大指本節後二寸陷者中動脉應手足厥陰肝之所注也灸可三壯其經曰中封在足内踝前一寸半陷者中仰足而取之伸足乃得之足厥陰肝之所行也灸可三壯其合曰曲泉在膝前輔骨下大節上小節下陷者中屈膝而得之足

厥陰全篇

厥陰肝之所入也灸可三壯又足厥陰之合曰曲骨在臍下五寸可灸五壯其大絡曰息脈即畢之氣也在陰毛中陰上二旁二寸半按之應指甚按則痛引上下中寒則上引少腹下引陰丸可灸而不可刺宜五壯

十五 傷寒發熱下利厥逆躁不得卧者死

（析）厥利不止藏府氣絶矣躁不得卧精神不治矣微陽不久留故諸主死

前証缺

（問）發熱是陽浮於外下利厥逆是陰盛於内加之躁不得卧是些微之真陽為陰寒所偪有走出以從表陽之勢陰陽相脱故死

十六 傷寒發熱下利至甚厥不止者死

析証併在上條

(啓)厥証但発熱則不死。以発熱則邪出於表而裏症自除下利自止也。
若反下利厥逆煩躁有加、則其発熱又為陽氣外散之候。陰陽両絶亡
主死也

(高)厥陰傷寒、但見発熱則厥利便止。但見厥利則発熱便止。以陰陽起
伏之氣常併于一也。今発熱而利甚厥不止、是陽脱於在上在外、陰脱
於在下在内。雖比上條無躁症、其主死則同。以其比上條之厥利為甚
也

十七 発熱而厥七日下利者為難治

(莉)発于陽者當七日愈。今厥不止而反下利、恐為陰中故難治。若躁煩
而能食、尚為熱厥利耳。便膿血、発癰膿者、是不足而往有餘從之也
発熱而至陰中、本是有餘而往不足隨之也

(喩)厥利与熱不兩存之勢也。発熱而厥七日、是熱者自熱。厥利者自厥

厥陰全篇

十四

利。而造其偏，漫無相協之期。故雖未現煩躁等證，而已為難治。蓋治其熱則愈厥愈利，治其厥利則愈熱，不至陰陽兩絕不止矣。

高 發熱而厥七日，當作一句。蓋七日之內熱而且厥，已見陰陽格拒，各自為用之應。傷至七日，是病發于陽之愈期，當厥止而愈為幸，乃反下利，是陽負而陰寒將勝矣。雖未至于遽死，而周旋於陽微陰盛之際，蓋亦難矣。

十八 傷寒六七日不利，便發熱而利，其人汗出不止者死，有陰無陽故也。

柯 六七日當陰陽自和，復發熱而利，正氣虛可知。汗出不止是陽亡而不能衛外也。有陰無陽，指內而言，此為亡陽，與熱利之發熱不死，汗出自利者天淵矣。

白頭翁湯 四物皆苦寒，除濕勝熱之品也。白頭翁臨風偏靜，長于驅風，蓋藏府之火靜則治，動則病，動則生風，風之生熱也。故取其靜以鎮之。秦皮木小而高，得清陽之氣，佐白頭而升陽，協連蘗而

清火此熱利下重之宣劑

(喻)六七日不利忽發熱而利渾是外陽內陰之象此中伏有亡陽危機所以仲景雖為回護用溫用灸以安其陽若俟汗出不止乃始圖之則無及矣可見邪乱厥陰其死生全関乎少陰也不然厥陰之熱深厥深何反謂之有陰無陽耶

(嘉)厥陰不下利最是好處六七日是自愈之期反發熱而利其熱与利不讀並見明是陽脱於上陰脱於下之症又加汗出不止乃津液隨微陽而外散故死

九

病者手足厥冷言我不結胸少腹滿按之痛者此冷結在膀胱関元也

(柯)関元在臍下三寸小腸之募三陰任脈之会宜灸之　按此（同下條）二條當知結胸証有熱厥也

(喻)陽邪必結於陽陰邪必結於陰故手足逆冷腹滿按之痛者不上

厥陰全篇

十五

結於胸其非陽邪可知其為陰邪下結可知則其當用溫用灸更可知矣關元在臍下三寸為極陰之位也

(高)結胸為陽熱故結在陽位之胸分而手足熱冷結為陰寒故結在陰位之膀胱關元而手足冷曰冷結在膀胱關元見按之雖痛不得從結胸寒下之例也

二十傷寒五六日不結胸腹濡脈虛復厥者不可下此為亡血下之死

(柯)其脈其虛此為亡血也

(喻)傷寒五六日邪入厥陰其熱深矣乃陽邪不上結於胸陰邪不下結於腹其脈虛而復厥則非熱深當下之比由其陰血素虧若誤下之以重亡其陰必主死也此厥陰所以無大下之法而血虛之人尤以下為大戒矣

(高)三陽經腑結胸宜陷胸腹滿宜大承今不結胸而腹濡且脈不實而

薑加之手足厥冷此必不可下不特厥爲陽微以脈虚是亡血之脉下
之以傷其津液則死矣　厥陰無結胸症以其無表邪内陥也㨿條中
每々借言之者以厥陰症中有從陽經結胸未解而傳之者乃厥陰本
證不可不知也

廿一　手足厥寒脈細欲絶者當歸四逆湯主之若其人内有久寒者宜當歸四
逆加呉茱萸生薑湯主之

二十

(約) 上篇（指四逆症上篇）詳内寒外熱吐利嘔逆煩躁等證此篇（指四逆症下篇）但詳陰厥脈證雖是外
衛之微陽亦未見内寒純陰證也　當歸四逆湯此條證爲在裡當
是四逆本方加當歸如茯苓四逆之例若反用桂枝湯攻表誤矣既名
四逆湯豈得無姜附　當歸四逆加呉茱萸生姜湯　此本四逆与呉茱萸相合而爲偶方也呉茱萸配附子生姜配乾姜久寒始去
(喻) 前條之脈虚此條之脈細互見其義虚細總爲無血不但不可用下
并不可用温蓋脈之虚細本是陽氣衰微然陰血更爲不足故藥中宜

厥陰全篇　十六

用歸芍以滋其陰，不宜用姜附以劫其陰也。即其人素有久寒者，但增
吴茱萸生姜跪之，是則乾姜附子，寧不在所禁乎？此而推之，妙義天開
矣。

(高)脈細爲陽虛，脈欲絶爲陰虛，手足厥寒而脈細欲絶，是陰陽兩虛之
候，故於散陽氣之桂枝湯内，而君以補血之當歸，加細辛通草以宣散
其陽氣耳。若脈已如彼，而其人内有久寒者，宜於本陽補陰之中，加吴
茱萸之溫，生姜之熱，以兼理其寒逆也。要之二湯俱係資陰陽以啟其
自汗者也，至其用桂枝之變法，神妙莫測，真有上下九天九地之幻矣。
桂枝湯之號召陰陽，其義已見本湯下，乃忽焉加芍藥則使下引内入
以暢脾陽，忽焉加芍藥而併加膠飴，則使之内引上托而建中氣，忽焉
加當歸，增大棗，只以細辛通草爲使，則使之深入肝腎而爲溫之潤之
之劑，仲景製方之意，可因此而悟其餘矣。

廿二大汗出熱不去内拘急四肢疼又下利厥逆而悪寒者四逆湯主之

㊀柯 汗之失宜雖大汗出而熱仍不去悪寒不止表未除也内拘急而下利裡寒已発矣四肢疼而厥冷表寒又見矣可知表熱裡寒者即表裡皆寒之兆亡陽者死陰之属也

喻 大汗出而熱反不去正恐陽争越出軀殻之外若拘急四肢疼更加下利厥逆悪寒則在裡純是陰寒宜亟用四逆湯以回其陽而陰邪自散耳

書 大汗熱不去則是真陽虚而不能送邪内出裡陰盛而偏陽外越之汗也真陽虚而不能送邪外出故内拘急而四肢疼裡陰盛而偏陽外越故下利厥逆而悪寒主四逆以温裡則陽回而陰邪自散矣

廿三大汗若大下利而厥冷者四逆湯主之

柯 大汗則亡陽大下則亡陰陰陽俱虚故厥冷但利非清穀急温之陽

丈

顧陰全篇

回而生可望也。

喻 此證較上條為外熱稍輕，其為陰寒易明。然既云大汗大下利，則陰津亦亡，但此際不得不以救陽為急，俟陽回尚可徐救其陰，所以不當牽制也。

高 大汗下利，原結而亡陰陽，但不煩而惟厥冷，則陰氣有餘而陽虛可知，故主四逆以救陽也。

傷寒脈促，手足厥逆者，可灸之。

柯 促為陽脈，亦有陽虛而促者，亦有陰盛而促者，要知促與結皆代之互文，皆是虛脈。火氣雖微，內攻有力，故灸之。

喻 傷寒脈促，則陽氣跼蹐可知，更加手足厥逆，其陽必為陰所格拒而不能通，故宜灸以通其陽也。

高 促為陰不足之脈，厥為陽不足之證，陰虛者不宜遽投姜附，故但以

周注 滑爲邪實何反惡厥
即熱深厥深之義故特申
之曰裏有熱也程檢者爲甫
自解乎

柯 脉微而厥爲寒厥脉滑
而厥爲熱厥陽極似陰之症
全憑脉以辨之然必煩渴
引飲能食而大便難乃爲
裏有熱也

灸法回之耳

廿五 傷寒脉滑而厥者裏有熱也白虎湯主之

柯 上條明熱厥之證此條明熱厥之脉并熱厥之方脉弱以滑是有胃氣緩而滑是名熱中與寒厥之脉微欲絕者大相逕庭矣當知有口燥舌乾之證與口傷赤者照應焉

指本篇九

喻 滑爲陽脉其裏熱熾盛可知故宜行白虎湯以解其熱與三陽之治不殊也

高 血得熱而流動故脉見滑厥則熱甚而拒陰於外故曰裏有熱也甘寒之白虎湯爲最當矣此傷經之症也

廿六 病人手足厥冷脉乍緊者邪結在胸中心下滿而煩飢不能食者病在胸中當吐之宜瓜蒂散

柯 手足爲諸陽之本厥冷則胃陽不達於四肢矣緊則爲寒乍緊者不

厥陰全篇 十八

厥時不除之緊必與厥相應也此寒結胸中之脉症心下在胃口也滿在胃氣逆煩在胃火盛火能消物故飢寒結胸中故不能食此陰併于上陽併于下故寒傷形熱傷氣也非汗下溫補之法所能治必瓜蒂散吐之此通因塞用法又塞因塞用法　上（指痰篇乙）條是陽明中風脉症此條是陽明傷寒脉症上條是陽明小結胸此條是陽明大結胸太陽結胸因熱入硬滿而痛為有形故製大陷胸下之陽明結胸因塞塞硬滿不痛為無形故製瓜蒂散吐之

（喻）手足厥冷疑是陰邪其脉有時乍緊則是陽邪而見陰脉也陽邪必結於陽所以邪結在胸中心下煩滿飢不能食也此與太陽之結胸迥殊其脉乍緊其脉亦必乍結故用瓜蒂散湧載其邪而出斯陽邪仍從陽解耳

（高）此亦風寒之邪從口鼻而入胸分胸分之陽為邪所據而不能達於

四肢故厥冷脈緊外為厥之症內為結以症脈乍緊則知手足之乍厥而邪在下結胸中也心下滿不能食為寒因飢與煩為風因外不在表內不在藏故可用吐以越之　此紀厥陰病係太陽之症以手足厥冷似厥陰故尚論誤入此耳

廿七傷寒厥而心下悸者宜先治水當用茯苓甘草湯却治其厥不爾水漬入胃必作利也

(析)心下悸是有水氣今其未及漬胃時先治之不致厥利相連此治法有次第也　茯苓甘草湯　此方從桂枝加減水停而悸故去大棗不煩而厥故去芍藥水宜滲洩故加茯苓既云治水仍任薑桂以發汗不用猪澤以利小便者防水積入胃故耳與五苓治煩渴者不同法

(喻)太陽篇中飲水多者心下必悸故此厥而心悸者明係飲水所致所以乘其水未漬胃先用茯苓甘草湯治水以清下利之源後乃治厥庶

平增飲水文增後乃
治厥

厥陰全篇

九

不致厥与利相因耳、

（高）此條之悸与心陽虚而爲悸者不同、蓋陽微則不能運飲而積于心下、以致心中戚戚不自寧者是也、与太陽飲水多而悸者正同、此亦非厥陰之症也。太少二陽俱有之。

廿八 傷寒六七日太下後寸脉沉而遲手足厥逆下部脉不至咽喉不利唾膿血泄利不止者爲難治麻黄升麻湯主之

（柯）寸脉沉遲氣口脉平矣。下部脉不至根本已絶矣。六府氣絶于外者手足寒。五藏氣絶于内者利下不禁。咽喉不利水穀之道絶矣。液不化而成膿。血不濡而上逆。此爲下厥上竭。陰陽離決之候。生氣將絶于内也。旧本有麻黄升麻湯其方味數多而分兩輕、重汗散而畏温補乃後世粗工之伎、必非仲景方也、 此症此脉、急用參附以回陽尚恐不救。乃以治陽實之品治亡陽之證是操戈下石矣。敢望其汗出而愈哉。絶

（喻）按寸脈沉而遲明是陽去入陰之故非陽氣衰微可擬故雖手足厥逆下部脈不至泄利不止其不得爲純陰無陽可知況咽喉不利唾膿血又陽邪搏陰上逆之徵驗所以仲景特於陰中提出其陽得汗出而錯雜之邪盡解也

汗出而死是爲可必仍附其方以俟識者

（喻）此表裡雜（錯）出之邪最爲難治然非死證也大下後寸脈沉而遲手足厥逆則陽氣陷入陰中下部脈不至則陰氣亦復衰竭咽喉不利唾膿血又因大下傷其津液而成肺痿金匱曰肺痿乃之被快藥下利重亡津液者是也泄利不止未是下焦虛脫但因陽氣下陷所致故與升舉藥中兼調肝肺乃克有濟此升麻黃升麻所以名湯而謂汗出愈也（下失寫一頁）

（高）先以大下傷陰陰傷則上焦清陽之氣下陷故寸口脈見沉遲手足厥冷泄利不止又陰傷則下焦濁陰之火上逆故下部脈不至咽喉不利吐膿血然非無陽之比不過因陰虛而下陷故以補血之當歸爲主滋陰之葳蕤天冬爲佐而使以下引之芍藥也陽陷故以提陽之升麻爲主佐以理氣之乾姜桂朮而使以補中之甘草也陰火上逆以致咽喉不利而吐膿血故加苦寒之石膏知芩以降之水穀不分以致并趋

廿

厥陰全篇

大腸而洩利，故加黃芩之芩术以理之，然後總統於甘草之麻黃，則陰陽表裏俱而漐然汗解矣。喻註謂病惟表裏錯雜，藥亦兼而調之，羅統膚施，是為知本症本方者也。此亦太陽悞下之壞病而兼厥陰之症。

廿九條　寒四五日，腹中痛，若轉氣下趨少腹者，此欲自利也。

（柯）（指太陰的）上條明自利之因，此條言自利之兆。四五日是太陰發病之期。

（喻）腹中痛多屬虛寒，與腹中實滿不同。若更轉氣下趨少腹，則必因腹寒而致下利，明眼見此，自當圖功於未然矣。

（高）腹中痛為寒。寒為欲利之根。轉氣趨少腹為下墜。下墜為欲利之症。故知自利也。但此條是合論三陰併太少二陽。兼單指厥陰也。余試之屢矣。

三十條　寒本自寒下，醫復吐下之，寒格更逆吐下，若食入口即吐，乾薑黃連黃

苓人参湯主之
(衍)治之小誤変証亦輕。故製方用瀉心之半。上焦寒格。故用参姜。心下畜熱故用芩連。嘔家不喜甘。故去甘草。不食則不吐。是心下無水氣。故不用姜夏。要知寒熱相阻則為格証。寒熱相結則為痞証。
(喩)本自寒下。是其人之平素胃寒下利也。接上條之轉氣下趨少腹者更為已甚之事矣。所以纔病傷寒。即不可妄行吐下。与病人旧微溏不可服梔子湯互意。旧微溏而用梔子則易溏易泄。本自寒下而施吐下則吐下更逆。其理甚明。註家不会其意。寒格者因誤施吐下之寒藥致成格拒也。若食入口即吐。格拒極矣。故用乾姜人参以温補其胃。用黄連黄芩之苦以下逆氣。而解入裡之熱邪也。
(高)吐能提氣。氣上則熱。故吐家多煩。以膈中熱燥其津液故也。利能破氣。氣泄則寒。故利家多嘔。以胃中虚冷不受食故也。蓋謂傷寒之邪入
厥陰全篇

廿

胃而自下利，醫家不行溫法，而輒用吐下以悮治之。吐則逆熱於胃分，而格利下之寒於胃，故更吐更下也。甚至食入即吐，則利不止而胃愈寒，吐不止而胸愈熱矣。故用乾薑人參以溫補其胃中之虛寒，所以救悮下也；用黃連黃芩以清理其胸中之熱逆，所以救悮吐也。究之虛火降而胃陽來復，則本自寒下之症亦愈矣。喻氏於傷寒論方頗有所仲景之者，如至其證說，依悬節節見所必假者十無一二也。此條因犯論厥陰，立犯併證少陽之症，當是合證少陽太陰兩經耳。蓋太正二陽本自寒下之症甚少，惟協熱之利居多。少厥二陰雖有之，若一悮行吐下，則厥躁立死，爲逆豈止如此。惟少陽之邪下逆而腹痛，太陰藏中有寒，俱有本自寒下之症，且畏於擾以吐下故也。明者詳之。

廿一 下利脉沉而遲，其人面少赤，身有微熱，下利清穀者，必鬱冒汗出而解，病人必微厥，所以然者，其面戴陽，下虛故也。

廿一

(柯)此上條脉症皆輕故能自作鬱冒汗出而解面赤為戴陽〻在上也因其戴陽故鬱冒而汗出因其下虛故下利清穀而厥逆熱微厥亦微故面亦少赤此陰陽相等寒熱自和故易愈

(喻)下利脉沉遲裡寒也面少赤有微熱則仍兼外邪必從汗解但戴陽之證必見微厥汗中大伏危机其用法即迥异常法下條正其法也

(高)汗出而解是解微熱鬱冒非謂症全解之謂陰寒內熾故下利而脉沉遲微陽外格故面赤而身微熱下利清穀其因有二一則陽在上而呵噓下偪不容變化一則寒在內而清穀無權不能變化也陽常因裡寒偪之而不得內伏故〻怫鬱於表分而冒隱隱自汗則微熱與鬱冒〻俱解矣但其表陽未還熱冒雖解汗後必微〻見厥蓋因其面少赤戴陽於上而當未下通下陽虛故厥故曰下虛也

廿二下利清穀裡寒外熱汗出而厥者通脉四逆湯主之

厥陰全篇

廿一

柯註係在上條

(喻)上條雜症此條用藥兩相互發然不但此也少陰病下利清穀面色赤者已用其法矣要知通之正所以收之也不然豈有汗出而反加蔥之理耶

(圖)喻氏曰上條雜症此條用藥兩相互發卓識絕倫蓋四逆以溫裡加蔥白以下引所戴之陽耳

卅三下　利手足厥冷無脈者灸之不溫若脈不還反微喘者死

柯註係在下條

(喻)灸之不溫脈不還已爲死證然或根柢未絕亦未可知設陽氣隨火氣上逆胸有微喘則孤陽上脫而必死矣與少陰病六七日息高者死正同

(圖)下利而手足厥冷及無脈就似陽氣因利暴伏之症以灸法急通其

陽若厥不温為府氣外絶。脈不還為藏氣内絶。及微々發喘。則毫髮之
真陽。上散而浮於胸。是離根矣。故死。此直中者也

卅四下利後脈絶手足厥冷晬時脈還手足温者生脈不還者死

(何) 此不嘔不煩不須反佐。内服白通。外灸少陰及丹田氣海。或可救于
萬一　併上條

(喩) 厥利無脈。陽去而難於返矣。然其根本堅固者。生机尚存一線。經一
週時脈還手足後温則生。否則死矣。此即互上條用灸之意。所以不重
贅灸法也。少陰下利。厥逆無脈。服白通湯。脈暴出者死。微續者生。厥陰
下利厥逆脈絶。用灸法。晬時脈還者生。不還者死。可見求陽氣者於危
然求之無何有之郷也。根深寧極之中。必有幾微可續。然後藉温灸而
鸞膠耳

(高) 晬時為絶一箇時辰也。陽氣上炎。多温汗出。然或乘陰氣而下洩。則

厥陰全篇

廿三

又有溫利而下絶也。蓋下利甚則下焦其虛。在上之陽暴陷于下。則脈暴絶。在外之陽暴陷于內。則手足暴厥。然陽氣絶必通於上與外。故一時之後。脈必漸還手足必溫。若則是一去而不返。故主死也。此亦直中之症。

廿五 下利腹脹滿身体疼痛者先溫其裡乃攻其表。溫裡宜四逆湯。救表宜桂枝湯

（釋）下利而腹尚脹滿。其中即伏清穀之机。先溫其裡。不特其急而知救也。裡和而表不解可專治其表。故不曰救而仍曰攻。

（論）此与太陽中常下利身疼用先裡後表之法大同。彼因誤下而致下利。此因下利而致腹脹。總以溫裡為急者。見睍曰消之義也。身疼痛有裡有表。必清便已調。其痛仍不減。方屬於表。太陽條中已悉。故此不贅。

（[illegible]）此亦統論三陰經藏之治法。不宜單入厥陰也。蓋下利腹脹滿是藏

中真陽虚冷身体疼痛是經絡邪氣实滿然此種經絡之邪亦有從藏
中虚冷化出者不特单指外感也亦凡屬脹滿疼痛之候不拘內外而
因但不宜先攻其表不但不能去邪於經絡而且徒虚其表陽而中寒
愈出則愈疼痛矣故当先服四逆以温裡再用桂枝以攻表則利滿疼
痛表裡俱釋矣　陽明等五經各有另開門戶以通於太陽之表氣故
皆可用桂枝湯以汗之太陽等五經俱共一炉灶而会於胃氣故皆可
用四逆湯以温之特三陽先表後裡三陰先裡後表此常例也

共下利清穀不可攻表汗出必脹滿

(衍)裡氣大虚不能藏精而為陽之守率表陽之当存內以衛外而為固
攻之更虚其表汗生于穀汗出陽亡藏寒而生滿病也

(喻)此條言单下利清穀不可攻表以示戒正返明上條所以必先温裡
然後攻表之義也况誤攻其汗則陽出而陰氣瀰塞胸腹必致脹滿而

顧滨全篇

廿四

釀變耳。

(高)此亦統論三陽及太陰之治例。入厥陰條，并不可入少陰也。蓋少厥二陰見下利清穀，絕無攻表之病。且攻之之逆，豈止腹脹而已哉也。喻氏曰：陽從汗出，而陰氣淤塞胃腸，必致脹滿，精切。

廿七 傷寒下利日餘十行，脈反實者死。

(柯)脾氣虛而邪氣盛，故脈反實也。

(喻)實為邪盛，邪盛必正脫也。

(高)下利日餘十行，則脈宜虛微，今反實者，是邪氣有餘，乃合藏府之氣共併于利而下，絕之症，故死，即內經瀉而脈實者死之旨，然亦是總結六經，不宜入厥陰也。

廿八 下利有微熱而渴，脈弱者，令自愈。下利脈數而渴者，令自愈。設不差，必清膿血，以有熱故也。下利脈數，有微熱汗出，令自愈。設復緊，為未解。

(柯)發熱而微數當自解矣熱利脈弱程當自解矣可不服白頭翁而待其自愈也乃渴欲飲水之互文　脈數有虛有實渴亦有虛有實若自愈則數為虛熱渴為精液未復也若不瘥則數為實熱渴為邪火正熾矣　汗出是熱從汗解內從外解之兆緊即弦之互文

(喻)微熱而渴證已轉陽轉正恐陽邪未盡也若脈弱則陽邪已退可知故不治自愈脈數與微熱互意汗出與脈弱互意脈緊則不弱矣邪方熾盛其不能得汗又可知矣

(真)利本寒因證以見熱為有喜以見熱則變陽症故也○第一段重在脈弱二字利變熱渴恐為熱邪內熾之症○今見脈弱則內邪已退○而熱渴為陽氣轉復之症○故可保其陽津復而自愈也○二段重在脈數二字寒利所惧冷洩不止耳○今見脈數而渴○則症已變陽○宜靜保其陽而利當自止矣○若不止則似熱太盛而傷陰血○故必圊膿血也○三段又重在汗

厥陰全篇　廿五

出二字利与发热并見爲忌今脉数微热而汗出則外热当解於汗而裡利必止於脉之数也設汗出而脉犹陽則汗爲止陽之浮而緊爲内寒之脉故未愈

廿九 下利寸脉反浮数尺中自濇者必圊膿血

(利) 寸爲陽沉数是陽陷陰中故圊血今反浮是陰出之陽利当自愈矣濇爲少血因便膿血後見于尺中也順脉也前條(指上條中說)是未圊膿血因不瘥而預料之詞此在膿血已圊後因寸浮尺濇而揣摩之詞不得以必字作一例看

(喘) 圊清同義脉見浮数若是邪还於表則尺脉自和今尺中自濇乃热邪轉結於陰分雖寸口得陽脉究竟陰邪必走下竅而便膿血也

(寓) 寸脉浮数是寒寒化热之脉尺中自濇是血得热而凝着之脉明係寒傷热血故也圊膿血凡膿血並言俱膿爲本寒血爲化热也

四十下利脉沉弦者下重也脉大者為未止脉微弱数者為欲自止雖発熱不死

㊀柯 前條論証此條言脉互相発明復出発熱二字見熱利是内熱不是協熱沉為在裏弦為少陽此胆気不升火邪下陥故下重也脉大為陽明両陽相熏灼大則病進故為未止微弱為虚利微而数亦為虚故欲自止発熱者熱自裏達外陰出之陽故不死

（抗本篇下二條）

㊀喻 下利而脉沉弦主裏急後重成滞下之証即所称痢証也脉大者即沉弦中之大脉微弱数者即沉弦中之微弱数也脉微弱数雖発熱不死則脉大身熱者其死可知矣

㊀直 沉為在裏在下弦為急重之象故令沉弦而知為下重也脉大則中気正陥之亡陰之義故未止脉微弱数猶言脉微之見弱而且数也蓋脉弱為邪減数為陽復故為欲自止即前條汗出自止之理也　喻氏

厥陰全篇　共

謂即沉弦中之大、亡通、其謂微弱數、即沉弦中之微弱數、則背理矣。以
弦弱不兼見。且未有下重不解而利為能止之候者也。玉云脈大身熱
者其死可知、嘉言真善讀者歟、

四一 熱利下重者白頭翁湯主之

（樹）暑注下迫、属于熱之利下重。乃濕熱之穢氣奔迫廣腸。故䰟门重滯
而難出也。內經曰、小腸移熱于大腸為虙瘕、即此是也

（喻）熱利下重、亙上文、即傷寒轉痢之謂也

（高）就天地之寒邪而言曰寒、就人身之冬不藏精而言曰傷於寒、就冬
月之即發者而言曰傷寒、若夫伏邪在身、積延日久、乘春溫而變溫病、
乘夏熱而變熱病、乘秋涼而變或瘧或利者、俱曰傷寒病、蓋以人身之
病机与天地之氣机同為化象也、熱利則藏中本寒、悉化為熱、而奔迫
下利、及暑熱傷其正氣、併血分者、皆是下重者、乘下利之機緩。而清陽

之氣下陷也。白頭翁得陽氣之先而直挺，草花具升舉之性，且味苦寒，能清陰分之熱，所以名湯，其意可思矣。能浚以黄連清心肺之火，則熱除而血中之清陽上舉，其利與下重寧有不止者乎

四二 下利欲飲水者，以有熱故也，白頭翁湯主之

(柯) 下利屬胃寒者多。此欲飲水，其内熱可知。

(喻) 此從上條另申一義，見凡下利欲飲水者，與藏寒利而不渴自殊。乃熱邪内耗精（津）液，縱未顯下重之候，亦當以前湯勝其熱矣

(吉) 即引喻註

四三 下利讝語，以有燥屎也，宜小承氣湯

(柯) 下利是大腸虚，讝語是胃氣實。胃實腸虚，只宜大黄以濡胃，無庸芒硝以潤腸也。同是燥屎讝語，而與汗出讝語者不同。

(喻) 此與陽明經讝語胃中有燥屎正同，乃不用大承氣而用小承氣者

厥陰全篇

芒

以下利腸虛並之厥陰藏寒者以但用小承氣微攻其胃全無大下之
條耳。

(高)下利不得有譫語。以譫語屬胃燥。故知利自利而燥自燥也。宜小承
氣。喻氏曰下利腸虛並之厥陰藏寒故宜但用小承微攻其胃耳。愚
謂此固厥陰諸經之有之，然亦統論三陰之法。非單指厥陰也。

四四下利更煩按之心下濡者為虛煩也宜梔子豉湯

(柯)更煩是郎既解而復煩也。心下軟對胸中窒而言。與心下反硬者懸
殊矣。要知陽明虛煩對胃家實熱而言。是其虛之虛。不是虛弱之虛。

(喻)已下利而更煩。似乎邪未盡解。然心下濡而不滿則為虛煩。與陽明
誤下胃虛膈熱之證頗同。故俱用湧法也。

(高)下利後更煩。大似熱邪未解而轉為胃實之症。但按其心下濡而不
硬。則是陰虛火浮於胸膈而為虛煩。故降之開之之梔豉湯與陽經同

同用也此亦傍經熱症

四五 嘔而發熱者小柴胡湯主之

（柯）傷寒則嘔逆。中風則乾嘔。凡傷寒中風無麻黃桂枝症。但見喜嘔一症。則發熱者便可用柴胡湯。不必寒熱往來而始用也。發熱而嘔則人參當去。而桂枝非所宜加矣。其目赤耳聾胸滿而煩者。用柴胡去參夏加栝蔞實之法。脈弦細而頭痛發熱者。從柴胡去參加桂之法。

（喻）厥陰之邪上逆而兼發熱乃肝膽藏府相連之證也故用小柴胡湯分解其陰藏陽府之嘔熱也

（高）厥陰之逆氣上浮外出於其表上浮故嘔外出故熱以肝膽之氣相通故用少陽之治治之此直中厥陰而有表證如少陰麻黃附子細辛湯之理也

四六 嘔而脈弱小便復利身有微熱見厥者難治四逆湯主之

厥陰全篇

廿八

（析）嘔而發熱者，小柴胡證，此脈弱而熱微，非於火明矣。內若熱，故小便利。表寒盛，故見厥。是膈上有寒飲，故嘔也。傷寒以陽為主，陽消陰長，故云難治。

（論）嘔而脈弱，小便利，裡虛且寒。身有微熱，證兼表裡。其人見厥，則陰陽互錯，故為難治。然不離于外熱而離于內寒也。內寒則陽微陰盛，天日易霾，故當用四逆湯以回陽，而微熱在所不計也。況乾薑配附子，補中有發，微熱因之自除耶。

（高）嘔而微弱，小便利，是真陽裡虛，而寒邪僭逆之症。微熱是微陽外格之症。加之見厥，則陰盛陽微，而不相順接。陰盛則總見利，陽微則恐見躁，故曰難治。是宜溫之以四逆，而先通其厥矣。此亦治於三陰也。

四七 乾嘔吐涎沫者，吳茱萸湯主之。嘔家有癰膿者不可治嘔，膿盡自愈。

（析）嘔而無物，胃虛可知矣。吐唯涎沫，胃寒可知矣。頭痛者，陽氣不足，陰

寒得以乘之也吳茱萸湯證中益氣升陽散寒嘔痛悉除矣乾嘔吐涎
是二證不是並也
(喻)厥陰之邪上逆而乾嘔吐涎沫可用吳茱萸湯以下其逆氣若陰邪
上逆結而為癰潰出膿血即不可復治其嘔正恐人誤以吳茱萸湯治
之耳識此意者用辛涼以開提其膿亦何不可耶 按厥陰篇中次第
不一有純陽無陰之症有純陰無陽之症有陰陽差多差少之症有陽
進欲愈陰進未愈之症復有陰居八九陽居一二之症厥而發熱〻深
厥深上攻而成喉痺下攻而便膿血此純陽無陰之症也脈微細欲絕
厥冷灸之不溫惡寒大汗大利躁不得臥與夫冷結關元此純陰無陽
之症也厥三日熱亦三日厥五日熱亦五日手足厥冷而邪熱在胸水
熱在胃此陰陽差多差少之症也渴欲飲水飢不欲食脈滑而數手足
自溫此陽進欲愈之症也默默不欲食寸脈微浮數尺脈自濇嘔吐涎
厥陰全篇

廿九

法腹脹身疼此證近未愈之症也下利清穀裡寒外熱嘔而脈弱小便復利本自寒下復誤吐下脈沉微厥而反戴陽此證屬八九陽屬一二之證也大率陽脈陽症當依用三陽經治法陰脈陰症當合用少陰經治法厥陰病見陽為易愈見陰為難瘥其陰陽雜錯不分又必先理其裡後攻其表設見咽喉不利唾膿血則溫法不可用仍用宜先解其表矣世醫遇厥陰諸證如涉大洋茫無邊際可測是以動手即錯茲不厥然獲闡其要旨俾後學奉為指南云　再按厥陰經原無下法若條即先示戒云下之利不止矣蓋厥陰為至下利下利中伏有死症無匿云五藏氣絕于內則下利不禁此誡以致戒不可下耶中間雖有用小承氣一法因胃有燥屎微攻其胃非攻其腸也雖有厥症下之一語乃對發汗而言謂厥症內解其熱不應外發其汗耳豈可泥症下二字遂犯厥陰之大戒耶自晉迄今傷寒發傳遇陽明二三日內當下之症及

少陰二三日急下之症總不能下至厥陰六七日不當下之時反行下
之在熱深厥深之陽症下之已遲第一僥倖不過為進所爛歟之甚在
亡血藏虛之人下之百無一生矣幾千年來雜任殺人之辜耶
（寫）乾嘔吐涎沫是肝腎陰寒之氣上逆故用吳茱萸湯蓋其以降逆溫
以救寒也嘔有癰膿又是陰火上逆便不可以此湯犯其熱矣曰膿盡
自愈者亦以不治治之也蓋陰寒以變熱為可喜熱癰以膿出為無患
故七條熱多於厥而發癰者亦不出方即甘桔苦酒等湯亦是治其未
成膿之先而非既成膿之後也　喻註以辛涼開提其膿之說恐屬蛇
足

厥陰全篇　卅

過經不解

西昌喻昌嘉言著

過經不解者由七八日已後至十三日已後病過一候二候猶不痊解也能邪在身中日久勢必結聚于三陽太陽爲多少陽次之陽明又次之及至三陰則生死反掌不若此之久持矣

古越高學山漢峙發明校正

喻氏以七日爲候過七日即謂之過經大誤不知過經即傳經而本經全罷之謂也其所以分別傳過之者只在緩急之間耳蓋經氣虛而邪氣重者太陽雖病一日間有兼程飛渡之勢此邪傳之速者曰傳故太陽中篇三條云一日太陽受之頗欲吐若躁煩脈數急者爲傳也二三日陽明少陽症不見者爲不傳是可證矣若邪輕經氣本壯之人不能速傳則傳于太陰七日或十四日甚至二三十日不等陽明少陽之

氣始衰，於是太陽之邪始得從而過之，如過関過渡之義，故曰過。是過其從容旋洄之謂也。故陽明中篇之二十四條亦云過經乃可下之，又其証也。是則傳經勢重，傳後當為貫串之臧；過經之勢稍緩，過後不過篤矣之未，故易愈。過經不解，是過後不過正治之法，而誤用吐下，以致与壞病同也。但五條中少陽易犯而善逆，陽明多藏而厚亾，故兩經之症居多。至於論註中如太陽病未罷，邪當在太陽等語，真夢中說夢耳，詳如條下。

乙太陽病，過經十餘日，反二三下之，後四五日，柴胡症仍在者，先与小柴胡湯。嘔不止，心下急，鬱鬱微煩者，為未解也，与大柴胡湯下之則愈。

〔解〕病從外來者，當先治外而後治其內。此屬經安下，半月來而柴胡症仍在，因其人不虛，故樞机有主而不為壞病，与小柴胡和之。表症雖除，內尚不解者，以前此安下之藥，但去腸胃有形之物，而未洩胸脇氣分之結熱也。急者滿也。但滿而不痛，即痞也。姜夏以除嘔，柴芩以去煩，大棗和裡，枳芍舒急，而曰下之則愈者，如見大柴胡為下劑，非和劑也。若與他藥下之，必有變証，意在言外。　嘔不止，屬有形；若非嘔，屬無形。

(按)過經十餘日，而不知太陽証有未罷，反二三下之，因而致變者多矣。後四五日柴胡証仍在，未有他變，本當行大柴胡兩解表裡，但其人之邪，屬因誤下而深入，即非大柴胡下法所能服，故必先用小柴胡提其邪出半表，然後乃用大柴胡，始合法也。

(周)太陽過經之正例，於陽明少陽二者，當審過在何經，總以在經宜着於小柴，在府宜調胃大柴。經府貫病，亦須先理表後理裡，斯為合法，而易解陽明條中過經乃可下之，單就表解者而言之耳。此條謂太陽病久之人過于少陽，原以小柴為正，乃二三下之，則雖柴胡症仍在，不得單用小柴，當以小柴先試之，其間多有不解者，論載嘔不止、心下急而且

過經不解

二

煩者、蓋因四五日前二三下之、則少陽之邪因下而下陥、且因陥而上逆也、下陥故解表之小柴不能解其表、上逆故非小柴症而如小柴症之嘔急且煩也、是則大柴下之者、下其所陥之邪、且下其仍在之似柴胡症也　喻氏謂太陽病有未罷、如果未罷、何得謂之過經且二三下之、尚結胸矣、謬甚、

二 太陽病過經十餘日、心下温温欲嘔而胸中痛、大便反溏、腹微滿、鬱鬱微煩、先此時自極吐下者、与調胃承氣湯、若不爾者不可与、但欲嘔、胸中痛微溏者、此非柴胡症、以嘔故知極吐下也

(解) 過經不解十餘日、病不在太陽矣、仍曰太陽病者、以此為太陽之壞病也。心中不煩而心下温、腹中不痛而胸中痛、是上焦因極吐而傷矣、心下胃口也、心下温温時即欲吐、胃口有遺熱矣、腹微滿而鬱鬱之時復微煩、是胃家尚未虛、胃中有燥屎矣、大便當硬而反溏、是下焦因極下

而傷也、欲吐而不得吐、當利而不利、總因胃氣不和而然、大便溏而胃
氣仍實也、少与調胃承氣湯微和之、三證得和矣。 太陽居三陽之表
其病過經不解、不轉屬陽明、則轉少陽矣、心煩喜嘔爲柴胡症、然柴胡
症或胸中煩而不痛、或大便微結而不溏、或腹中痛而不滿、此則胸中
痛、大便溏、腹微滿、皆不是柴胡症、但以欲嘔一証似柴胡、當深究其欲
嘔之故矣。夫傷寒中風有柴胡症、有半表症也。故嘔而發熱者主之。
此病既不関少陽寒熱往來、脇下痞硬之半表。是太陽過經而來、一切
皆屬裡症。必十日前吐下而悞之壊病也。胸中痛者必極吐可知。腹微
滿便微溏者下藥。知是太陽轉屬陽明。而不屬少陽矣。今胃氣雖傷
而餘邪未盡。故与調胃承氣和之。不用枳朴者。以胸中痛。上逆傷即嘔
多雖有陽明症不可攻之之謂也。若未經吐下、是病在氣分而不在胃、
則嘔不止而鬱鬱微煩者、當屬之大柴胡矣、 此陽明少陽雜似症六

過經不解　三

爲太陽壞病也○前條（指下條）以壞病之虛，此條以壞病之實。

〔喻〕此條註解不得仲景叮嚀之意，蓋特明言太陽病過經十餘日，心下温温欲吐而不吐，其人胸中痛，大便反溏，腹微滿，鬱鬱微煩，先此者乃雖着實於大吐大下者，邪從吐解，但已入裡，可用調胃承氣之法。若未極吐下，但欲嘔不嘔，胸中痛，微溏者，是痛非吐所傷，溏非下所致，調胃之法不可用矣。豈但調胃不可用，即柴胡亦不可用，以邪尚在太陽高位，徒治陽明少陽而邪不服耳。解太陽之邪，仲景言之已悉，故此但示其意也。若其人能嘔，則是爲吐下所傷，而所主又不在太陽矣。

〔周〕此太陽病久，全過於陽明而不解○因其見證而斷爲悮以吐下也○心下温温欲吐，胃中痛，以胃中據結，大便反溏，腹微滿，又以胃中客寒，鬱鬱微煩，津液傷殘之症宛若蒸鍋，先必用極吐以傷其陰，故煩而胃中痛并欲吐也；先必用極下以傷其陽，故大便溏而腹滿也。吐下而胸中

胃中之寒熱不調，故以謂胃調其氣熱，而救其津液也。若不經吐下者，
則以吐等症為寒逆、煩為液短，當用先溫後補之法，與此湯不相宜矣。
至此經氣已完，下文是仲景自註，蓋謂何以知先此極吐下乎，支嘔原
非柴胡症，但少陽上下不并逆，故柴胡痛不惡具，今嘔痛而溏，則知因
吐而逆其氣，且傷其胸中，故以嘔而痛也，因下而泄其氣，故胃寒而
微溏也。上文已備言之矣，此以嘔而概其餘，就言以嘔痛微溏，故知之
也。　喻註謂豈但調胃不可用，即柴胡亦不可用，以邪尚在太陽經，高
云云，不但不知過經為太陽之邪全罷，并不解此條之文義矣。
三傷寒十三日，胸脇滿而嘔，日晡所發微熱，已而復利，此本柴胡症，下之而
不得利，今反利者，知醫以圓藥下之，非其治也。微熱者實也，先宜小柴胡
以解外，後以柴胡湯加芒硝主之。
（柯）日晡微熱已屬陽明，而微利可疑，利既不因于下藥，微熱嘔滿又不
過經不解　四

因利而除，故知燥不在下而在丸藥也。丸藥發作既遲，又不能蕩滌腸胃，以此知日晡潮熱原因胃熱而發。此少陽陽明併病，先服小柴胡二升以解少陽之表，其一升加芒硝以除陽明之裏。不加大黄者，以地道原通；不用大柴胡者，以中氣已虚也。仲景原無柴胡加芒硝方，後人附会於小柴胡三分之一加芒硝二兩，更有加大黄、桑螵蛸者，大背仲景法矣。

(喻)胸脇滿而嘔，邪在少陽表裏之間也。發潮熱，裏可攻也。微下利，便未硬也。以大柴胡分解表邪，蕩滌裏熱，則邪去而微利亦自止矣。若誤用圓藥，則徒引熱邪內陷而下利，表裏俱不解也。故先用小柴胡分提以解外邪，後加芒硝以滌胃中之熱也。

(高)胸脇滿嘔，為少陽上逆之症；日晡潮熱，為陽明胃實之症。雖已微利，此當以大柴兩解為合。乃服之而不利，過後而利者，知醫以丸藥下之

而今煩發其性也太陽則過而不留光則纏綿日久故曰犯其治於既
以丸藥下之則少陽上逆之表邪下陷故不得仍用大柴胡當先以小柴
解外而後再於本湯中加芒硝以解内可矣

四 傷寒十三日不解過經譫語者以有熱也當以湯下之若小便利者大便
當硬而反下利脈調和者知醫以丸藥下之非其治也若自下利者脈當
微厥今反和者此為内實也調胃承氣湯主之

衍 經者常也過經是失其常度於經終之經也發于陽者七日愈七日
以上自愈者以行其經盡故也七日不愈是不合陰陽之數便謂之過
經於十三日不解爲過經也凡表解而不了了者十二日愈此十三日
而尚身熱不解便見其人之陽有餘過經而譫語生徵其人之胃家實
此内外有熱是陽盛陰虚也當以承氣湯下之而醫以丸藥下之是因
其病久不敢速下恐傷胃氣之意而實非傷寒過經之治法也下之不

過經不解 五

利今反下利疑為胃虛而身熱譫語未除亦虛也凡下利者小便當不
利小便利者大便當硬今小便利而反下利疑為胃虛恐熱為協熱而
譫為鄭聲也當以脈別之若微正陽若胃虛而下利者脈當微今調和
而不微是脈有胃氣胃實可知也是丸藥之沉遲利在下焦故胃實而
腸虛調其胃則利自止矣
上條（指本篇二條）大便反溏此條反下利淫後不足要
以其真實

論 二條俱是潮利之症雖分其內虛內實上條胸脇滿而嘔邪湊少陽
之表故欲下之必用柴胡湯為合法若以他藥下之表邪內入即是內
虛此條原無表症雖因藥誤下其脈仍和即為內實也 按仲景下法
屢以用丸藥為戒惟治太陽之脾約乃用麻仁丸因其人平素津枯腸
結必俟邪入陽明下之恐無救于津液故雖邪在太陽即用丸藥之緩
下潤其腸俾外邪不因峻攻而內陷乃批鄭導竅滌如其虛之妙也此

等變亦須互察　耳按傷寒病以七日為一候其有二候三候不解者病邪多在三陽經留戀不但七日傳之不盡即十日十三日二十餘日尚有傳之不盡者若不辨症徒據日數妄投汗下屢藉差誤正虛邪湊愈久愈難為力与内經至七日太陽病衰頭痛少愈八日陽明病衰身熱少歇九日少陽病衰耳聾微聞十日太陰病衰腹減如故則思飲食十一日少陰病衰渴止舌潤而嚏十二日厥陰病衰囊縱少腹微下大氣皆去病人精神爽慧之恒期迥異矣試以過經不解者辨其邪在何經而施之仲景云太陽病頭痛至七日以上自愈者以行其經盡故也即內經七日太陽病衰頭痛少愈之旨也可見太陽一經有行之七七日以上者矣其欲作再經者鍼足陽明使經不傳則愈以太陽羈留多日則陽明少陽亦可羈留過經漫無解期矣所以喩從陽明中土而奪之俾其不傳此捷法也若謂六經傳盡復傳太陽必無是理後人墮

過經不解

六

蓋或表已附中耳，豈有厥陰而經處於裡○復從皮毛外再入太陽之予而請破此大惑、

(案)下三日不解，謂太陽不解，過經者，是太陽解而過於陽明，故有熱而譫語也、以陽下之，謂酌量於譫承氣之義，正與下文丸藥正對也、若小便利，大便當硬，而為大承氣之症，乃反下利，而脈調和，則非虛症可知、故知醫不因陽而以纏綿之丸藥下之也、夫脈調和，何以知丸藥下之耶、蓋自利者，脈必陽虛而微○症當見厥○今不厥而脈和○故知下非自利○而為誤下之故○其譫語之胃實自在也○不至大承而主調胃者○亦因以丸藥下過○而利下之機猶在○雖內實而易動故也○

差後勞復陰陽易病　　古越高學山漢峙晝明校正

方註作女勞復病、喻氏起居作勞復生餘熱之病、誠是也、又曰病傷寒
之人、熱毒藏于氣血中者、漸從表裡解散、惟藏於精髓者無由發洩、故
差後與不病之體交接、男女互相誘以名爲陰陽易、亦交易之義也○
確切不磨○　成曰、陰陽易病、不病者感之當病々之家既有是毒、所以差
所余曰、骨髓之熱毒伏而不動、故差、交感則乘慾火而起、兩火相煽而
〔熱相〕乘、故自差而毒能傳人也、又曰病家差後不交接、就能爲復病矣、曰天
地燠燥之熱、鬱爲雷霆、暢爲風雨、原有自散之机、玆觀仲景只以燒褌
散治交病者、而於病家不費一詞、或慶幸於不言之表未可知也、

乙大病差後勞復者、枳實梔子豉湯主之、若有宿食者、加大黃如博碁子大
五六枚
柯註缺

差後勞復

一

（喻）勞復乃起居作勞復生餘熱之病，方註作女勞復，大謬也。勞復乃自犯傷寒後之大戒，多死少生，豈有反用上湧下泄之理耶？太陽中篇下後身熱，或汗吐下後虛煩無奈，用本湯之苦以吐徹其邪，此所取吐法也。乃用苦以發其微汗，正內經火淫所勝以苦發之之義。觀方中用清漿水七升空煮至四升，然後入藥同煮，全是欲其水之熟而趨下，不致上湧耳。所以又云覆令微似汗，精絕。

（高）大病差後，陰氣虛而陽氣新復。陰氣虛則易於動熱，陽氣新復則易於致逆。勞則神氣浮而熱遂擁逆於上，故表逆熱，之逆於下，故裡結也。然正惟大病差後陰陽未實，故在上而表熱者，只宜用洩熱之枳實為君，佐以降逆之梔子，使以滋陰之香豉，但資其自汗，而餘熱自況伏矣。在下而兼裡結者，只消于本湯中少加大黃以潤下之，則熱清而內外俱釋矣。清漿水即今之清酸米泔水也，以其能清火而益胃氣，故用之舊註謂清水益熟取其下趨之謂，蓋水性生鮮纔能下趨，故古方用急根水千里長流水者是也。煮熟煎煉而殺其性，反能速於下趨者，吾未之前聞也。喻氏之英雄欺人每如此。

二　傷寒差已後更發熱者，小柴胡湯主之。脈浮者以汗解之，脈沉實者以下解之。

柯註缺

（喻）差已後更發熱，乃餘熱在內以熱召熱也。雖餘熱，要當辨其何在，不可泛然施治以虛其虛。如在半表半裡，則仍用小柴胡湯和解之法；如在表，則仍用汗法；如在裡，則仍用下法。然汗下之法，即在上條，汗用枳實梔豉湯，下用枳實梔豉加大黃微下也。

（高）此非勞復也，不宜入法。蓋差後更發熱，是伏匿之餘熱挾少陽相火而上逆者為多，故以小柴主之。脈浮沉實二句，是就上文而申言之也。

差後勞復　二

蓋謂脈弦而浮，則因主小柴以汗之，脈弦沉實，則宜主大柴以下之也。
俱有弦字為合。喻謂[比]汗用枳實梔豉，下用枳實梔豉加大黃，似以上
條因勞而神浮火動故復熱。此條是陰分伏匿之餘邪，因陽經差後復
出，而挾少陽之本氣而發熱耳。果如喻言，則上條柔者中間亦可主小
柴胡湯矣。

三大病差後從腰以下有水氣者，牡蠣澤瀉散主之

柯註缺

喻 腰以下有水氣者，水積為腫也。金匱曰腰以下腫者，利小便，此定法
矣。乃大病後脾土告困，不能攝水，以致水氣泛溢，用牡蠣澤瀉散峻攻，
何反不顧其虛耶？正因水氣未犯身半以上，急驅其水，所全甚大，設用
輕劑，則陰水必襲入陽界，驅之無及，城不沒者三版，亦云幸矣。可見活
人之手，迂疎輩必不能動中機宜。庸工遇大病後，悉行補[溫]，自以為是，孰

知其鹵莽滅裂哉

〔圖〕此從汗散後而先用五苓之症也。太陽中篇十條傷寒汗解後渴者用五苓散、不渴者用茯苓甘草湯、已詳其義、今因先用五苓而小便極閉。故致腰以下有水氣也。蓋小便不利則濕抵上中下遍俱成熱象。故以鎮重之牡蠣、除泄之澤瀉、取其鹹寒潤下之性、而以之名湯、猶復以括蔞止渴、蜀漆通氣、葶藶去火、商陸逐水、海藻破結、故之入於矣。喻氏謂脾土當困不能攝水、請閱方中有理脾之藥焉、徐氏謂濕邪不從汗解、故滯而爲水、試問治濕邪者宜苦寒鹹寒之藥乎

四

大病差後喜唾、久不了了者、胃上有寒、當以丸藥溫之、宜理中丸

柯註缺

〔喻〕身中津液因胃寒凝結而成濁唾、久而不清、其人必消瘦索澤、故不用湯藥蕩滌而用丸藥緩圖也。理中丸乃區分陰陽、溫補脾胃之善藥

差後勞復

三

然仲景差後病外邪已盡，總用其方，在太陽邪熾之日，不得已合桂枝用之，即更其名曰桂枝人參湯。又云医以理中與之，利益甚，理中者理中焦，此利在下焦，非其治也。於此見用法之權衡矣。

(寫)病後喜唾，是脾肺與胃俱寒，脾肺不能傳送，則胃家不能運滲，故清淡之唾上溢，曰胃上有寒，可見矣。病後不勝急温，故用丸以緩之也。人參之補，乾薑之熱，白朮之温，而和以調中之甘草，則胃陽四達，而上溢之唾，秉陽氣而化為津液，以滋藏府，則不了了者亦愈矣。　理中丸　桂伐腎邪而填宗氣，故臍上築者加之。生薑辛散而去穢惡，故吐多者加之。而痞去朮者，惡其上壅也，下多還用之，又取其下壅也。悸者水氣乘心，故加茯苓。生朮性滋，故渴者加之。腹痛為虛，故加人參。朮性壅，故并非腹滿者所宜，以其為陽虛而陰凝也，故加附子。服湯如食頃，而飲熱粥，正欲其助藥力以四布陽氣也。微汗句，揭衣被，以大病差後，恐易室

感云爾、

五傷寒解後虛羸少氣々逆欲吐者竹葉石膏湯主之

柯注缺

(喻)身中津液爲熱邪所耗餘熱不清必致虛羸少氣、難於康復、若更氣逆欲吐、是餘邪復挾津液滋擾、故用竹葉石膏湯以益虛清熱散逆氣也、

(寓)此虛熱傷其胃中真氣之傷〇不能運津液以充於周身〇故虛羸氣海不能上供其宗氣故少氣〇熱乘少陽而上逆於胃分故氣逆欲吐也以清心胞絡之火之竹葉清脾肺之火之石膏爲君於後以半夏降逆參甘補氣粳米滋津、則熱降而真氣得舒、且益其津液而四布矣此即白虎加人參湯去知母加竹葉半夏麥冬耳、去白虎加參爲涼肺滋肺之劑、已見本湯下、則此湯之意不曉然可見乎、

善後　勞後陰陽易

六病人脈已解而日暮微煩以病新差人強與穀脾氣尚弱不能消穀故令微煩損穀則愈

補注缺

(增)脈已解者陰陽和適其無表裏之邪可知也日暮微煩亦日中衛氣行陽其不煩可知也乃因脾胃氣弱不能消穀所致損穀則脾胃漸趨於和而自愈矣注家牽扯日暮為陽明之王時故以損穀為當小下不知此論差後之證非論六經轉陽明之證也日暮即內經日西而陽氣已衰之意所以不能消穀也損穀當是減損穀食以休養脾胃不可引前條宿食例輕用大黃重傷脾胃也

今六條既云差後病後因汗下和解之法但師其意不泥其方恐氣血精津久耗不能勝藥耳豈但不能勝藥抑且不能勝穀故損穀則病愈而用藥當思減損并可識矣其腰以下有水氣峻攻其水亦以病後體虛膀胱氣化不行若不一散逐

掃則久困之脾土如不能堤防水逆不至滔天不止矣以仲景云少陰
負趺陽者為順故函奪少陰之水以解趺陽之困夫豈尋常所能測識
耶、

喩微煩為胃液畧短胃火畧動之應凡食物入胃陰以潤之陽以化之
多食則胃中陰津以潤食下逆而一時未逆胃中陽氣以消穀者困而
一時浮動故微煩与多食而積滞者不同故損穀則愈也、

乙

傷寒陰陽易之為病其人身體重少氣小腹裏急或引陰中拘攣熱上衝
胸頭重不欲舉眼中生花膝脛拘急者燒裩散主之
新註橫在後

喩陰陽易之病註家不明言乃致後人指為女勞復大謬若然則婦人
病新差与男子交為男勞復乎蓋病傷寒之人熱毒藏于氣血中者漸
從表裏解散惟熱毒藏于精髓之中者無由發泄故差後与不病之體

勞復陰陽易

五

文接男病傳不病之女，女病傳不病之男，所以名爲陰陽易，即交易之義也。其證眼中生花，身重拘急，少腹痛引陰筋，暴受陰毒，又非姜桂附子辛熱所能驅，故燒裩襠爲散，以其人平昔所出之敗濁，同氣相求，服之小便即利，陰頭微腫，陰毒仍從陰竅出耳。　此條叔和彙於差後勞復之前，因起後人女勞復之疑，今移附勞復後，益見〔挽〕病之爲大病差後貽毒，他人其惡而可畏有如此也。　尚論張仲景傷寒論凡八卷，前四卷詳論六經證治，已盡傷寒之義矣。後四卷推廣春月溫病、夏秋暑濕熱病，以及脈法、諸方，聊與二三及門揭確千古，藏篋中，欲俟百年身後名滅，然後梓行，以其刻意求明，令天下業醫之子，從前師說，漫無著落，必反嫉爲欺世盜名耳。不謂四方來學日衆，手編不便抄錄，貽將前四卷授梓，求正大方。借坊間購刻全本人書具在，寧致貽憾于續貂字

喻氏曰：燒裩襠爲散，以其人平昔所出之敗濁，同氣相求，服之小便

自利陰陽淆亂陰毒仍從陰竅出矣

(柯)此病無內外因本非傷寒而冠以傷寒者原其因也無惡寒發熱之表無胃實自利之裏因淫情之不禁而餘邪得以乘其隙故稱不病之人頓令一身之精氣神形皆受欲火之害是不病於傷寒而病於陰陽之易也易指女媾言不是指受病言　所謂以男女分名也夫邪之所湊其氣必虛陰虛而淫邪湊之故少氣而熱沖胸氣少不能運軀故頭重不舉身體皆重邪中於陰故陰中拘攣衝任脈傷故小腹裏急病由於腎毒侵水道故小便不利耳諒非土金木石之味所能為仍須陰陽之理以制之斯褌襠之以意相求也

勞復陰陽易　六